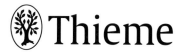

Psychiatrische Patienten in der Hausarztpraxis

Erkennen – Untersuchen – Behandeln

Ulrike Schäfer
Eckart Rüther

6 Abbildungen
9 Tabellen

Georg Thieme Verlag
Stuttgart · New York

Bibliographische Information
Der Deutschen Bibliothek

Die Deutsche Bibliothek verzeichnet diese Publikation in der Deutschen Nationalbibliographie; detaillierte bibliographische Daten sind im Internet über http://dnb.ddb.de abrufbar.

Korrespondenzadressen der Autoren

Dr. med. Ulrike Schäfer
Fachärztin für Kinder- und Jugendpsychiatrie, Neurologie und Psychiatrie, Psychotherapie
Göttinger Kopfzentrum
Bahnhofsallee 1d
37081 Göttingen

Prof. Dr. med. Eckart Rüther
Klinik für Psychiatrie und Psychotherapie
Georg-August-Universität
Von-Siebold-Straße 5
37075 Göttingen

© 2006 Georg Thieme Verlag KG
Rüdigerstraße 14
D-70469 Stuttgart
Telefon: +49/0711/8931-0
Unsere Homepage:
http://www.thieme.de

Printed in Germany

Zeichnungen:
Heike Hübner, Berlin
Umschlaggestaltung:
Thieme Verlagsgruppe
Umschlagfotos: Digital Vision und PhotoDisc
Satz: Ziegler und Müller, text form files, Kirchentellinsfurt, gesetzt in 3B2
Druck: Grafisches Centrum Cuno GmbH, Calbe

ISBN 3-13-141421-9

3 4 5 6

Wichtiger Hinweis: Wie jede Wissenschaft ist die Medizin ständigen Entwicklungen unterworfen. Forschung und klinische Erfahrung erweitern unsere Erkenntnisse, insbesondere was Behandlung und medikamentöse Therapie anbelangt. Soweit in diesem Werk eine Dosierung oder eine Applikation erwähnt wird, darf der Leser zwar darauf vertrauen, dass Autoren, Herausgeber und Verlag große Sorgfalt darauf verwandt haben, dass diese Angabe **dem Wissensstand bei Fertigstellung des Werkes** entspricht.

Für Angaben über Dosierungsanweisungen und Applikationsformen kann vom Verlag jedoch keine Gewähr übernommen werden. **Jeder Benutzer ist angehalten,** durch sorgfältige Prüfung der Beipackzettel der verwendeten Präparate und gegebenenfalls nach Konsultation eines Spezialisten festzustellen, ob die dort gegebene Empfehlung für Dosierungen oder die Beachtung von Kontraindikationen gegenüber der Angabe in diesem Buch abweicht. Eine solche Prüfung ist besonders wichtig bei selten verwendeten Präparaten oder solchen, die neu auf den Markt gebracht worden sind. **Jede Dosierung oder Applikation erfolgt auf eigene Gefahr des Benutzers.** Autoren und Verlag appellieren an jeden Benutzer, ihm etwa auffallende Ungenauigkeiten dem Verlag mitzuteilen. Auf den Zulassungsstatus der einzelnen Präparate („off label") wird nicht gesondert hingewiesen.

Geschützte Warennamen (Warenzeichen) werden **nicht** besonders kenntlich gemacht. Aus dem Fehlen eines solchen Hinweises kann also nicht geschlossen werden, dass es sich um einen freien Warennamen handelt.

Das Werk, einschließlich aller seiner Teile, ist urheberrechtlich geschützt. Jede Verwertung außerhalb der engen Grenzen des Urheberrechtsgesetzes ist ohne Zustimmung des Verlages unzulässig und strafbar. Das gilt insbesondere für Vervielfältigungen, Übersetzungen, Mikroverfilmungen und die Einspeicherung und Verarbeitung in elektronischen Systemen.

Herrn Professor Dr. med. Hanns Hippius gewidmet

Geleitwort

Warum dieses Buch?

Auch die Autoren stellen diese Frage. Doch für mich ist die Antwort klar: Hausärzte empfinden den Umgang mit Patienten mit psychischen Erkrankungen oft als problematisch. Wenn es z.B. ein Charakteristikum der hausärztlichen Praxis ist, dass Erkrankungsbilder bereits in sehr frühen und somit oft untypischen Stadien gesehen werden, dann besteht aber auch gleichzeitig die große Chance einer frühen Therapie. Hier muss die Stärke der Hausärzte, Früherkennung leisten zu können, deutlich herausgestrichen und gefördert werden.

Es ist daher sehr erfreulich, dass die beiden praxiserfahrenen Autoren genau diesen Weg beschreiten. Sie betonen die Wichtigkeit und Bedeutung der Hausarztpraxis für die Behandlung der Patienten mit psychischen Störungen und machen Mut, sich diesen Patienten auch zu widmen. Die Nähe zur hausärztlichen Praxis drückt sich auch darin aus, dass dem Hausarzt zunächst die Symptomatologie mit den verschiedenen psychischen Erkrankungsbildern vorgetragen wird, gefolgt von der Darstellung über den Umgang mit psychiatrischen Notfällen. Denn es entspricht unserer täglichen Erfahrung, dass wir, ausgehend von der Symptomebene des unselektierten Patientenguts, den diagnostischen Prozess durch eine strukturierte und zielgerichtete Anamnese gestalten müssen.

Wenn es, wie von der WHO prognostiziert, zutrifft, dass die psychischen Erkrankungen, vornweg die Depressionen, auch weiterhin in ihrer Prävalenz deutlich zunehmen, dann kann durchaus davon ausgegangen werden, dass nicht alle Hausärzte auf diese sich verändernde Häufigkeitsverteilung des Erkrankungsspektrums in ihrer Praxis vorbereitet sind.

Beginnend im Medizinstudium, erfolgt die Prägung der angehenden Ärzte schon früh auf somatische Erkrankungsbilder; psychische Störungen spielen im Lehrangebot der Studenten eine eher untergeordnete Rolle. Dieser Trend setzt sich in der Weiterbildung fort, auch hier spielen die somatischen Erkrankungen die führende Rolle. Die im Verhältnis wenigen und in der Regel als akute psychiatrische Notfälle vorkommenden Erkrankungsfälle erfahren allenfalls eine Akuttherapie und dann die rasche Verlegung in Spezialabteilungen oder -krankenhäuser.

Spätestens mit der Niederlassung in eigener Praxis erfährt der junge Hausarzt eine veränderte Realität. Manche sprechen ja bereits davon, dass sie ca. 50% ihrer Praxisarbeit den Patienten mit psychischen Störungen widmen (müssen). Hinzu kommt die rasche Erfahrung, dass der Hausarzt einem strengen Zeitdiktat unterliegt. Daher werden Patienten mit psychischen Erkrankungen oft als „Zeitfresser" begriffen, die den durchorganisierten Praxisablauf erheblich stören können. Bald werden sie also zu ungeliebten Patienten, und es werden Vermeidungsstrategien bemüht, sich dieser Thematik nicht annehmen zu müssen: „Wenn Sie unter einem Antriebsmangel leiden, sollten wir Ihren Kreislauf beobachten, das Blutbild anschauen und die Schilddrüsenfunktion überprüfen." „Am besten wäre es, wenn ich Sie sofort zum Psychiater überweise." Dies sind die am häufigsten genutzten Vermeidungsstrategien – die vorschnelle Überweisung und die „Flucht" in die somatische Medizin.

Der Hausarzt kann also eine auf seine Problematik ausgerichtete Hilfestellung gut gebrauchen, um Patienten mit psychischen Störungen erfolgreich und auch ihrem Bedürfnis entsprechend befriedigend behandeln zu können. Das bedeutet, dass ein Aus- und Fortbildungsangebot benötigt wird, das einerseits die Stärken der Hausarztpraxis aufzeigt und sie fördert, andererseits aber dort Unterstützung bietet, wo Schwächen vorhanden sind.

Dieses Buch versteht sich nicht als klassisches Lehrbuch der Psychiatrie; vielmehr richtet es den eindeutigen Fokus auf die Hausarztpraxis mit ihren typischen Problemen und ist durch den konkreten Praxisbezug wirklich gut geeignet, die erwartete Hilfestellung zu leisten.

Prof. Dr. med. Klaus Wahle

Mitglied im Vorstand des Instituts
für hausärztliche Fortbildung
im Deutschen Hausärzteverband

Vorwort

Warum dieses Buch? Einundvierzig Prozent aller Arbeitsunfähigkeitstage gehen zu Lasten psychiatrischer Erkrankungen. Immense Auswirkungen für das Gesundheitssystem sind deutlich: Es kommt zu einer starken Inanspruchnahme des gesamten Gesundheitssystems durch psychiatrische Erkrankungen.

Depressionen beispielsweise sind in westlichen Industrienationen eine der häufigsten Erkrankungen. Allein in Deutschland gibt es schätzungsweise 3 bis 4 Millionen depressive Patienten. 12000 Suizide pro Jahr gehen auf das Konto der Depressionen; 11 Millionen Arbeitsunfähigkeitstage pro Jahr, etwa 1500 Frühberentungen und etwa eine Milliarde Euro pro Jahr an Kosten sind der Preis – von leidvoll eingeschränkter Lebensqualität der betroffenen Individuen und deren Familien ganz zu schweigen. Die Dunkelziffer ist hoch, mehr als die Hälfte der Fälle wird nicht erkannt, und wenn sie erkannt werden, wird ein Teil nicht adäquat behandelt – sei es, dass eine unzureichende Pharmakotherapie durchgeführt wird, oder sei es, dass unwirksame Psychotherapien erfolgen.

Ähnliche Verhältnisse werden bei Patienten mit schizophrenen Störungen beobachtet. Obwohl bekannt ist, dass der Prozentsatz psychiatrischer Kranker in der Hausarztpraxis hoch ist, begegnen der Arzt wie auch die Patienten und schlechthin die allgemeine Öffentlichkeit der „Psychiatrie" gleichermaßen nach wie vor mit erheblichen Vorurteilen. Nicht nur psychiatrisch Erkrankte, auch deren Behandler – Psychiater, Psychotherapeuten und psychiatrische Einrichtungen, sei es teilstationär oder stationär – werden stigmatisiert. Mehr Aufklärungsarbeit in der Öffentlichkeit zur Entstigmatisierung ist zu fordern. Nur wenn es allen am Gesundheitssystem Beteiligten gelingt zu kooperieren, wird die Versorgung psychiatrisch Erkrankter langfristig verbessert werden können. Nur so lassen sich psychiatrische Erkrankungen rechtzeitig erkennen, untersuchen und behandeln.

Die Hausärzte – erste Ansprechpartner für die Patienten – haben aufgrund ihrer exponierten Vertrauensstellung gegenüber dem Patienten und dessen Familienangehörigen die große Chance, psychiatrische Erkrankungen frühzeitig zu diagnostizieren und entsprechende therapeutische Weichen zu stellen. Besonders wichtig ist die Zusammenarbeit zwischen Hausärzten und Nervenärzten. Obwohl der Anteil psychiatrisch Erkrankter in der hausärztlichen Praxis hoch ist, wird diesem Phänomen im Rahmen der medizinischen Ausbildung keinerlei Rechnung getragen.

Dieses Buch ist für Hausärzte gedacht. Es bietet eine schnelle Orientierung über die wichtigsten und häufigsten psychiatrischen Störungsbilder. Nach einer Übersicht werden psychiatrische Notfälle und einzelne Störungsbilder genau beschrieben. Es werden

Hilfen für das Erkennen, die Diagnostik und die Behandlung angeboten. Das Buch fußt auf evidenzbasierter Medizin einerseits, andererseits auf Erfahrungen der ambulanten nervenfachärztlichen Versorgung psychiatrischer Patienten in einer Praxis und der stationären Behandlung in einer Universitätsklinik. Ziel ist es, deutlich zu machen, dass psychiatrische Erkrankungen nicht „eingebildet" oder „selbstverschuldet" sind und „aus eigener Kraft bei nur ausreichender Disziplin" zu überwinden sind. Psychiatrische Erkrankungen sind keine Charakterschwäche oder Erziehungsfehler. Es handelt sich – wie in der übrigen Medizin auch – um ein multifaktorielles Bedingungsgefüge aus biologisch-organischen (meist hirnorganischen), psychologischen und psychosozialen Ursachen.

Wenn es uns gelänge, psychiatrische Erkrankungen den an der Basis tätigen Kollegen vorurteilsfrei näher zu bringen und diese für das Vorliegen psychiatrischer Erkrankungen zu sensibilisieren, so hätte das Buch sein Ziel erreicht.

Für Anregungen und Kritik sind wir dankbar.

Göttingen, Mai 2005　　　　　　　　　Ulrike Schäfer, Eckart Rüther

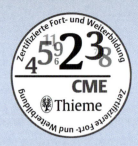

Inhaltsverzeichnis

I	**Grundlagen der Psychiatrie**	1
1	Die 10 populärsten Irrtümer über psychiatrische Erkrankungen	3
2	Was heißt evidenzbasierte Medizin?	6
3	Welche Versorgungsstrukturen gibt es für psychiatrische Patienten? Wie häufig sind psychiatrische Erkrankungen in der Allgemeinarztpraxis?	7
4	Untersuchung bei Verdacht auf psychiatrische Erkrankungen	9
5	Zusatzdiagnostik	12
6	**Leitsymptome**	16
6.1	Bewusstseinsstörungen	16
6.2	Denkstörungen	17
6.3	Angst	18
6.4	Zwang	18
6.5	Sinnestäuschungen	18
6.6	Ich-Störungen	19
6.7	Störungen der Affektivität	19
6.8	Antriebs- und psychomotrische Störungen	19
6.9	Schlafstörungen	20
6.10	Suizidalität	20
6.11	Selbstbeschädigung	20
7	**Grundsätzliches zur Psychopharmakotherapie**	21
7.1	Antidepressiva	21
7.2	Stimmungsstabilisierer (Mood Stabilizer)	24
7.3	Antipsychotika	25
7.4	Anxiolytika und Hypnotika	27
7.5	Antidementiva	28
7.6	Psychostimulanzien	29

8	Grundsätzliches zur Psychotherapie	30
9	Grundsätzliches zu Psychoedukation und Selbstmanagement	33
10	Gerontopsychiatrische Probleme	34
10.1	Wahnhafte Störungen	34
10.2	Anpassungsstörungen	35
10.3	Schlafstörungen	35
10.4	Schmerzen	35
10.5	Missbrauch und Abhängigkeit	35
10.6	Suizid und Suizidalität	36
10.7	Sexualität	36
10.8	Multimorbidität	36
10.9	Endokrinologische Erkrankungen	37
10.10	Beeinträchtigungen des Sehens und des Hörens	37
10.11	Stürze	37
10.12	Inkontinenz	38
10.13	Psychopharmakotherapie	38

II Psychiatrische Krankheitsbilder — 39

11	Der psychiatrische Notfallpatient	41
11.1	Bewusstseinsstörungen	41
11.2	Vergiftungen	42
11.3	Akute Dyskinesie	44
11.4	Malignes Neuroleptikasyndrom	45
11.5	Zentrales anticholinerges Syndrom	45
11.6	Syndrom der inadäquaten ADH-Freisetzung (SIADH)	45
11.7	Serotonerges Syndrom	46
11.8	Akute Erregung und Verwirrtheit	46
11.9	Stupor	47
11.10	Suizidalität	47
11.11	Pharmakogen bedingte Notfälle	47

12	Einzelne Störungsbilder	49
12.1	Affektive Störungen	49
12.2	Somatoforme Störungen	64
12.3	Psychosomatosen	67
12.4	Anpassungsstörungen	68
12.5	Akute Belastungsreaktion	69
12.6	Posttraumatische Belastungsstörungen	69
12.7	Angststörungen	71
12.8	Zwangsstörung	77
12.9	Schizophrenie	79
12.10	Essstörungen	97
12.11	Schlafstörungen	100
12.12	Aufmerksamkeitsdefizit-Hyperaktivitäts-Störung (ADHS)	126
12.13	Suchterkrankungen	133
12.14	Persönlichkeitsstörungen	142

12.15	Sexualstörungen	151
12.16	Organisch bedingte psychische Störungen	153
12.17	Kinder- und jugendpsychiatrische Auffälligkeiten	165

13	**Psychiatrische Grenzgebiete**	**187**
13.1	Schwindel	187
13.2	Tinnitus	189
13.3	Kopfschmerzen	189
13.4	Gesichtsschmerzen	192
13.5	Epileptische Anfälle, Synkopen, psychogene Anfälle	193
13.6	Fibromyalgie	194
13.7	Morbus Parkinson	194

Anhang	197
Literatur	217
Sachverzeichnis	219
Hier finden Sie weiteres zu den CME-Punkten	225

I Grundlagen der Psychiatrie

1 Die 10 populärsten Irrtümer über psychiatrische Erkrankungen ··· *3*

2 Was heißt evidenzbasierte Medizin? ··· *6*

3 Welche Versorgungsstrukturen gibt es für psychiatrische Patienten? ··· *7*

4 Untersuchung bei Verdacht auf psychiatrische Erkrankungen ··· *9*

5 Zusatzdiagnostik ··· *12*

6 Leitsymptome ··· *16*

7 Grundsätzliches zur Psychopharmakotherapie ··· *21*

8 Grundsätzliches zur Psychotherapie ··· *30*

9 Grundsätzliches zu Psychoedukation und Selbstmanagement ··· *33*

10 Gerontopsychiatrische Probleme ··· *34*

1 Die 10 populärsten Irrtümer über psychiatrische Erkrankungen

Psychiatrische Erkrankungen sind durch Willensschwäche und Disziplinlosigkeit bedingt oder Folgen von Erziehungsfehlern. ◄ Irrtum 1
Es gibt keine biologischen Erklärungen für psychiatrische Störungen.
- Für viele psychiatrische Erkrankungen liegen inzwischen zahlreiche Untersuchungsergebnisse vor, die biologische (hirnbiologische, neurochemische und genetische) Komponenten belegen, z. B.:
- neurobiologische Forschungen bei Depressionen (s. Kap. 12.1)
- genetische Faktoren bei bipolaren Störungen (s. Kap. 12.1)
- genetische Faktoren bei Somatisierungsstörungen (s. Kap. 12.2)
- biologische Vulnerabilität bei Angststörungen (s. Kap. 12.7)
- genetische Komponenten bei Zwangserkrankungen (s. Kap. 12.8)
- genetische Vulnerabilität bei Schizophrenie (s. Kap. 12.9)
- neurochemische Faktoren bei der Aufmerksamkeitsdefizit-Hyperaktivitäts-Störung (s. Kap. 12.12)
- genetische Faktoren bei Morbus Alzheimer (s. Kap. 12.16)
- genetische Faktoren bei geistiger Behinderung (s. Kap. 12.17)

Psychiatrische Störungen oder Erkrankungen werden „auf der Couch" behandelt. ◄ Irrtum 2
Psychiatrische Behandlungen werden eher in Ausnahmefällen mit klassischer Psychoanalyse behandelt. Viel häufiger therapiert man psychiatrische Störungen mit einer Kombination aus Psychopharmaka und Psychotherapie, z. B. Verhaltenstherapie. Psychiatrische Behandlungen unterliegen gleichen Kontrollen, wie es bei den somatischen üblich ist (evidenzbasierte Medizin).

Psychiatrische Patienten sind alle schizophren. ◄ Irrtum 3
Die schizophrene Psychose ist eine von vielen psychiatrischen Erkrankungen. Oft wird sie gleichgesetzt mit *der* psychiatrischen Erkrankung. Die schizophrenen Psychosen (s. Kap. 12.9) sind jedoch nicht so häufig wie z. B. Depressionen (s. Kap. 12.1).

Patienten mit psychiatrischen Erkrankungen müssen sich nur zusammenreißen, sie sollen sich nicht so anstellen. ◄ Irrtum 4
Oft hören depressive Patienten diese „Ratschläge". Dies führt häufig zur Verschlechterung ihrer depressiven Symptomatik. Niemand käme auf die Idee, einem herzkranken Patienten zu sagen, er solle sich zusammenreißen. Depressive Erkrankungen bedürfen einer gezielten pharmakologischen und psychotherapeutischen Behandlung (s. Kap. 12.1).

1 Die 10 populärsten Irrtümer über psychiatrische Erkrankungen

Irrtum 5 ▶ **Alle Psychopharmaka machen abhängig.**
Häufig fürchten Patienten, dass die ihnen verordneten Medikamente zur Abhängigkeit führen. Bei Benzodiazepinen und Hypnotika, die häufig – oft nicht richtig indiziert – bei Schlafstörungen eingesetzt werden, ist diese Befürchtung berechtigt: Sie machen, wenn sie länger eingenommen werden, abhängig. Dagegen wird man von Antidepressiva nicht abhängig, ebenso wenig von Antipsychotika. Antidepressiva können – und müssen unter Umständen über Jahre – eingenommen werden und machen nicht abhängig. Patienten sind über diesen Sachverhalt zu informieren, sonst setzen sie aus Angst vor Abhängigkeit die Antidepressiva vorzeitig ab oder nehmen sie erst gar nicht ein.

Irrtum 6 ▶ **Wer davon spricht, sich umzubringen, der tut es sowieso nicht.**
Nein, das stimmt nicht. Die meisten Menschen, die sich selbst töten (suizidieren), haben dies zuvor angekündigt. Suizidale Äußerungen sind immer ernst zu nehmen! Meistens tritt Suizidalität bei Depressionen (s. Kap. 12.1) auf. Aber auch bei schizophrenen Patienten kommt es häufiger zum Suizid (s. Kap. 12.9).

Irrtum 7 ▶ **Entweder werden psychiatrische Erkrankungen mit Psychotherapie oder mit Medikamenten behandelt. Beides gleichzeitig geht nicht.**
Diese Meinung findet man nicht nur häufig bei Laien, sondern auch von Fachleuten ist sie zu hören. Sie stimmt aber nicht. Häufig lässt sich erst durch eine gezielte medikamentöse Behandlung eine Bereitschaft zur Psychotherapie erzielen. So kann beispielsweise ein depressiver Patient so antriebsgemindert sein, dass er gar nicht in der Lage wäre, z. B. eine Verhaltenstherapie zu beginnen; Antidepressiva müssen zunächst eingesetzt werden, damit er quasi „biologisch" in die Lage versetzt wird, eine Verhaltenstherapie zu beginnen und die dort besprochenen Verhaltensweisen in seinem Alltag umzusetzen (s. Kap. 12.1).
Bei schizophrenen Erkrankungen ist eine medikamentöse (antipsychotische) Behandlung immer erforderlich. Eine Psychotherapie allein ist nicht ausreichend. Dennoch sollte sie begleitend zur Krankheitsverarbeitung, zum Erlernen des Umgangs mit den Krankheitssymptomen und zur Wahrnehmungsschulung der Frühsymptome sowie zum Erlernen von Alltagsstrukturierungen und zum Umgang mit Stressoren eingesetzt werden (s. Kap. 12.9).

Irrtum 8 ▶ **Bei Schlafstörungen helfen nur Schlafmittel.**
Nein. Schlafstörungen müssen genau differenziert werden. Organisch bedingte Schlafstörungen bei internistischen oder neurologischen Erkrankungen sowie Schlafstörungen infolge eines Restless-Legs-Syndroms oder eines Schlafapnoesyndroms müssen erkannt und spezifisch behandelt werden (s. Kap. 12.11). Bei vielen psychiatrischen Erkrankungen sind Schlafstörungen ein Symptom, oft ein erstes, so beispielsweise bei Depressionen. Es muss dann die psychiatrische Grunderkrankung behandelt werden (s. Kap. 12.11). Bei vielen primär schlafgestörten Patienten sind psychoedukative Maßnahmen zu ergreifen (wie beispielsweise Aufklärung über schlafhygienische Maßnahmen und Einführen von Schlafritualen). Viele verschiedene verhaltenstherapeutische Techniken, wie z. B.

Schlafrestriktion, sind wirksamer als der Einsatz von Schlafmitteln (s. Kap. 12.11). Schlafmittel sind allenfalls zeitlich befristet einsetzbar.

Aufmerksamkeitsdefizit-Hyperaktivitäts-Störungen (ADHS) treten ausschließlich im Kindes- und Jugendalter auf. ◄ Irrtum 9

Dieser Irrtum wurde früher selbst von Fachleuten oft verbreitet, und zwar im Sinne von „Die ADHS des Kindes- und Jugendalters wächst sich aus." Inzwischen ist aber längst bekannt, dass die ADHS-Problematik bei etwa 30% der Patienten bis in das Erwachsenenalter hinein persistiert. Bei vielen erwachsenen Patienten wird die Erkrankung nicht erkannt oder fehldiagnostiziert. Während im Kindes- und Jugendalter die motorische Unruhe besonders auffällig ist, nimmt diese im Erwachsenenalter ab, während Impulsivität und Aufmerksamkeitsstörung weiterhin als Kernsymptome bestehen bleiben. Zusätzlich finden sich bei erwachsenen ADHS-Patienten häufig andere psychische Störungen, wie beispielsweise Depressivität (s. Kap. 12.12).

Kontrolliertes Trinken bei einem Alkoholiker ist erlernbar. ◄ Irrtum 10

Diese Meinung ist besonders oft von betroffenen Alkoholkranken zu hören, aber sie stimmt nicht; dies ist ein Wunschtraum von Alkoholikern, aber nicht realisierbar. Besteht eine Suchterkrankung, so ist die einzige Möglichkeit zur langfristigen erfolgreichen Behandlung die absolute Alkoholabstinenz (s. Kap. 12.13).

2 Was heißt evidenzbasierte Medizin?

In der evidenzbasierten Medizin ist eine hierarchische Einteilung der Evidenz in Evidenzstufen vorgenommen worden, wobei die randomisiert kontrollierten Studien die höchste Evidenzstufe haben, gefolgt von Evidenz aufgrund mindestens einer randomisierten kontrollierten Studie und im Anschluss daran Evidenz aufgrund mindestens einer gut angelegten kontrollierten Studie ohne Randomisierung.

Therapieempfehlungen der evidenzbasierten Medizin sind häufig Folge systematischer Übersichtsarbeiten, die den Kriterien der objektivierbaren wissenschaftlichen Methodik entsprechen und somit replizierbar sind.

3 Welche Versorgungsstrukturen gibt es für psychiatrische Patienten? Wie häufig sind psychiatrische Erkrankungen in der Allgemeinarztpraxis?

Im Rahmen einer ambulanten psychiatrisch-psychotherapeutischen Versorgung sind zunächst der Hausarzt, im Notfall der notärztliche Dienst und im Weiteren der Nervenfacharzt oder der Facharzt für Psychiatrie und Psychotherapie zuständig. Stationäre oder teilstationäre Einrichtungen – wie psychiatrische Kliniken oder psychiatrisch-psychotherapeutische Kliniken und Spezialstationen, rehabilitative Einrichtungen für psychisch Kranke und Tageskliniken – sind dann notwendig, wenn ambulante Maßnahmen erschöpft oder nicht ausreichend sind oder aber wenn der Patient so akut erkrankt ist, dass eine stationäre Behandlung notwendig wird. Stationäre Behandlungen sind insbesondere dann notwendig, wenn es aufgrund der psychiatrischen Erkrankungen zu einer Selbst- oder Fremdgefährdung gekommen ist.

Wie häufig psychiatrische Störungen in der Allgemeinarztpraxis vorkommen, zeigt anschaulich Abb. 3.1. Die Ein-Jahres-Prävalenz psychiatrischer Störungen ist Abb. 3.2 zu entnehmen. Aus den Abbildungen wird deutlich, dass psychiatrische Erkrankungen in der allgemeinmedizinischen Versorgung einen hohen Stellenwert haben.

- 25 % der Bevölkerung leiden an behandlungsbedürftigen psychischen Störungen.
- Ca. ⅓ der Klientel des deutschen Allgemeinarztes ist psychisch krank.
- ⅓ bis ½ der psychischen Störungen werden vom Hausarzt nicht erkannt.

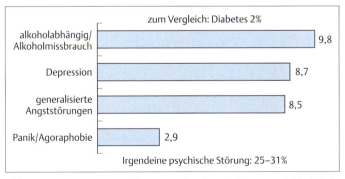

Abb. 3.1 Ein-Monats-Prävalenz psychischer Störungen (ICD-10) in Allgemeinpraxen (%), Durchschnittswerte aus zwei Zentren (Berlin, Mainz) (nach Linden et al., 1996).

3 Welche Versorgungsstrukturen gibt es für psychiatrische Patienten?

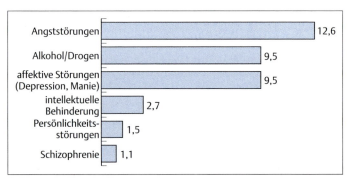

Abb. 3.2 Ein-Jahres-Prävalenz psychischer Störungen (DSM-III-R) in Prozent (nach Regier et al., 1994; ECA-Studie [20 291 Personen befragt]).

4 Untersuchung bei Verdacht auf psychiatrische Erkrankungen

Die Untersuchung beinhaltet:
- Anamnese, Symptomerfragung,
- Erhebung des psychopathologischen Befundes,
- körperliche Untersuchung,
- Laboruntersuchungen, EKG,
- evtl. Elektroenzephalographie (EEG), Magnetresonanztomographie (MRT), Lumbalpunktion,
- evtl. Drogen-Screening,
- evtl. testpsychologische Untersuchungen.

Grundlage der psychiatrischen Untersuchung ist das Gespräch mit dem Patienten, unter Umständen unter Einbezug der Familienmitglieder. Wichtig sind dabei Zeit und Geduld – beides nicht unbedingt im Praxisalltag verfügbar. Diese setzt sich zusammen aus Anamnese, Erhebung des psychopathologischen Befundes, körperlicher (internistischer/neurologischer) Untersuchung, Laboruntersuchungen (z. B. Schilddrüsenparameter, Drogen-Screening) und evtl. ergänzenden psychologischen Tests.

◄ **Psychiatrische Untersuchung**

> ! Bei der Gesprächsführung ist auf eine teilnahmsvolle Zuwendung zu achten (Empathie), abwertende oder kritische Äußerungen sind zu vermeiden. Das gegenseitige Vertrauen von Patient und Arzt ist eine unabdingbare Voraussetzung für das Erkennen, die Diagnosestellung und die Therapie psychischer Störungen.
> In dem Gespräch sollten Fachbegriffe oder Fremdwörter, die für den Patienten unverständlich sind, gemieden werden, die Fragen sollen eindeutig sein, suggestive Fragen sind zu vermeiden. Es sollte möglichst konkret nachgefragt werden. Dabei ist es eine Kunst, so offen wie möglich und so rücksichtsvoll wie nötig zu explorieren.

Auf **psychopathologische Symptome** – wie Auffälligkeiten in Gestik, Mimik, Sprache, Sprechgeschwindigkeit und Haltung sowie Affektstörungen, Sinnestäuschungen und Denkstörungen – ist zu achten. Bei Auffälligkeiten muss genauer exploriert werden.

Diese wird entweder durch ein unstrukturiertes oder durch ein strukturiertes Interview erhoben. Es wird zur aktuellen Erkrankung gefragt:
- Beginn, auslösende Situation?
- Welche Symptome liegen vor?
- Was wurde bisher an Behandlungen durchgeführt?
- Wie sehr ist der Patient zur Therapie motiviert?

◄ **Anamnese**

- Welche Erwartungen hat der Patient an die Therapie?
- Welche Erklärungen hat der Patient für seine Beschwerden?
- Welches Krankheitsmodell hat er?
- Gibt es Hinweise auf äußere Belastungssituationen, auslösende Lebensumstände, verstärkende oder abschwächende Bedingungen?
- Wie sieht die derzeitige aktuelle Lebenssituation des Patienten aus (Schule/Beruf, Familie, finanzielle Situation)?
- Welche Ressourcen hat der Patient? Wird er von seiner Familie unterstützt?
- Gibt es Hinweise auf Suchtverhalten (Nikotin, Alkohol, Medikamente, Drogen)?

Zur Erfragung der aktuellen Erkrankung ist immer die Entwicklungsgeschichte der Beschwerden und Symptome zu berücksichtigen, ferner die subjektive Beeinträchtigung durch die Symptomatik sowie das Erleben der Erkrankung bzw. das Erleben der Konfliktkonstellationen, wobei insbesondere auf Beziehungskonstellationen zu achten ist, so auf Trennungssituationen, Verlusterfahrung, Rivalitätskonflikte, Ablösungskonflikte, Arbeitsplatzprobleme mit Mobbing-Situationen, Arbeits- oder Lernschwierigkeiten. Sofern nicht ohnehin bekannt, sollten frühere psychiatrische oder somatische Erkrankungen erhoben werden. Schwangerschafts- und Geburtsumstände, frühkindliche Entwicklung, schulische Entwicklung, Pubertätsentwicklung, berufliche Ausbildung, sexuelle Entwicklung und sozioökonomische Bedingungen sind zu berücksichtigen. Oftmals sind dies jedoch auch Dinge, die der behandelnde Hausarzt längst weiß.

Psychiatrische Befunderhebung

Dabei werden folgende Merkmale berücksichtigt:
- äußeres Erscheinungsbild (Kleidung, Körperpflege, Mimik, Gestik),
- Verhalten in der Untersuchungssituation (Kooperationsbereitschaft, Interaktionen),
- Sprechverhalten und Sprache (Sprechstörungen, Sprachverständnis, vermehrter Rededrang, Schweigsamkeit, leises Sprechen etc.),
- Bewusstsein (Bewusstseinstrübung),
- Orientierung (zeitlich, örtlich, zur Person),
- Gedächtnis- und Aufmerksamkeitsleistungen (Konzentrationsstörungen, Auffassungsgabe),
- Antrieb und Psychomotorik (antriebsarm, gehemmt, unruhig, maniriert, theatralisch),
- Affekt (ratlos, verzweifelt, deprimiert, hoffnungslos, ängstlich, euphorisch, gereizt, unruhig, jammerig, gesteigertes Selbstwertgefühl, Verarmungsgefühle, Schuldgefühle, affektlabil, affektstarr),
- formales Denken (gehemmt, umständlich, eingeengt, grüblerisch, ideenflüchtig, Vorbeireden, Gedankenabreißen, Gedankenzerfahren),
- inhaltliches Denken (Zwang, Phobien, überwertige Ideen, wahnhaft, formale und inhaltliche Wahnmerkmale),

Untersuchung bei Verdacht auf psychiatrische Erkrankungen

- Sinnestäuschungen (z.B. Halluzinationen, Ich-Störungen – wie Derealisation und Depersonalisation –, Gedankenausbreitung, Fremdbeeinflussungserlebnisse),
- zirkardiane Besonderheiten (z.B. Morgentief),
- besondere Erlebens- und Verhaltensmuster (z.B. Aggressivität, Selbstbeschädigung, Suizidalität),
- begleitende somatische Störungen (wie Schlafstörungen, Inkontinenz, Tremor, Impotenz).

Meist sind **Symptomkomplexe** im Sinne von Syndromen festzustellen, wie beispielsweise das depressive Syndrom, das psychoorganische Syndrom, das manische Syndrom, das paranoid-halluzinatorische Syndrom (s. die einzelnen Kapitel).

Der Einbezug der Anghörigen zur Anamnese ist notwendig, sofern der Patient darin einwilligt.

◂ **Fremdanamnese**

Ferner können Selbst- und Fremdbeurteilungsverfahren zum Einsatz kommen (z.B. Münchner Alkoholismustest, positive und negative Syndromskala – PANSS – zur Fremdbeurteilung bei Schizophrenie, Hamilton-Depressionsskala, Beck-Depressionsinventar, Beck-Angstinventar, Panik- und Agoraphobieskala, Hamburger Zwangsinventar etc.).

◂ **Beurteilungsverfahren**

Diese resultiert aus den Aussagen des Patienten und seiner Angehörigen, ferner aus Beobachtungen des Untersuchers. Die verschiedenen Symptome der psychischen Funktionsbereiche (Bewusstsein, Orientierung, Ich-Erleben, Affekt etc.) werden überprüft, ebenfalls die mit psychischen Störungen oft gemeinsam auftretenden körperlichen Funktionsstörungen, wie beispielsweise Schlaf- und Appetitstörungen. Voraussetzung ist eine Vertrauensbasis. Zu dem Untersuchungsgespräch können ergänzend Selbst- und Fremdbeurteilungsverfahren angewandt werden.

◂ **Psychopathologische Befunderhebung**

> ! Immer sollte die aktuelle Symptomkonstellation in einem zeitlichen Längsschnitt gesehen werden, oft ist erst durch die Beurteilung vorangegangener Krankheitsphasen eine richtige diagnostische Einschätzung möglich (z.B. bei bipolaren affektiven Störungen).

5 Zusatzdiagnostik

Laboruntersuchungen ▶ Blut- und evtl. Liquoruntersuchungen sind notwendig, um internistische, insbesondere endokrinologische Erkrankungen auszuschließen. Die Routinelabordiagnostik sollte sich auf Blutkörperchensenkungsgeschwindigkeit, Blutbild, Elektrolytwerte, Harnstoff, Kreatininkonzentration, Leberwerte (GOT, GPT, γ-GT), Glukosespiegel, die Werte für TSH basal, FT3 und FT4 sowie den Urinstatus beschränken. Bei Auffälligkeiten sind weiterführende Untersuchungen notwendig.

Kardiale Untersuchungen ▶ Diese Diagnostik, insbesondere Ableitung des EKG, ist zum Ausschluss von Herzvorerkrankungen bei Einsatz von trizyklischen Antidepressiva, aber auch von Antipsychotika, notwendig. Während der Therapie mit trizyklischen Antidepressiva kann es zu Erregungsausbreitungsstörungen mit PQ-, QRS- oder QT-Verlängerungen kommen. Ferner sind Erregungsbildungsstörungen durch Lithium, Carbamazepin oder Antipsychotika möglich.

> ! Besondere Vorsicht ist bei gleichzeitiger Medikation von internistischen Medikamenten, wie β-Blocker und Digitalispräparate, und Psychopharmaka geboten. EKG-Kontrollen sind bei Verdacht auf Herzvorerkrankung, bei Neueinstellung mit potenziell herzschädigenden Psychopharmaka sowie zur Kontrolluntersuchung bei psychopharmakologischer Therapie notwendig.

Technische Untersuchungen ▶ Insbesondere zum Ausschluss hirnorganischer Prozesse sind eine **Elektroenzephalographie** (EEG) und **bildgebende Verfahren**, wie kraniale Magnetresonanztomographie (MRT) oder kraniale Computertomographie (CT), von Bedeutung. Ferner sind EEG-Ableitungen zur Verlaufskontrolle wegen möglicher Nebenwirkungen während der Therapie mit Psychopharmaka indiziert. Die **Ableitung evozierter Potenziale**, z. B. visuell evozierter Potenziale, ist besonders in der neurologischen Diagnostik, z. B. bei chronisch-entzündlichen Prozessen des Zentralnervensystems, wie der multiplen Sklerose, indiziert. Im Rahmen von Forschungen werden ereigniskorrelierte Potenziale zur Untersuchung kognitiver Beeinträchtigungen abgeleitet (z. B. bei schizophrenen Psychosen und demenziellen Erkrankungen). Zur Untersuchung von Schlafstörungen ist die **Polysomnographie** Untersuchungsmethode der Wahl, mit Erfassung von Elektroenzephalogramm, Elektrookulogramm und Elektromyogramm sowie der Atmungsparameter. Insbesondere bei Verdacht auf Schlafapnoesyndrom oder Restless-Legs-Syndrom hat die Polysomnographie einen hohen Stellenwert (s. Kap. 12.11).

Zusatzdiagnostik

Diese ist einzuleiten, wenn der Verdacht auf einen Prozess des Zentralnervensystems besteht.

◄ **Liquordiagnostik**

Spezifische Untersuchungen bezüglich spezieller Fragestellungen, z. B. **Drogen-Screening** bei Verdacht auf eine Suchterkrankung mit Bestimmung von Alkohol, Amphetaminen, Benzodiazepinen, Cannabis, Hallozinogenen, Opiaten etc., sind im Einzelfall durchzuführen. **Organische Erkrankungen**, die mit psychischen Symptomen einhergehen können, erfordern ebenfalls eine spezifische Labordiagnostik, z. B.:

◄ **Spezifische Labordiagnostik**

- Bei bestehender **Sarkoidose**, bei der es zu psychotischen Störungen kommen kann, sind als Labordiagnostik die Spiegel von Kalzium, Vitamin D und Angiotensin-converting-Enzym sowie die Blutkörperchensenkungsgeschwindigkeit und die γ-Globuline zu bestimmen.
- Bei **Schilddrüsenstörungen** – wie beispielsweise Hypothyreose, die mit Antriebsminderung, Konzentrationsstörungen und Depressionen einhergehen kann – sind gegebenenfalls die Werte für TSH basal, FT3 und FT4 sowie das Vorliegen von Schilddrüsenautoantikörpern zu untersuchen. Ähnliches gilt für die Hyperthyreose, die mit Bewegungsunruhe, Schlafstörungen und rascher Ermüdbarkeit einhergehen und zudem psychotische Störungen aufweisen kann.
- Bei Verdacht auf **Hyperparathyreoidismus**, der mit Müdigkeit und Depressionen bis hin zur Bewusstseinsstörung einhergehen kann, sind die Kalzium- und Parathormonspiegelbestimmung notwendig.
- Beim **Hypoparathyreoidismus**, der mit tetanischen Anfällen und psychotischen Störungen einhergehen kann, sind ebenfalls Kalzium- und Parathormonspiegel zu bestimmen.
- Bei **Störungen des Kortisolstoffwechsels** (Hyperkortisolismus oder Hypokortisolismus), die mit Adynamie und Depressionen verbunden sein können, sind der Serumkortisolspiegel zu bestimmen und ein ACTH-Stimulationstest durchzuführen.
- Bei Verdacht auf **Phäochromozytom**, das mit Nervosität, Schwäche und Angst einhergehen kann, sind die Plasmakatecholaminspiegel und die Katecholaminkonzentrationen im über 24 Stunden gesammelten Urin zu bestimmen.
- Die **Hypophyseninsuffizienz** zeigt sich durch eine Libidostörung. Es sind die Spiegel der basalen Hypophysenhormone zu untersuchen.
- Bei der **Akromegalie**, die ebenfalls mit Libido- und Potenzstörungen, aber auch mit Antriebsstörungen einhergehen kann, ist die Bestimmung des Wachstumshormonspiegels notwendig.
- Bei **Autoimmunerkrankungen**, wie beispielsweise Lupus erythematodes, der ebenfalls unter anderem mit Depressionen einhergehen kann, ist die Erhebung folgender Laborparameter notwendig: Vorliegen spezieller antinukleärer Antikörper, Blutbild, Blutkörperchensenkungsgeschwindigkeit, Konzentration des C-reaktiven Proteins, Vorliegen von Anti-ds-DNA und SM-Antigen, Komplementanalysen und weitere spezifische Antikörperuntersuchungen. Dies gilt ebenfalls für Vaskulitiden, die häufig mit Kopfschmerzen einhergehen können.

- Bei Verdacht auf **Encephalomyelitis disseminata (multiple Sklerose)**, die mit praktisch jeder psychischen Störung einhergehen kann, ist eine Liquoruntersuchung notwendig.
- Besteht anamnestisch der Verdacht auf das Vorliegen einer **Borreliose**, einer **HIV-Infektion** oder einer **Lues**, so sind entsprechende Serumantikörper- und Liquorbestimmungen durchzuführen. Die Borreliose kann mit jeder psychischen Störung einhergehen, bei der HIV-Infektion kommt es hauptsächlich zu Konzentrations- und Gedächtnisstörungen sowie zu Depressionen und demenzieller Entwicklung.
- Bei Verdacht auf das Vorliegen eines **Morbus Whipple**, der mit einem amnestischen Syndrom und gestörtem Schlaf-Wach-Rhythmus einhergehen kann, sind entsprechende Liquoruntersuchungen und Dünndarmbiopsien notwendig.
- Bei der **Tuberkulose**, bei der ebenfalls jede psychische Störung auftreten kann, sind eine Tuberkulintestung und Untersuchungen aus Liquor und Sputum notwendig.
- Besteht der Verdacht auf **Vitaminmangelerkrankungen** (Vitamin B_1, Folsäure, Vitamin B_{12}), die ebenfalls mit psychischen Störungen bis hin zum Auftreten psychotischer Symptome einhergehen können, sind entsprechende Serumspiegelbestimmungen notwendig.
- Bei **Stoffwechselerkrankungen**, wie Hämochromatose, Hyperglykämie, Diabetes mellitus und Morbus Wilson, die ebenfalls mit psychischen Störungen einhergehen können, sind entsprechende Laborparamter – wie Eisen-, Ferritin- und Transferrinspiegel, Glukosetoleranztest, HbA_{1c}-Wert, bei Verdacht auf Insulinom Blutzucker-, Insulin- und C-Peptid-Spiegel sowie bei Morbus Wilson Kupferspiegel in Serum und Urin und der Coeruloplasminwert – zu bestimmen.
- Bei der intermittierenden **Porphyrie** kann es zu Verstimmungs- und Erregungszuständen kommen. Porphyrinmetaboliten sind in Urin und Stuhl nachweisbar.
- Bestehen anamnestisch Hinweise auf **Vergiftungen**, so sind entsprechende Serumspiegel zu bestimmen. Hinzuweisen ist auf die Intoxikation mit Antiasthmatika, z. B. mit Theophyllin, die mit Agitiertheit und Zittrigkeit einhergehen kann. Bei Vergiftung mit Antiepileptika kann es zu Unruhe, Verwirrtheit und Bewusstseinsstörungen kommen, bei Digitalisintoxikation zu Farbensehen, Halluzinationen und psychotischen Störungen sowie Krampfanfällen.

Bildgebung ▶ Auf die Wichtigkeit bildgebender Verfahren zum Ausschluss hirnorganischer Veränderungen, insbesondere tumoröse und entzündliche Prozesse, ist bereits hingewiesen worden. Es kommen die kraniale CT und die kraniale MRT zum Einsatz. Für bestimmte Fragestellungen sind SPECT-Untersuchungen (SPECT: Single-Photon-Emissions-Computertomographie) und die Positronenemissionstomographie (PET) sowie die funktionelle MRT (fMRT) sinnvoll. Insbesondere zur Abklärung demenzieller Prozesse kommen SPECT-Untersuchungen zum Einsatz. Für die Abklärung von Durchblutungs- und Stoffwechselprozessen sind PET-Untersuchungen möglich.

Zusatzdiagnostik

◄ **Testpsychologische Diagnostik**

Diese zählt zu den ergänzenden Untersuchungen, die je nach Fragestellung eingesetzt werden. Zum einen gibt es eine Reihe von Untersuchungen zur Feststellung der Intelligenzleistungen (z. B. HAWIE, progressiver Matrizentest), ferner Verfahren zur Testung der Aufmerksamkeits- und Konzentrationsleistung (z. B. d2, BKT, ZST, CPT) sowie zur Untersuchung von Gedächtnisleistungen (z. B. Benton-Test), zudem Verfahren für gerontopsychiatrische Fragestellungen, wie Demenztest und Minimal-mental-Status-Test, und Verfahren zur Untersuchung von Persönlichkeitsfaktoren, wie Freiburger Persönlichkeitsinventar und Gießen-Test.

6 Leitsymptome

Es werden folgende Leitsymptome unterschieden:
- Bewusstseinsstörungen,
- Denkstörungen,
- Wahn,
- Angst,
- Zwang,
- Sinnestäuschungen,
- Ich-Störungen,
- Störungen der Affektivität,
- Antriebs- und psychomotorische Störungen,
- Schlafstörungen
- Suizidalität,
- Selbstbeschädigung.

6.1 Bewusstseinsstörungen

Beispiel
Der 73-jährige Patient bei erstmaligem Kontakt: „Was soll ich denn hier? Wer sind Sie überhaupt? Ich will nach Hause, muss doch meiner Mutter Bescheid sagen, ich kenne Sie gar nicht. Wir wollen in den Garten, na ja. Was – krank? Ach so, nun ist es aber gut. Welches Datum? Also, das ist doch Mai, oder? Also vielleicht auch später ..."

Orientierungsstörungen sind häufig bei Patienten mit organisch bedingten Störungen, so beispielsweise bei dementiven Erkrankungen (s. Kap. 12.16). Sie kommen auch bei Suchterkrankungen, zum Beispiel beim Alkoholentzugsdelir, vor.

Zu prüfen sind die Orientierung zur Zeit (Datum, Tag, Monat, Jahr, Wochentag und/oder Jahreszeit), die örtliche Orientierung, wie gegenwärtiger Aufenthaltsort (Praxis, Klinik, Ambulanz), die situative Orientierung (Bedeutung der gegenwärtigen Situation) sowie die Orientierung zur eigenen Person und zur aktuellen persönlichen Situation. Liegt eine Bewusstseinsstörung vor, so ist zu differenzieren zwischen Benommenheit, Somnolenz, Sopor und Koma. Ist es zu einer qualitativen Bewusstseinsstörung gekommen, so sind Bewusstseineintrübung (z. B. unmittelbar nach einer Operation) und Bewusstseineinengung sowie Bewusstseinsverschiebung zu unterscheiden. Bei der Bewusstseineinengung kommt es zur unzureichenden Wahrnehmung, das Erleben ist eingeschränkt, z. B. nach Autounfällen oder im Dämmerzustand bei Epilepsien. Bei der Bewusstseinsverschiebung scheint subjektiv die Außenwelt intensiver zu sein, so beispielsweise im Drogenrausch, aber auch bei schizophrenen oder manischen Erkrankungen.

Als weiteres Leitsymptom ist die **Aufmerksamkeits- und Gedächtnisstörung** zu nennen. Es werden die Auffassung, die Konzentration, die Merkfähigkeit und das Gedächtnis geprüft. Konfabulationen kommen insbesondere beim Korsakow-Syndrom vor, Paramnesien (falsches Wiedererkennen) insbesondere bei organisch bedingten psychischen Störungen (s. Kap. 12.16).

6.2 Denkstörungen

◄ **Formale Denkstörungen**

Diese fallen besonders bei schizophrenen Patienten auf (s. Kap. 12.9). Es besteht ein gestörter Gedankenablauf. Denkhemmungen kommen auch bei Depressionen vor (s. Kap. 12.1), eine Verlangsamung im Gedankengang ebenfalls. Auch kann das Denken auf bestimmte Inhalte und wenige Themen eingeengt sein. Perseverationen (Wiederholung gleicher oder ähnlicher Denkinhalte) können vorkommen. Grübeln wie auch dauerhaftes Beschäftigen mit bestimmten Gedanken sind besonders im Rahmen von depressiven Erkrankungen häufig. Vermehrte Gedanken und sprunghafte Gedanken sind besonders im Rahmen von maniformen Störungen zu finden, hier auch die Ideenflucht; darunter ist eine Vermehrung von Einfällen und Ideen zu verstehen, häufig mit gelockerten Assoziationen einhergehend. Unter „Vorbeireden" wird verstanden, dass der Patient die Frage unpassend beantwortet. Dies ist häufig im Rahmen von schizophrenen Erkrankungen zu finden, ebenfalls Gedankenabreißen oder Gedankensperrung. Differenzialdiagnostisch ist die Absence oder eine Bewusstseinsstörung auszuschließen. Die Denkzerfahrenheit ist überwiegend Leitsymptom bei organisch bedingten psychischen Störungen oder schizophrenen Krankheitsbildern. Die Patienten denken und sprechen für den Untersucher nicht mehr im verständlichen Zusammenhang. Im Extremfall kann es zu völligen, scheinbar zufällig durcheinander geratenen Gedankenbruchstücken kommen.

◄ **Beispiel**
27-jähriger Patient: „Meine Mutter hat mir gesagt, ich habe gestern Sie getroffen, ich war mit meiner Hose beschäftigt und habe meine Schuhe nicht gefunden, heute warte ich auf den Mond, Ihr Gesicht ist rot. Warum wollen Sie mit mir sprechen? Ich bin gesund…"

◄ **Inhaltliche Denkstörungen**

Dies sind z. B. überwertige Ideen, die das gesamte Denken in unsachlicher und einseitiger Weise bestimmen, beispielsweise bei querulatorischen Fehlhaltungen.

◄ **Wahn**

Wahnsymptome sind immer ein Hinweis auf schwerwiegende psychische Probleme, sie kommen sowohl bei organisch bedingten psychischen Störungen vor als auch bei Abhängigkeitserkrankungen, affektiven Erkrankungen (depressiver Wahn oder Größenwahn bei der Manie) und schizophrenen Psychosen. Häufige Wahnthemen sind:
- Beziehungswahn (das, was geschieht, wird auf die eigene Person bezogen),
- Beeinträchtigungs- oder Verfolgungswahn (der Patient erlebt sich verfolgt oder von Außenstehenden beeinträchtigt; dieser Wahn ist besonders häufig bei schizophrenen Psychosen),
- Eifersuchtswahn (wahnhafte Überzeugung, betrogen zu werden, insbesondere bei männlichen Alkoholikern vorkommend),
- Schuldwahn (der Patient fühlt sich schuldig, er ist überzeugt, die Gebote oder Gesetze nicht eingehalten zu haben; häufig bei Depressionen vorkommend),
- Verarmungswahn (der Betroffene glaubt sich am finanziellen Ruin stehend, besonders bei Depressionen vorkommend),
- hypochondrischer Wahn (der Patient glaubt, unheilbar krank zu sein oder eine körperliche Erkrankung zu haben; ebenfalls häufig bei Depressionen vorkommend),
- Größenwahn (Selbstüberschätzung bis hin zur wahnhaften Identifizierung mit berühmten Persönlichkeiten, Überzeugun-

gen von ungeheurer Machtfülle und unermesslichem Reichtum, Vorstellungen, Retter der Welt zu sein; insbesondere bei Manien vorkommend).

6.3 Angst

Angst als Leitsymptom ist meist mit körperlichen Beschwerden, wie vermehrtes Schwitzen, Puls- und Blutdruckerhöhung, verbunden. Oft beklagen die Patienten auch Bauchschmerzen, Engegefühl im Hals, Herzstechen und Luftnot. Insbesondere ist die Angst Hauptsymptom bei den Angsterkrankungen (s. Kap. 12.7), die meist als Panikattacke Anlass zur notfallmäßigen Vorstellung sind. Davon abzugrenzen sind ängstliche, unsichere, misstrauische Verhaltensweisen (s. Kap. 12.14, Ängstliche Persönlichkeitsstörungen) sowie Phobien, bei denen die Angst gerichtet ist (Angst vor bestimmten Situationen oder Objekten, z. B. Spinnenphobie).

Beispiel
24-jährige Patientin: „Plötzlich wird mir ganz heiß, schwindelig, mein Herz schlägt bis zum Hals, alles wird so unwirklich."

6.4 Zwang

Als Leitsymptom sind Zwangserscheinungen Kernsymptome bei Zwangsstörungen (s. dort). Zwangssymptome begleiten aber auch andere psychiatrische Erkrankungen, wie beispielsweise die Depression oder schizophrene Erkrankungen. Zwangsgedanken sind von Zwangshandlungen zu unterscheiden; dies sind Gedanken, die der Patient als unsinnig erkennt, die sich ihm jedoch quälend aufdrängen und gegen die er sich nicht wehren kann. Zwangshandlungen sind Handlungen, die der Patient immer wiederkehrend durchführen muss – meist um Ängste abzuwehren – und die sich ihm in Form von Zwangsimpulsen ankündigen. Er erlebt es als aufdrängenden Impuls, bestimmte Handlungen immer wieder durchzuführen, obwohl er sie als unsinnig empfindet.

Beispiel
28-jähriger Patient: „Komme fast regelmäßig zu spät zur Arbeit, stehe zwei Stunden früher auf, muss 20-mal kontrollieren, ob alle Lichter aus sind, die Fenster zu sind, die Türen abgeschlossen, der Herd aus ist usw. ..."

6.5 Sinnestäuschungen

Hier werden Illusion, Halluzination und Pseudohalluzination unterschieden. Bei den Illusionen werden Sinneswahrnehmungen verkannt oder falsch gedeutet (im Dunkeln wird der Baum zu einem bedrohlichen Monster). Illusionen kommen unspezifisch vor, auch bei Gesunden. Halluzinationen sind Trugwahrnehmungen, die je nach Sinnesmodalität akustisch, optisch, Geruch/Geschmack betreffend oder taktil sind. Sie kommen bei organisch bedingten Störungen (s. Kap. 12.16), z. B. Intoxikationen, Delir oder Demenzen vor. Selten auch bei affektiven Störungen (s. Kap. 12.1), häufig bei schizophrenen Erkrankungen (s. Kap. 12.9). Insbesondere bei schizophrenen Psychosen sind die akustischen Halluzinationen (Stimmenhören) häufig, es kann auch zu optischen Halluzinationen mit Wahrnehmung von Mustern, Gegenständen oder Szenen kommen. Störungen des Leibempfindens (Zoenästhesie) kommen ebenfalls häufig bei schizophrenen Psychosen vor, wie beispielsweise „Mein Gehirn zieht sich zusammen, Strom fließt durch mein Herz."

Beispiel
28-jähriger Patient: „„... und die Stimme sagt mir dann ‚Lass es, mach es nicht' oder sie lacht oder beschimpft mich. Manchmal sagt sie, was ich tun soll, oder sie verbietet mir, mit jemandem zu sprechen. Manchmal sind auch viele Stimmen da, die sich unterhalten oder durcheinander schreien – ich halte mir die Ohren zu, aber die Stimmen bleiben schrecklich laut."

6.6 Ich-Störungen

Darunter werden Störungen des Erlebens der eigenen Person, anderer Personen oder der Umwelt verstanden. Ich-Störungen kommen bei organisch bedingten Störungen (s. Kap. 12.16) vor sowie bei schizophrenen (s. Kap. 12.9) und schizoaffektiven Erkrankungen. Typisch für schizophrene Erkrankungen sind insbesondere Derealisation und Depersonalisation. Unter der Derealisation wird verstanden, dass Personen und Gegenstände der Umgebung fremd erlebt werden oder unwirklich erscheinen, bei der Depersonalisation erlebt der Kranke sich selbst im Augenblick als fremd oder unwirklich, als stehe er neben sich. Bei der Gedankenausbreitung glaubt der Patient, andere wissen, was er denkt. Beim Gedankenentzug meint der Betroffene, seine Gedanken werden ihm abgezogen, weggenommen. Bei der Gedankeneingebung glaubt der Patient, die Gedanken und Vorstellungen werden von außen gemacht.

◄ **Beispiel**
32-jähriger Patient: „Die Gedanken in meinem Kopf kommen von der Stimme aus dem Radio …"

6.7 Störungen der Affektivität

Störungen der Affektivität kommen bei Gesunden vor, und sie sind im Rahmen aller psychiatrischen Erkrankungen möglich. Je nach Ausprägung haben sie Krankheitswert. Affektlabilität und Affektinkontinenz kommen besonders bei organisch bedingten psychischen Störungen vor (s. Kap. 12.16). Ein Gefühl der Gefühllosigkeit, ein Gefühl der Leere und Störungen der Vitalgefühle sind Leitsymptome bei depressiven Krankheitsbildern, Reizbarkeit und Euphorie bei Manien (s. Kap. 12.1). Ambivalenz und Affektstarre sowie Parathymie (der Gefühlsausdruck und der vom Patienten berichtete Erlebnisinhalt stimmen nicht überein) kommen bei schizophrenen Patienten vor (s. Kap. 12.9).

◄ **Beispiel**
25-jährige Patientin: „Ich kann mich nicht mehr freuen, muss grundlos weinen, alles ist so leer, gleichgültig, ich empfinde nichts mehr."

6.8 Antriebs- und psychomotrische Störungen

Bei psychisch Gesunden und im Rahmen sämtlicher psychiatrischer Erkrankungen sind Antriebsstörungen möglich. Es wird zwischen Antriebsarmut bzw. Antriebshemmung sowie Antriebssteigerung und -unruhe unterschieden. Antriebsarmut und -hemmung sind besonders bei depressiven Störungen (s. Kap. 12.1) und bei organisch bedingten psychischen Störungen (s. Kap. 12.16) zu finden. Antriebssteigerung und Unruhe sind Leitsymptome der maniformen Erkrankung. Stupor, Negativismus und Manierismen sind bei schizophrenen Erkrankungen häufig (s. Kap. 12.9). Ein Stupor kann sich aber auch bei einer schweren depressiven Erkrankung zeigen. Unter Antriebsarmut werden der Mangel an Energie und Anteilnahme sowie ein Initiativmangel verstanden, bei einer Antriebshemmung fühlt sich der Patient in seiner Energie gebremst oder blockiert. Die Antriebssteigerung geht mit einem erhöhten Maß an Vitalität, Schwung und Tatendrang einher. Bei der motorischen Unruhe ist die Aktivität ungerichtet, es kommt zu nervösem Hin- und Herlaufen, Nestelbewegungen bis hin zur Steigerung zu extremer Tobsucht. Veränderungen des Sprechens mit Mutismus auf der

◄ **Beispiel**
30-jährige depressive Patientin: „Ich schaffe meinen Haushalt nicht mehr, alles geht mir schwer von der Hand, der Alltag steht wie ein Berg vor mir. Nichts schaffe ich mehr."

einen Seite und Logorrhö mit verstärktem Redefluss auf der anderen Seite sind möglich. Unter „Stupor" wird eine schwere Antriebshemmung verstanden, die bis hin zur völligen Regungslosigkeit führen kann (hauptsächlich bei katatonen Schizophrenien [s. Kap. 12.5] oder bei schweren depressiven Erkrankungen auftretend).

6.9 Schlafstörungen

Zu unterscheiden sind Ein- und Durchschlafstörungen sowie das Früherwachen. Schlafstörungen sind häufig bei depressiven Erkrankungen, bei Manien, aber auch bei Angsterkrankungen (s. Kap. 12.11) zu finden. Gestörte Schlaf-Wach-Rhythmen sind besonders bei Demenzkranken zu beobachten (s. Kap. 12.16).

6.10 Suizidalität

Beispiel
40-jährige Patientin:
„Es hat sowieso alles keinen Sinn mehr. Manchmal denke ich: ‚Wenn doch alles vorbei wäre'. Ich halte alles nicht mehr aus. Niemand würde mich vermissen, ich bin hier ohnehin überflüssig, zu nichts nutze."

Suizidgedanken und Suizidhandlungen treten besonders bei schweren depressiven Erkrankungen auf (s. Kap. 12.1), aber auch bei schizophrenen Psychosen (s. Kap. 12.9).

6.11 Selbstbeschädigung

Beispiel
19-jährige Patientin:
„… und dann habe ich solche Leere in mir, Druck, Angst, ich zerplatze vor Wut – dann muss ich mich ritzen, dann wird der Druck kleiner. Wenn ich das Blut fließen sehe, werde ich ruhiger, spüre mich wieder…"

Selbstverletzungen ohne Suizidabsicht sind häufig bei Borderline-Störungen (s. Kap. 12.14) oder im Rahmen organisch bedingter psychischer Störungen (s. Kap. 12.16) oder einer geistigen Behinderung (s. Kap. 12.17) zu finden.

7 Grundsätzliches zur Psychopharmakotherapie

Folgende Psychopharmaka kommen zum Einsatz:
- Antidepressiva,
- Stimmungsstabilisierer,
- Antipsychotika,
- Anxiolytika und Hypnotika, Antiinsomnika,
- Antidementiva,
- Psychostimulanzien.

Psychopharmaka sind Medikamente, die einen psychotropen Effekt auf das zentrale Nervensystem haben und zur Behandlung psychischer Erkrankungen eingesetzt werden.   ◄ Definition

7.1 Antidepressiva

Antidepressiva sind Psychopharmaka, die bei depressiven Syndromen unterschiedlichster Ätiologien zur Stimmungsaufhellung und zur Antriebsverbesserung eingesetzt werden.   ◄ Definition

Die antidepressive Wirksamkeit setzt meist erst nach 1–6 Wochen ein. Trizyklische Antidepressiva und irreversible MAO-Hemmer sind bei Überdosierung toxisch. Deshalb ist Vorsicht bei suizidalen Patienten geboten.   ◄ Besonderheiten

> ❗ Es wird zwischen einer Akutbehandlung, einer Erhaltungstherapie und einer Prophylaxe unterschieden. Die akute Behandlungsphase hat zum Ziel, die aktuelle Symptomatik der Depression zu reduzieren, die Erhaltungstherapie beugt einem möglichen Rückfall bei bestehender depressiver Episode vor, die Prophylaxe soll weitere Episoden verhindern. Bei einer Rezidivprophylaxe mit Antidepressiva sollte die Dosis so hoch sein, wie sie zur Remission notwendig war.

Unterschieden werden klassische Antidepressiva, wie trizyklische Antidepressiva (z. B. Amitriptylin, Doxepin), tetrazyklische Antidepressiva (z. B. Maprotilin), irreversible MAO-Hemmer (z. B. Tranylcypromin) und selektive reversible MAO-Hemmer (z. B. Moclobemid), von selektiven Serotoninwiederaufnahmehemmern (SSRI), z. B. Fluoxetin, Paroxetin, Citalopram, Escitalopram und Sertralin. Ferner gibt es selektive Noradrenalinwiederaufnahmehemmer (SNRI), z. B. Reboxetin, duale Serotonin- und Noradrenalinwiederaufnahmehemmer (SSNRI), wie Venlafaxin und Duloxetin, das über das Noradrenalinsystem auf das Serotoninsystem wirkende (NaSSA) Mirtazapin sowie überwiegende 5-HT-Rückaufnahme-   ◄ Einteilung

Hemmer und 5-HTII-Rezeptor-Antagonisten, z. B. Nefazodon. Die Einteilung erfolgt nach strukturchemischen Merkmalen oder nach pharmakologischen Wirkmechanismen, bzw. nach klinisch-therapeutischen Wirkprofilen. Die klinische Bedeutung liegt eher in der Einteilung nach sedierenden und nichtsedierenden Antidepressiva.

Eine Übersicht über die derzeit in Deutschland auf dem Markt befindlichen Antidepressiva und antidepressiven Hilfsstoffe gibt Tabelle 7.**1**.

Wirkweise ▶ Die Wirkweisen der Antidepressiva beeinflussen in erster Linie die Noradrenalin- oder die Serotoninwiederaufnahme aus dem synaptischen Spalt in die präsynaptische Zelle. Die Latenzphase von 2–3 Wochen bis zum Wirkungseintritt ist vermutlich durch eine mögliche Adaptation der postsynaptischen Rezeptorsensitivität bedingt.

> Wegen der Verstoffwechslung über das Zytochrom-P_{450}-System kann es zu Interaktionen und zur gegenseitigen Beeinflussung mit anderen Medikamenten kommen, einhergehend mit veränderten Plasmaspiegeln, wobei Unterschiede zwischen den einzelnen Präparaten bestehen (weniger Interaktion bei Venlafaxin).

Wirksamkeit ▶ Die Wirksamkeit von SSRI, SSNRI, SNRI und trizyklischen Antidepressiva in Akutbehandlung, Erhaltungstherapie und Phasenprophylaxe ist durch viele Untersuchungen gut belegt. Bei Zwangsstörungen ist die klinische Wirksamkeit von SSRI und Clomipramin erwiesen. Bei letzterem ist die Nebenwirkungsrate durch cholinerge und kardiale Nebenwirkungen höher.

Unerwünschte Arzneimittelwirkungen ▶ Unerwünschte Arzneimittelwirkungen der Antidepressiva sind durch Blockade cholinerger Rezeptoren (Akkommodationsstörungen, Obstipation, Mundtrockenheit, Harnretention), Blockade histaminerger Rezeptoren (Sedierung, Müdigkeit), Hemmung der Serotoninwiederaufnahme (Gewichtsreduktion, Erbrechen, Übelkeit, Unruhe, Schlafstörungen) und Blockade von α-I-Rezeptoren (orthostatische Dysregulation, Blutdruckabfall, Tachykardien, Arrhythmien, Schwitzen) bedingt. Entsprechende Kontrolluntersuchungen sind notwendig, insbesondere regelmäßige Blutbild-, Blutdruck-/Puls-, Leberwert- und EKG-Kontrollen und bei Auffälligkeiten auch Elektroenzephalographie-(EEG-)Kontrollen bei trizyklischer antidepressiver Medikation. Die trizyklischen Substanzen verursachen eher cholinerge und adrenerge Nebenwirkungen, die Serotoninwiederaufnahmehemmer führen eher zu Übelkeit, Unruhe, Schlafstörungen, Schwindel und Gewichtsreduktion.

Indikationen ▶ Antidepressiva sind unabhängig von der Ätiologie der depressiven Störung wirksam:
▶ Bei depressiver Episode sind Serotoninwiederaufnahmehemmer und Serotonin-Noradrenalin-Wiederaufnahmehemmer und trizyklische Antidepressiva etwa gleich wirksam.
▶ Bei ängstlich-agitierter Depression ist ein sedierendes Antidepressivum vorzuziehen.
▶ Bei ausgeprägten Schlafstörungen sollte ein sedierendes Antidepressivum bevorzugt werden, das zur Nacht verabreicht wird.

7.1 Antidepressiva

Tabelle 7.1 Übersicht über die derzeit in Deutschland auf dem Markt befindlichen Antidepressiva und antidepressiven Hilfsstoffe

Substanzgruppe	Substanzen/Bemerkungen
Trizyklische Antidepressiva und analoge Substanzen („klassische Antidepressiva")	▸ Amitriptylin (weltweit Standardsubstanz) ▸ Clomipramin (auch bei Panik- und Zwangsstörungen einsetzbar) ▸ Desipramin (auch bei Kokainentzugssyndrom einsetzbar) ▸ Doxepin (auch als Schlafmittel eingesetzt) ▸ Imipramin (historisch erstes Antidepressivum) ▸ Maprotilin (tetrazyklische Substanz) ▸ Opipramol (Sedativum; antidepressive Wirkung schwach) ▸ Trimipramin (auch als Schlafmittel eingesetzt)
Selektive Serotoninwiederaufnahmehemmer	▸ Citalopram (wenig Interaktionen) ▸ Escitalopram (wenig Interaktionen) ▸ Fluoxetin (viele Interaktionen; weltweit Standardsubstanz) ▸ Fluvoxamin (viele Interaktionen) ▸ Paroxetin (viele Interaktionen) ▸ Sertralin (wenig Interaktionen)
Komplexe serotonerge Substanzen	▸ Mirtazapin (Körpergewichtsanstieg, sediert deutlich) ▸ Trazodon (sediert deutlich, gelegentlich Priapismus)
Serotonerges Antidepressivum für Sonderfälle	▸ Mianserin (Agranulozytosen! Sediert deutlich, Appetitsteigerung)
Serotonin-Noradrenalin-Wiederaufnahmehemmer	▸ Venlafaxin, Duloxetin (wenig Interaktionen, gut verträglich)
Noradrenalinwiederaufnahmehemmer	Reboxetin (sediert nicht, kein Körpergewichtsanstieg)
MAO-Inhibitoren	Tranylcypromin (auch bei Zwangskrankheit eingesetzt) Moclobemid (auch bei Sozialphobien eingesetzt)
Serotoninpräkursoren	Tryptophan (bei Depressionen schwach wirksam)
Pflanzliches Antidepressivum	Johanniskrautextrakt (antidepressive Wirkung eher schwach)

Grundsätzliches zur Psychopharmakotherapie

- Bei atypischer Depression werden eher MAO-Hemmer eingesetzt.
- Bei Depressionen mit psychotischen Symptomen ist die Kombinationsbehandlung mit einem Antidepressivum und einem niedrigdosierten Antipsychotikum, z.B. Antipsychotikum der zweiten Generation, wie Quetiapin oder Olanzapin, notwendig.
- Bei chronisch depressivem Syndrom, wie bei der Dysthymie, sind SSRI einzusetzen. Auf eine ausreichend lange Behandlungsdauer ist zu achten.
- Die saisonal bedingte Depression (Winterdepression) spricht auf SSRI oder MAO-Hemmer an. Zusätzlich kommt die Lichttherapie zum Einsatz.
- Bei Depressionen älterer Menschen sind SSRI, SSNRI oder NaSSA vorzuziehen, da die Nebenwirkungsrate geringer und die Verträglichkeit im Vergleich zu trizyklischen Antidepressiva besser ist. Insbesondere bezüglich der kardialen Nebenwirkungen ist bei der Behandlung älterer Patienten mit trizyklischen Antidepressiva große Vorsicht geboten.
- Bei Neigung zu Übergewicht sind appetitsteigernde Substanzen zu meiden (z.B. Amitriptylin, Doxepin, Mirtazapin, Mianserin).

7.2 Stimmungsstabilisierer (Mood Stabilizer)

Indikationen ▶

Stimmungsstabilisierende Medikamente werden bei rezidivierenden affektiven Störungen, insbesondere zur Vorbeugung bei bipolaren affektiven Störungen und bei schizoaffektiven Störungen, eingesetzt.

Substanzen ▶

Die Effektivität von Lithium zur Prophylaxe bei bipolaren affektiven Störungen ist gut bewiesen. Die prophylaktische Wirksamkeit der Lithiumbehandlung bei unipolaren Störungen ist ebenfalls belegt. Noch nicht zugelassen, aber bei bipolaren Störungen gut wirksam, ist Valproat. Gut wirksam und zugelassen sind Carbamazepin, Lamotrigin und Olanzapin bei bipolaren Störungen. Je nach Verlaufstyp der bipolaren Störung kommen unterschiedliche Mood Stabilizer zum Einsatz (vgl. Kap. 12.1):
- **Lithium** ist das Medikament der ersten Wahl bei rein euphorischer Manie und typisch manisch-depressiven Verläufen (Bipolar-I-Störung).
- **Valproat und Carbamazepin** sind bei manisch-depressiven Mischzuständen (manische und depressive Symptome liegen gleichzeitig vor) besser wirksam als Lithium. Bei psychotischer Manie und raschen Phasenwechsel (Rapid Cycling) ist **Valproat** Mittel der ersten Wahl.
- **Olanzapin** ist besonders bei bipolaren Störungen mit Manie indiziert, während **Lamotrigin** hauptsächlich zur Prophylaxe bei bipolaren Störungen mit depressiven Phasen vorteilhaft ist.

! Kontrolluntersuchungen vor und während der Behandlung mit Lithium sind durchzuführen, insbesondere renale und kardiale Untersuchungen, Ausschluss einer Schwangerschaft, Messung von Gewicht, Blutdruck, Puls und Halsumfang, Bestimmung der Kreatinin-Clearance, der Schilddrüsenwerte, des Blutbildes, der Elektrolytwerte und des Urinstatus, außerdem EEG und EKG. Lithiumspiegelkontrollen sind im ersten Monat wöchentlich, im ersten halben Jahr monatlich und danach vierteljährlich durchzuführen, ebenso sind Kreatininspiegelbestimmungen und Schilddrüsenkontrollen notwendig. Auf mögliche Interaktionen mit Medikamenten – insbesondere mit Thiaziddiuretika, nichtsteroidalen Antiphlogistika, Tetrazyklin, Kalziumantagonisten, ACE-Hemmern, Carbamazepin und Phenytoin – ist strengstens zu achten.

◂ **Unerwünschte Arzneimittelwirkungen**

Während der Therapie mit Lithium können gastrointestinale Beschwerden, Tremor, Polyurie, Polydipsie, Gewichtszunahme und kognitive Störungen auftreten. Während einer Carbamazepinbehandlung sind regelmäßige Blutbild- und Transaminasenkontrollen notwendig. Die Nebenwirkungen reichen von leichter Sedierung bis zu erhöhten Leberenzymwerten, allergischen Hautveränderungen, Hyponatriämie und Enzyminduktion mit möglichen Interaktionen mit anderen Pharmaka. Während einer Valproattherapie kann es zu vermehrter Müdigkeit, Erhöhung der Leberenzymaktivitäten, gastrointestinalen Beschwerden, Gewichtszunahme, Tremor, Haarausfall und Gerinnungsstörungen sowie Pankreatitiden kommen. Entsprechende Kontrollen sind notwendig. Unter Lamotrigin kann es bei zu schneller Aufsättigung zu allergischen Hautreaktionen kommen. Zur Vermeidung des gefährlichen Steven-Johnson- und des Lyell-Snydroms ist eine langsame Aufdosierung nach dem vom Hersteller angegebenen Schema notwendig. Zu beachten ist besonders die Interaktion mit Valproat, die eine halbierte Lamotrigindosis erforderlich macht.

7.3 Antipsychotika

Antipsychotika wurden früher „Neuroleptika" genannt. Es wird zwischen Antipsychotika der ersten Generation und Antipsychotika der zweiten Generation unterschieden.

◂ **Einteilung**

Diese werden nach neuroleptischer Potenz in hochpotente (z. B. Fluphenazin, Flupentixol, Haloperidol), mittelpotente (Perazin, Sulpirid) und niedrigpotente Antipsychotika (z. B. Chlorprothixen, Levomepromazin, Melperon, Pipamperon) unterschieden. Je hochpotenter das Antipsychotikum ist, desto größer ist seine antipsychotische Wirkung, es besteht jedoch eine größere Gefahr für das Auftreten extrapyramidaler Nebenwirkungen. Die hochpotenten Antipsychotika wirken besonders auf die Plussymptomatik der Schizophrenie (Wahn und Halluzination). Die niedrigpotenten Antipsychotika haben überwiegend sedierende Wirkung und werden häufig bei Angst-, Erregungs- und Unruhezuständen eingesetzt. Ferner finden sie Verwendung bei Schlafstörungen.

◂ **Antipsychotika der ersten Generation**

Diese zeigen unterschiedliche antipsychotische Wirkstärken. Sie haben im Vergleich zu den Antipsychotika der ersten Generation weniger unerwünschte Arzneimittelwirkungen, insbesondere ist die Gefahr des Auftretens extrapyramidaler Störungen deutlich geringer. Ein weiterer Vorteil ist, dass die Antipsychotika der zweiten

◂ **Antipsychotika der zweiten Generation**

Grundsätzliches zur Psychopharmakotherapie

Tabelle 7.**2**   Antipsychotika der ersten Generation

Wirkstoffgruppe	Handelsname	Tagesdosis (mg)
Benperidol	Glianimon	1,5 – 20
Clopenthixol	Ciatyl	25 – 150
Flupentixol	Fluanxol	3 – 20
Fluphenazin	Dapotum	2,5 – 20
Haloperidol	Haldol	1,5 – 20
Perphenazin	Decentan	4 – 24
Pimozid	Orap	1 – 4
Zuclopenthixol	Ciatyl-Z	20 – 40

Aus: 2004, Schäfer U, Rüther E. Schizophrenie – eine Krankheit – kein Unwort. ABW Wissenschaftsverlag, Berlin.

Tabelle 7.**3**   Antipsychotika der zweiten Generation

Wirkstoffgruppe	Handelsname	Tagesdosis (mg)
Amisulprid	Solian	50 – 1200
Aripiprazol	Abilify	10 – 30
Clozapin	Leponex, Elcrit	12,5 – 450
Olanzapin	Zyprexa	5 – 20
Quetiapin	Seroquel	150 – 750
Risperidon	Risperdal	2 – 6
Ziprasidon	Zeldox	40 – 160
Zotepin	Nipolept	75 – 300

Modifiziert nach: 2004, Schäfer U, Rüther E. Schizophrenie – eine Krankheit – kein Unwort. ABW Wissenschaftsverlag, Berlin.

Generation die Negativsymptomatik bei der Schizophrenie günstig beeinflussen.

Indikationen ▶ Antipsychotika werden zur Akutbehandlung der Schizophrenie und schizoaffektiver Psychosen, ferner bei psychomotorischen Erregungszuständen, beim akuten manischen Syndrom, zur Langzeittherapie chronisch schizophrener Psychosen und zur Rezidivprophylaxe bei schizophrenen Psychosen eingesetzt.

Vorteile ▶ Vorteile der Antipsychotika der zweiten Generation sind die geringeren unerwünschten Arzneimittelwirkungen und die bessere Verträglichkeit. Damit ist die Chance einer guten Compliance erhöht, ferner bestehen günstige Effekte auf zusätzlich vorliegende depressive Symptome und eine verbesserte Wirksamkeit bei Denk- und Gedächtnisstörungen. Beispiele für Antipsychotika der ersten und der zweiten Generation sind den Tabellen 7.**2** und 7.**3** zu entnehmen.

Für Antipsychotika der ersten Generation sind zu nennen: Mundtrockenheit, Akkomodationsstörungen, Kreislaufdysregulation, Sedierung, Harnverhalt, Gewichtszunahme, Libidoverlust, Aktivitätserhöhung der Transaminasen, Zyklusstörungen, Blutbildveränderungen, Auslösung zerebraler Anfälle, malignes Neuroleptikasyndrom und die bereits erwähnten extrapyramidalen Störungen. Unerwünschte Arzneimittelwirkungen der Antipsychotika der zweiten Generation sind unter anderem: Sedierung, Gewichtszunahme, Prolaktinspiegelerhöhung, kardiale Erregungsleitungsstörungen und Auftreten metabolischer Veränderungen (Blutzuckerspiegelerhöhungen, Fettstoffwechselveränderungen). Entsprechende Kontrollen sind angezeigt.

◄ Unerwünschte Arzneimittelwirkungen

> Besonders erwähnt werden muss die mögliche Gefahr der Agranulozytose bei Verwendung von Clozapin. Dies ist auch nach längerer Behandlung noch möglich. Regelmäßige wöchentliche Blutbildkontrollen in den ersten 18 Wochen der Therapie, später in 4-wöchigen Abständen, sind unbedingt einzuhalten.

7.4 Anxiolytika und Hypnotika

Anxiolytika und Hypnotika werden bei Schlafstörungen häufig eingesetzt. Grundsätzlich gilt, dass vor Einsatz von Schlafmitteln eine ausreichende Diagnostik erfolgen muss (vgl. Kap. 12.11). Immer sind Vorteile des Schlafmitteleinsatzes (z.B. schnelle Beschwerdelinderung, sichere Wirkung, Verringerung der Angst vor den Schlafstörungen) und dessen Nachteile (Auftreten unerwünschter Arzneimittelwirkungen, Gefahr des Missbrauchs und der Abhängigkeit, Förderung der passiven Einstellung des Patienten) abzuwägen.

◄ Indikationen

Neben sedierenden, niedrigdosierten Antidepressiva kommen Benzodiazepine und Hypnotika vorübergehend zum Einsatz. Auch intermittierende Gaben sind möglich.

◄ Substanzen

> Nachdrücklich muss auf die Gefahr der Abhängigkeitsentwicklung bei Benzodiazepinen hingewiesen werden. Eine Langzeitbehandlung mit Schlafmitteln ist zu vermeiden.

Bei den Nichtbenzodiazepinhypnotika (Zolpidem, Zopiclon) ist eine Abhängigkeitsentwicklung in Einzelfällen möglich. Das Risiko ist jedoch geringer als bei Benzodiazepinen.

◄ Abhängigkeit

Benzodiazepinhypnotika werden je nach Dauer der Wirksamkeit unterschieden in kurz wirksame (z.B. Triazolam), mittellang wirksame (z.B. Temazepam, Lorazepam, Nitrazepam) und lang wirksame (Flurazepam und Diazepam). Von Benzodiazepinen ist die schlaffördernde Wirkung bekannt. Jedoch erfolgt rasch eine Abhängigkeitsentwicklung. Beim Absetzen kann es zum Rebound-Phänomen kommen (verstärkte Schlafstörung).

◄ Einteilung

Unerwünschte Arzneimittelwirkungen ▶ An unerwünschten Arzneimittelwirkungen können paradoxe Reaktionen auftreten, ferner kommt es zur Atemdepression, daher sind diese Medikamente beim Schlafapnoesyndrom kontraindiziert. Bei älteren Menschen kann es unter Benzodiazepinen zu Verwirrtheitszuständen kommen. Weitere unerwünschte Arzneimittelwirkungen der Benzodiazepine sind der morgendliche „Hang-over", Konzentrationsminderung, beeinträchtigte Tagesleistungsfähigkeit sowie beeinträchtigte Reaktionsfähigkeit, weswegen auch ein vermehrtes Unfallrisiko resultieren kann. Kommt es zum Auftreten von Muskelschwäche, besteht Sturzgefahr. Auf die Abhängigkeitsentwicklung ist bereits hinreichend hingewiesen worden.

Anwendung ▶ Werden Benzodiazepine eingesetzt, so sollte eine kleinstmögliche Dosis gegeben werden. Die Behandlungszeit sollte möglichst kurz sein, die Medikation darf nicht plötzlich abgesetzt werden, Kontraindikationen sind zu berücksichtigen. Die maximale Behandlungsdauer von 4 Wochen sollte nicht überschritten werden. Der Patient muss über die zeitlich begrenzte Einnahme sowie über Absetz- und Rebound-Phänomene aufgeklärt werden, ebenso wie über eingeschränkte Verkehrstauglichkeit und Wirkverstärkung unter Alkohol.

Nichtbenzodiazepinhypnotika ▶ Diese Medikamente (Zyclopyrrolone, Zopiclon, und Imidazopyridine, Zolpidem) sind Mittel der ersten Wahl zur Behandlung der Schlafstörung. Zolpidem und Zopiclon sind kurzwirksame Schlafmittel, so dass ein Hang-over vermieden wird. Sie haben eine gute schlaffördernde Eigenschaft, die Einschlafzeiten werden verkürzt, und die Schlafqualität wird verbessert. In Einzelfällen kann es auch bei diesen Medikamenten zu Abhängigkeitsentwicklungen kommen, jedoch seltener als unter Benzodiazepinen. Dennoch unterliegen sie den gleichen einschränkenden Anwendungsempfehlungen wie die Benzodiazepine.

7.5 Antidementiva

Antidementiva sind Medikamente zur Verbesserung der Hirnfunktion (Aufmerksamkeit, Gedächtnisfunktionen, Konzentrationsfähigkeit). Unterschiedliche Wirkmechanismen sind bekannt. Eingesetzt werden Antidementiva z.B. zur Behandlung der Alzheimer-Erkrankung. Zum einen werden Cholesterinesterasehemmer (z.B. Donepezil, Rivastigmin, Galantamin und Glutamatantagonisten, wie Memantine), zum anderen aber auch Radikalfänger mit durchblutungssteigernder Wirkung, wie Ginkgo biloba, und Kalziumantagonisten, wie Nimodipin, sowie Vasodilatatoren, wie Nicergolin, eingesetzt. Weitere Antidementiva sind Pyritinol, Cerebrolysin und Dihydroergotoxin.

7.6 Psychostimulanzien

Psychostimulanzien werden bei der Narkolepsie und beim hyperkinetischen Syndrom (Aufmerksamkeitsdefizit-Hyperaktivitäts-Störung) eingesetzt. Zur Anwendung kommen Methylphenidat und D-Amphetamin. Letzteres steht in Deutschland jedoch nicht als Fertigarznei zur Verfügung, sondern muss entsprechend in der Apotheke angefertigt werden.

◄ **Indikationen**

Die eindeutige Wirksamkeit der medikamentösen Behandlung mit Stimulanzien bei Vorliegen einer Aufmerksamkeits-Hyperaktivitäts-Störung wird immer wieder ideologisch infrage gestellt. Heftige Diskussionen um den Einsatz von Stimulanzien bei Vorliegen dieses Krankheitsbildes sind Diskussionsgegenstand in vielen Medien. Unumstritten ist die eindeutige positive Wirksamkeit auch im Langzeitverlauf. Leider wird in Deutschland vielen Patienten noch immer eine wirksame Behandlung vorenthalten – sei es, weil die Patienten Kinder sind, sei es, weil die Aufmerksamkeits-Hyperaktivitäts-Störung bei Erwachsenen nicht erkannt oder nicht richtig behandelt wird. Die Methylphenidatzulassung bei Aufmerksamkeitsdefizit-Hyperaktivitäts-Störung liegt für das Kindes- und Jugendalter, nicht jedoch für das Erwachsenenalter vor (s. Kap. 12.17). Bei ausgeprägter Aufmerksamkeitsdefizit-Hyperaktivitäts-Störung ist eine medikamentöse Behandlung notwendig. Diese soll in ein multimodales Behandlungskonzept eingebettet werden. Im Kindes- und Jugendalter ist eine Dosierung nach Körpergewicht notwendig, im Erwachsenenalter nicht. Es sollte immer mit möglichst geringen Dosen begonnen werden.

◄ **Wirksamkeit, Anwendung**

Initial kann es zu Übelkeit und Bauchschmerzen sowie Kopfschmerzen kommen. Diese Nebenwirkungen sind besonders ausgeprägt, wenn das Medikament auf nüchternen Magen eingenommen wird. Blutdruckkontrollen sind erforderlich, manchmal kann es zum Blutdruckanstieg kommen, ferner wegen der Appetitminderung zur Gewichtsabnahme, sodass Gewichtskontrollen erforderlich sind. Bei hoher Dosierung von Stimulanzien sind depressive Nebenwirkungen zu beobachten. Seltene unerwünschte Arzneimittelwirkungen sind Tic-Erscheinungen oder dysphorische Stimmungen. Hierauf ist zu achten.

◄ **Unerwünschte Arzneimittelwirkungen**

> Grundsätzlich sollten Stimulanzien im Kindes- und Jugendalter nur von Kinder- und Jugendpsychiatern verschrieben werden, im Erwachsenenalter nur von Psychiatern, die sich mit der Aufmerksamkeitsdefizit-Hyperaktivitäts-Störung auskennen.

Neben den schnell wirksamen Methylphenidatpräparaten stehen auch **Retardformen** zur Verfügung. Diese sind besonders dann indiziert, wenn mehrfache tägliche Gaben notwendig werden.

8 Grundsätzliches zur Psychotherapie

Die Psychotherapie beinhaltet:
- Verhaltenstherapie,
- interpersonelle Psychotherapie,
- Psychoanalyse, psychodynamisch orientierte Psychotherapie,
- Paar- und Familientherapie.

Psychotherapieformen ▶ Unterschiedliche Psychotherapieformen kommen zur Anwendung. Im deutschsprachigen Sprachraum sind besonders die Psychoanalyse und psychodynamisch orientierte Verfahren weit verbreitet, wenngleich die Evaluationen zu diesen Therapieverfahren weniger gut dokumentiert sind als die Untersuchungen bezüglich der Verhaltenstherapie und kognitiver Therapien. Weitere Psychotherapieformen sind Gesprächspsychotherapie, Paar- und Familientherapie. Während die Wirksamkeit von Verhaltenstherapie, Gruppentherapieverfahren und interpersoneller Psychotherapie insbesondere bei der Behandlung von Depressionen gut belegt ist, fehlen Wirkungsnachweise für Körpertherapie, Fußreflexzonenmassage, Schreitherapie, Gestalttherapie und katathymes Bilderleben.

> ! Grundsätzlich ist nicht ein Entweder-oder-Vorgehen (entweder Medikamente oder Psychotherapie) anzustreben, sondern ergänzende und kombinierte Behandlungen.

Kognitive Therapien ▶ Diese sind besonders bei leichten und mittelschweren Depressionen wirksam. Verhaltenstherapeutische Vorgehensweisen mit detaillierter und individueller Problemanalyse sowie die Untersuchung aufrechterhaltender Bedingungen und eine Analyse des problematischen Verhaltens im Hinblick auf die Lerngeschichte sowie auf der Symptomebene kommen bei Angststörungen, insbesondere bei der Agoraphobie und bei sozialen Ängsten, sowie bei Zwangsstörungen zum Einsatz und sind hier gut wirksam. Insbesondere Expositionsverfahren bei der Agoraphobie und bei sozialen Ängsten sind wirksame Behandlungsstrategien. Reizkonfrontation, systematische Desensibilisierung und graduierte Darbietung angstauslösender Situationen mit gleichzeitiger Anwendung von Entspannungsverfahren sind verhaltenstherapeutische Techniken bei Angststörungen. Die Reizüberflutung (Flooding) ist bei Angststörungen eine ebenfalls anerkannte Technik.

Verhaltenstherapie ▶ Selbstsicherheits-, Problemlöse- und soziales Kompetenztraining sind ebenfalls Domänen der Verhaltenstherapie. Der Aufbau sozialer Kompetenzen, zum Teil in Gruppen in Form von Rollenspielen erlernbar, modifizierte kognitive Techniken, adäquate Problemwahrnehmung und Problemlösestrategien sowie Kommunikationstraining mit Verbesserung interpersoneller Beziehungen sind wichtige verhaltenstherapeutische Interventionen. Insbesondere bei der Behandlung depressiver Patienten kommen sie zum Einsatz. Hier hat sich die kognitive Therapie nach Beck besonders bewährt. Das Erlernen des direktionalen Zusammenhangs zwischen Kognitionen und Emotionen sowie die Veränderbarkeit depressionstypischer Denkmuster (typische depressive kognitive Triaden: negative Sicht seiner Selbst, negative Sicht der Umwelt und negative Sicht der Zukunft) sind Inhalte der kognitiven Therapieverfahren bei depressiven Patienten. Typische depressive „Denkfehler" werden aufgespürt und umstrukturiert. Der Patient wird dabei unterstützt, seine verzerrten Kognitionen wahrzunehmen, eine Veränderung herbeizuführen sowie alternative Erklärungen und Gedanken zu entwickeln.

> Wie jede andere Psychotherapie setzt auch die Verhaltenstherapie Folgendes voraus: gute therapeutische Beziehung, Veränderungsmotivation des Patienten, umfassende Verhaltensanalyse mit Berücksichtigung der Lerngeschichte, aber auch der Symptom- und Funktionsebene sowie klare Zielvorgaben und praktische Durchführung therapeutischer Interventionen.

◄ **Psychoanalytische oder psychodynamisch orientierte Psychotherapieverfahren**

Diese gehen davon aus, dass psychische Erkrankungen Folge früherer gestörter Beziehungen sind. In der therapeutischen Beziehung soll der Patient die Möglichkeit haben, fehlgelaufene Entwicklungsprozesse zu korrigieren. In der Übertragung werden Erlebnisse oder Verhaltensmuster reaktiviert, die in früheren Beziehungen vorzufinden waren. Neben der klassischen psychoanalytischen Methode haben sich verschiedene Behandlungstechniken entwickelt. Insbesondere die Fokaltherapie, die eine begrenzte Behandlungsphase beinhaltet, fokussiert sich auf äußere oder innere Konfliktsituationen und schränkt den Problemfokus ein.

Weitere Psychotherapieverfahren, wie die **Paartherapie** oder die **Familientherapie**, die aus unterschiedlichen psychotherapeutischen Schulen hervorgegangen sind, kommen insbesondere dann zur Anwendung, wenn familiäre Konfliktsituationen vorliegen oder aber wenn psychoedukative Maßnahmen mit Familien mit schizophrenen Patienten durchgeführt werden sollen. Zunehmend gewinnen familientherapeutische Ansätze an Bedeutung. Ausgehend davon, dass die Familie ein soziales System ist, wird angenommen, dass sich psychische Störungen oder Erkrankungen nicht nur auf das Individuum auswirken, sondern auch auf der Ebene eines Familiensystems berücksichtigt und behandelt werden müssen. Wenn auch viele verschiedene Schulen vorliegen, so sind doch im Alltag meist integrative Therapieformen vorzufinden.

◄ **Störungsspezifische Psychotherapie**

Dies ist ein Behandlungsansatz im Rahmen eines multimodalen Behandlungsplans mit Kombination z. B. von Pharmakotherapie, Behandlung körperlicher Erkrankungen und weiteren soziotherapeutischen Interventionen, z. B. berufliche Rehabilitation. Das Erkennen und die Bearbeitung krankheitsaufrechterhaltender Bedingungen, die Entwicklung von Coping-Strategien und psychoedukativen Elementen, der Abbau von selbstschädigendem Verhalten

**Unerwünschte Wirkungen, ▶
Kontraindikationen**

und der Aufbau positiven Verhaltens sind Inhalte der Psychotherapie.

Auch die Psychotherapie kann unerwünschte Wirkungen haben, wenn sie kontraindiziert ist. Beispielsweise sollte bei einer akuten Psychose keine psychodynamische Psychotherapie erfolgen, ebenso keine klassische Psychoanalyse bei schwer traumatisierten Patienten (sondern eine Traumatherapie). Bei akut suizidalen Patienten ist eine klassische Psychotherapie nicht indiziert.

> Eine genaue Diagnostik, die Überlegung des Einsatzes von Kombinationsbehandlungen mit Pharmaka sowie qualifizierte Überprüfungen der Indikation der Psychotherapie sind notwendige Bedingungen, die an eine Psychotherapie gestellt werden müssen.

9 Grundsätzliches zu Psychoedukation und Selbstmanagement

Wann immer wir mit einem Patienten über eine längere Zeit zusammenarbeiten, ist es notwendig, den Patienten altersangemessen über seine Erkrankung aufzuklären und ihm Möglichkeiten der Krankheitsverarbeitung zu geben. Sachliche Aufklärung und Informationsvermittlung auf der einen Seite, emotionale Unterstützung und Entlastung zur Verarbeitung der Erkrankung für den Patienten selbst und auch für seine Angehörigen auf der anderen Seite sind unabdingbare Voraussetzungen für Therapieerfolge. Unterschiedliche Möglichkeiten der Aufklärung sind gegeben: Zum einen sind Patientenratgeber zu speziellen psychiatrischen Erkrankungen verfügbar (s. Literaturhinweise), ferner stehen Selbsthilfeprogramme zur Verfügung. Auf die Bedeutung von Angehörigengruppen und Selbsthilfegruppen wird bei einzelnen Krankheitsbildern eingegangen. Kliniken, niedergelassene Nervenärzte und Ambulanzen bieten auch Psychoedukationsgruppen an. Inhalte dieser Arbeit sind die Vermittlung von Informationen über die jeweilige Erkrankung und mögliche Entstehungsbedingungen sowie Informationen über die Behandlung, mögliche Verarbeitungshilfen und den Austausch von Betroffenen oder deren Angehörigen untereinander. Gerade im Hinblick auf eine unter Umständen langjährige medikamentöse Behandlung, wie beispielsweise die Therapie der Schizophrenie dies voraussetzt, ist eine Psychoedukation unabdingbare Voraussetzung, um langfristig eine Compliance von Patienten und Angehörigen zu erzielen. Gerade der Einbezug von Angehörigen psychiatrisch Erkrankter ist von immenser Bedeutung, zumal die Angehörigen oft erheblichen Belastungen ausgesetzt sind, unter denen sie nicht selten selbst psychisch dekompensieren.

10 Gerontopsychiatrische Probleme

Weltweit kommt es zu einer Zunahme des Anteils älterer Menschen in der Gesellschaft. Nach der WHO werden Menschen ab dem 60. Lebensjahr zum älteren Bevölkerungsteil gezählt. Die häufigste psychische Störung im höheren Lebensalter ist die **Demenz** (s. Kap. 12.16), für die das höhere Alter der größte Risikofaktor ist. Affektive Störungen, besonders **depressive Symptome**, kommen im höheren Lebensalter ebenfalls häufig vor. Bei über 65-Jährigen wird von einer Prävalenz von etwa 20% ausgegangen, wenn leichte depressive Symptome mitgerechnet werden. Prädisponierend für die Entwicklung von Depressionen sind zerebrovaskuläre Störungen. Ungefähr 40% der Patienten entwickeln nach einem Schlaganfall depressive Verstimmungen, davon 50% Major-Depressionen mit einer guten Response auf Antidepressiva. Psychosoziale Faktoren – wie Aufgabe der Berufstätigkeit (Berentung), Vereinsamung (Tod des Partners und von Freunden, räumliche Trennung von Söhnen/Töchtern und deren Familien), finanzielle Einbußen durch Berentung, Beeinträchtigung der sozialen Kompetenz, z. B. durch Seh- oder Hörstörungen, Einschränkung der sozialen Kontakte durch Immobilität, Inkontinenz oder Multimorbidität – sind von Bedeutung. Depressive Erkrankungen im Alter bedürfen der gezielten Behandlung mit Antidepressiva und gegebenenfalls mittels supportiver Psychotherapie (Verarbeitung von Trauer, Erlernen von Coping-Strategien bei körperlichen Beeinträchtigungen; s. Kap. 12.1). Mitunter kann es schwierig sein, depressive von dementen Symptomen zu unterscheiden. Psychomotorische Verlangsamung, Interessenverlust, Leistungsminderung sowie Störungen der Konzentration und des Gedächtnisses können bei beiden Störungsbildern vorhanden sein. Neuropsychologische Testverfahren sind im Einzelfall wegweisend.

10.1 Wahnhafte Störungen

Paranoid-halluzinatorische Störungen im Alter sind häufig durch Seh- oder Hörstörungen bedingt. Schizophrene Ersterkrankungen im Alter sind sehr selten. Bei bekannten Schizophrenien sind produktiv-psychotische Symptome im Alter seltener, während die negativen Symptome (Minussymptome, wie sozialer Rückzug und Abnahme der Vitalität) eher zunehmen (s. Kap. 12.9). Schizophrene Symptome können im Alter auch bei organischen Psychosyndromen vorkommen (s. Kap. 12.16).

10.2 Anpassungsstörungen

Anpassungsstörungen können nach einschneidenden Lebensereignissen (z. B. schwere körperliche Erkrankungen, Tod des Partners, Heimaufnahme) auftreten und gehen mit depressiver Verstimmung und Angst oder Aggressionen einher. Besonders nach Herzinfarkten sind ältere Menschen gefährdet, eine Depression zu entwickeln (s. Kap. 12.4).

10.3 Schlafstörungen

Schlafdauer und Schlafstadien ändern sich im Alter (s. Kap. 12.11). Die Dauer des Nachtschlafes nimmt ab, die Einschlaflatenz nimmt zu, ebenso die Zahl der nächtlichen Wachperioden. Der Tiefschlaf wird weniger. Bei Ein- und Durchschlafstörungen sind depressive Symptome abzugrenzen. Bei demenziellen Syndromen kommt es zur Störung des Schlaf-Wach-Rhythmus mit einer Tag-Nacht-Umkehr. Schlafedukation, Informationen über die Schlafdauer und das Bearbeiten der oft falschen Vorstellungen über die Schlafdauer sind notwendig (s. Kap. 12.11).

10.4 Schmerzen

Chronische Schmerzen können zu dysphorisch-depressiven Verstimmungen mit erhöhter Reizbarkeit und affektiver Labilität führen. Tumorerkrankungen, Osteoporose, primär chronische Polyarthritis, Restless-Legs-Syndrom und postherpetische Neuropathien sind im Alter häufig Ursache von Schmerzen. Bei chronischen Schmerzen im Alter besteht die Gefahr der Entwicklung einer Suizidalität. Eine adäquate Schmerztherapie ist unumgänglich. Die adjuvante Gabe von Antidepressiva (z. B. trizyklische Antidepressiva), verhaltenstherapeutische Verfahren, Biofeedback und Entspannungsverfahren können ergänzend eingesetzt werden. Differenzialdiagnostisch sind larvierte Depressionen abzugrenzen (die Patienten geben vorwiegend körperliche Beschwerden an, insbesondere diffuse Schmerzen).

10.5 Missbrauch und Abhängigkeit

Alkoholabhängigkeit bei Männern und Medikamentenabhängigkeit bei Frauen sind vorrangig zu nennen. Verlässliche Zahlen liegen nicht vor. Die Benzodiazepinabhängigkeit dürfte die größte Rolle spielen. Zu unterscheiden ist bei älteren Menschen mit Suchterkrankungen, ob es sich um langjährig Abhängige, z. B. Alkoholkranke, (Early Onset) oder um „Spätabhängige" (Late Onset) mit Erkrankungsbeginn nach dem 60. Lebensjahr handelt. Zu den psychosozialen Bedingungen, die das Suchtverhalten fördern, zählen Vereinsamung, soziale Isolation, Multimorbidität und chronische Erkrankungen, Schmerzen sowie Schlafstörungen, Unruhe und Ängste. Nicht selten ist die Entwicklung der Medikamentenabhängigkeit iatrogen bedingt (leichtfertige Verschreibung abhängigkeitserzeugender Medikamente, z.B. bei Schlafstörungen, statt auf die nicht abhängig machenden sedierenden Antidepressiva oder niedrigpotenten Neuroleptika auszuweichen).

> Benzodiazepine sollten nur in Ausnahmesituationen verschrieben werden und immer zeitlich limitiert!

Bei der Alkoholerkrankung besteht zusätzlich das Risiko von z. B. Vitamin-B_{12}- und Folsäuremangel durch Fehlernährung. Bei Vorliegen einer Abhängigkeits- oder Suchtproblematik sollte – wie in jüngeren Lebensabschnitten auch – eine Entwöhnungstherapie erfolgen (s. Kap. 12.13).

10.6 Suizid und Suizidalität

Die Suizidraten nehmen im Alter zu, Männer sind besonders stark betroffen. Von einer hohen Dunkelziffer ist auszugehen (nicht geklärte Suizide bei Verkehrsunfällen und unklaren Todesursachen). Als wichtigste Ursache sind soziale Isolation und Vereinsamung, zudem körperliche Gebrechlichkeit und chronische Erkrankungen zu nennen.

> Suizidäußerungen älterer Menschen sind immer und ausnahmslos deutliche Alarmsignale!

10.7 Sexualität

Das Thema „Sexualität" im Alter ist besonders tabuisiert. Es besteht vielfach die Meinung, dass sexuelle Aktivitäten im Alter physiologischerweise nachlassen oder keine Bedeutung mehr haben. Gründe für eine nachlassende Sexualität sind Krankheiten, Libidoverlust, Impotenz (z.B. als Folge eines schlecht eingestellten Diabetes mellitus) oder der Tod des Lebensgefährten. Trotz physiologischer Veränderung – wie verzögert einsetzende und kürzer anhaltende Erektion, verkürzter Orgasmus und durch Östrogenmangel bedingte Atrophie der Vaginalwand – können sexuelle Aktivitäten bis ins hohe Lebensalter erhalten bleiben (s. Kap. 12.15).

10.8 Multimorbidität

Im Alter sind Beeinträchtigungen durch körperliche Erkrankungen häufig. An erster Stelle sind kardiovaskuläre Erkrankungen (koronare Herzerkrankung, Hypertonie, Herzinsuffizienz, Herzrhythmusstörungen, arterielle Verschlusskrankheit) zu nennen. Zerebrovaskuläre Erkrankungen mit makro- oder mikroangiopathischen Durchblutungsstörungen sind weitere beeinträchtigende Störungen. Risikofaktoren wie Hypertonus, Diabetes mellitus, Nikotinabusus und Hypercholesterinämie liegen oft vor. Etwa 40% der Patienten mit Apoplexie entwickeln im Anschluss daran eine Depression. Die adäquate Behandlung der Depression ist notwendig

(s. Kap. 12.1). Eine zerebrovaskuläre Mikroangiopathie kann zu demenziellen Syndromen führen, besonders wenn das periventrikuläre Marklager und der Thalamus betroffen sind (s. Kap. 12.16). Ernährung und Flüssigkeitsaufnahme werden bei älteren Patienten häufig zum Problem, da Appetit und Durstgefühl im Alter nachlassen. Immer ist auf eine ausreichende Flüssigkeitsaufnahme zu achten.

10.9 Endokrinologische Erkrankungen

Im Alter sind organische Psychosyndrome auf dem Boden einer Endokrinopathie häufig durch einen Diabetes mellitus und Schilddrüsenerkrankungen bedingt. Eine Hyperthyreose kann Grund für Unruhe, Schlafstörungen oder Verwirrtheitszuständen sein. Eine Hypothyreose kann zu demenziellen Syndromen führen, einhergehend mit Antriebsmangel, Apathie und Hypokinese. Ein Diabetes mellitus kann neben den bereits erwähnten zerebrovaskulären Erkrankungen auch zu Verwirrtheitszuständen oder ängstlich-depressiven Verstimmungen im Rahmen von Hypoglykämien führen.

10.10 Beeinträchtigungen des Sehens und des Hörens

Infolge von Seh- und/oder Hörstörungen kommt es zu Beeinträchtigungen der Kommunikation und der sozialen Interaktionsmöglichkeiten. Eine soziale Isolation durch Rückzug, Misstrauen, depressive Verstimmungen und Suizidalität kann die Folge sein. Neben der Verbesserung der Seh- und Hörbehinderung ist die Beratung des Umfeldes für den Umgang mit dem Betroffenen wichtig: Bei Hörbehinderung ist auf langsame, kurze Sätze mit deutlicher Artikulation zu achten, eventuell ist nachzufragen, ob das Gesagte richtig verstanden wurde. Eine ruhige und vertrauensvolle Atmosphäre durch Körperkontakt und entsprechende Gesten ist herzustellen.

10.11 Stürze

Stürze nehmen im höheren Lebensalter an Häufigkeit zu. Sie können beispielsweise aufgrund von Sehstörungen, eingeschränkter Gehfähigkeit (z. B. bei Arthrose), zerebrovaskulären Erkrankungen (z. B. bei Hemiparese nach Apoplexie) oder Gangstörungen (z. B. bei Morbus Parkinson oder Morbus Alzheimer) erfolgen.

> ! Die Furcht vor einem erneuten Sturz führt zu großer Unsicherheit und Unselbstständigkeit bis hin zur Immobilität.

10.12 Inkontinenz

Infolge von Stuhl- und Harninkontinenz erleben ältere Menschen Demütigung und Angst. Oft kommt es zum sozialen Rückzug und zur Isolation. Immer sollte eine sorgfältige Diagnostik erfolgen, um behandelbare Inkontinenzformen aufzudecken und entsprechend zu therapieren. Durch verhaltensmedizinische Interventionen (Zeitplan der Miktionen, adäquate Gestaltung der Umweltbedingungen, Beckenbodengymnastik, operante Methoden, Biofeedback, Elektrostimulation) kann Einfluss auf die Störung genommen werden.

10.13 Psychopharmakotherapie

Multimorbidität, Polypharmazie und Veränderungen der Pharmakokinetik und -dynamik sind zu berücksichtigen. Wechselwirkungen von Medikamenten und die Gefahr des Auftretens unerwünschter Arzneimittelwirkungen (z.B. Gefahr von Stürzen bei Benzodiazepineinnahme) sind von Bedeutung. Bei Gabe von Antidepressiva und Antipsychotika (Neuroleptika) ist auf veränderte Absorption, Verteilung, Metabolismus und Elimination zu achten. Besonders gilt dies bei oft im Alter vorhandener eingeschränkter Kreatinin-Clearance. Geringere Dosen sind erforderlich, um nicht in einen toxischen Bereich zu gelangen. Besonders bei Psychopharmaka ist Vorsicht geboten: So kann es zum Auftreten unerwünschter Arzneimittelwirkungen – insbesondere bei Überdosierung – kommen (z.B. Blutdruckabfall mit Stürzen bei Gabe trizyklischer Antidepressiva). Die Initialdosis von Antidepressiva und Neuroleptika sollte niedriger sein als bei jüngeren Menschen und die Aufdosierungsphase langsam und gut überwacht durchlaufen werden.

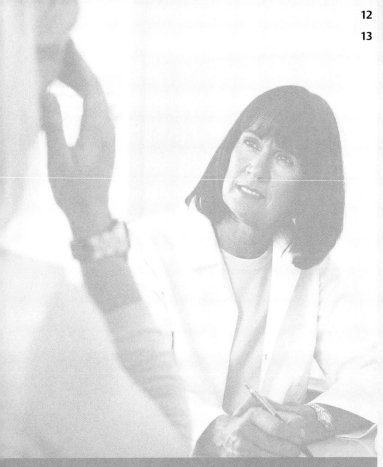

II Psychiatrische Krankheitsbilder

11 Der psychiatrische Notfallpatient · · · *41*
12 Einzelne Störungsbilder · · · *49*
13 Psychiatrische Grenzgebiete · · · *187*

11 Der psychiatrische Notfallpatient

Psychiatrische Notfälle sind unter anderem:
- Bewusstseinsstörungen,
- Vergiftungen,
- akute Dyskinesie,
- malignes Neuroleptikasyndrom,
- zentrales anticholinerges Syndrom,
- Syndrom der inadäquaten ADH-Sekretion,
- akute Erregung und Verwirrtheit,
- Stupor,
- Suizidalität,
- pharmakogen bedingte Notfälle.

Notfallsituationen können akute Bewusstseinsstörungen sein sowie Vergiftungen (Intoxikationen), akute Dyskinesien, malignes Neuroleptikasyndrom, zentrales anticholinerges Syndrom, Syndrom der inadäquaten ADH-Sekretion, serotonerges Syndrom, akute Erregung und Verwirrtheit, z. B. bei Stupor, Suizidalität und pharmakogen bedingte Notfälle durch unerwünschte Arzneimittelwirkungen, z. B. bei Antipsychotika der ersten Generation, tri- und tetrazyklischen Antidepressiva, MAO-Hemmern, Lithium und Benzodiazepinen.

11.1 Bewusstseinsstörungen

> Grundsätzlich gilt, wie bei allen anderen Notfällen in der Medizin auch, die Sicherung der Vitalfunktionen nach der A-B-C-D-Regel (gegebenenfalls Reanimation).

◂ **Anamnese**

Die Anamnese ist bei Bewusstseinsgestörten meist nur durch eine Fremdanamnese zu erheben. Zu fragen ist nach Prodromi, Verlauf, Vorerkrankungen, Medikamenten, Drogen, Alkohol und bestehenden psychischen Auffälligkeiten (Hinweise auf Intoxikation, Suizidalität, Katatonie, Depressionen, dissoziativen Stupor).

◂ **Untersuchung**

Bei der Untersuchung ist auf äußere Anzeichen zu achten, wie blutiger Speichel, Zungenbiss, Einnässen, Einkoten (Verdacht auf zerebralen Krampfanfall), reduzierte Bewegung einer Körperseite (Verdacht auf Apoplexie), Hautveränderungen, wie beispielsweise Herpesbläschen (Verdacht auf Varicella-Zoster-Virus-Infektion), Kopfverletzungen (Verdacht auf Schädel-Hirn-Trauma) und venöse Punktionsstellen (Verdacht auf Drogenabusus). Neben der internistischen und der neurologischen Untersuchung ist bei bewusstseinsgestörten Patienten eine stationäre Einweisung meist unumgänglich.

Einteilung ▶ Die Bewusstseinsstörungen werden eingeteilt nach:
- **Somnolenz:** Der Patient ist schläfrig, kann die Augen auf lautes Anrufen öffnen und einfachen Aufgaben nachkommen.
- **Sopor:** Der Patient ist ähnlich wie im Tiefschlaf, durch äußere stärkere Schmerzreize kurzzeitig erweckbar.
- **Koma:** Der Patient ist nicht mehr erweckbar, die Augen sind meist geschlossen.

Ursachen ▶ Mögliche Ursachen für Bewusstseinsstörungen sind:
- **internistische Erkrankungen**, wie Hypoglykämie, Hyperthyreose, thyreotoxisches Koma, Coma hepaticum, Coma uraemicum, Hypertonie, Coma diabeticum, Sepsis, metabolische Azidose, bakterielle Endokarditis;
- **neurologische Erkrankungen**, wie Meningitis, Sepsis, Herpes-simplex-Virus-Enzephalitis, Hirnblutungen, Hirntumoren, ischämische Insulte, sub- oder epidurales Hämatom, Sinusvenenthrombose, traumatische Hirnschäden, Halswirbelsäulentrauma, Meningeosis carcinomatosa, Subarachnoidalblutung;
- **Intoxikationen**, z.B. in suizidaler Absicht mit Barbituraten, tri- und tetrazyklischen Antidepressiva, Hypnotika, Benzodiazepinen, Alkohol oder Drogen.

> Bei alkoholkranken Patienten ist neben der Alkoholintoxikation an ein chronisches subdurales Hämatom zu denken, zudem an Unterkühlung, postiktalen Dämmerzustand, alkoholische Ketoazidose, Wernicke-Enzephalopathie, hepatisches Koma, Delir, Hypoglykämie und Schädel-Hirn-Trauma.

Psychiatrische Erkrankungen, die mit Bewusstseinsstörungen einhergehen, sind insbesondere der depressive Stupor und die Katatonie.

11.2 Vergiftungen

Ursachen ▶ Intoxikationen sind die häufigste Ursache des nichttraumatischen Komas. Neben Suizidversuchen sind die versehentliche Einnahme (insbesondere bei Kindern) oder Kontakte im häuslichen Bereich (Gartenarbeit, Hobbybasteln), aber auch am Arbeitsplatz die Ursache. Am häufigsten sind Intoxikationen mit Medikamenten, vor allem Benzodiazepinen, Barbituraten, Antiepileptika, Antidepressiva, Analgetika, Digitalispräparaten, β-Blockern und L-Dopa. Selten kommt es zu Intoxikationen mit Pflanzenschutzmitteln und Haushaltsgiften sowie Autoabgasen.

> Bei Intoxikationen ist eine stationäre Einweisung unumgänglich.

Symptomatik ▶ Psychiatrische Symptome können sein: psychomotorische Erregung (z.B. bei Vergiftungen mit Amphetaminen, Cannabis, Kokain, Digitalis, LSD), epileptische Anfälle (bei Intoxikationen mit trizyklischen Antidepressiva und Antipsychotika), aber auch Entzugsanfälle bei alkoholkranken Patienten sowie Hyperthermie bei Vergiftungen mit trizyklischen Antidepressiva und Antipsychotika sowie Muskelschwäche bei Benzodiazepinintoxikation.

◂ **Diagnostik**

Auf die spezifische Diagnostik bei Intoxikationen kann hier nur kurz eingegangen werden. Neben Inspektion und Anamnese (insbesondere Fremdanamnese mit der Frage „Was wurde wann, wie, wie viel und warum eingenommen?", ferner Fragen nach psychiatrischen Vorerkrankungen, insbesondere suizidalem Risiko, sowie nach bestehenden schizophrenen oder affektiven Psychosen und Suchterkrankungen) ist auf Verletzungen des Patienten zu achten, außerdem auf Hautveränderungen. Ferner erfolgt der Ausschluss von Trauma, Fieber und Meningismus. Zudem wird auf Hinweise auf neurologische Fokaldefizite geachtet.

◂ **Therapie**

Grundsätzlich erfolgen: Sicherung der Vitalfunktionen, Monitoring auf einer Intensivstation, Labordiagnostik, toxikologische Untersuchungen mit Proben von Mageninhalt, Urin, Stuhl und Blut, entsprechende Schnelltests (Teststreifen für Drogen oder Benzodiazepine im Urin), quantitative Verfahren zum Nachweis von Medikamenten oder Drogen im Urin, evtl. zusätzliche apparative Diagnostik. Dann wird nach den Regeln der Giftelimination und der spezifischen Therapie vorgegangen (gegebenenfalls Gabe eines Antidots). Giftinformationszentren können weitere Hinweise geben (Tabelle 11.**1**).

Auf die einzelnen spezifischen Behandlungsformen der Intoxikationen kann hier nicht näher eingegangen werden. Anzumerken ist noch, dass bei Intoxikationen mit **Antidepressiva** Plasmaspiegelbestimmungen möglich sind und bei toxischen Dosen Magenspülungen vorgenommen werden können, ferner Kohleapplikation und Einsatz von Abführmitteln, Darmspülungen und gegebenenfalls Hämoperfusion. Als Antidot kommt eventuell Colestyramin zum Einsatz. Bei Vergiftungen mit **Barbituraten** sind Intubationen frühzeitig durchzuführen, zudem sind Plasmaspiegel zu bestimmen. Ferner kommen Magenspülung, Kohleapplikationen und Abführmittel zum Einsatz, außerdem die forcierte Diurese, insbesondere bei langwirksamen Barbituraten, und die Hämoperfusion bei Plasmaspiegeln von > 50 mg/l. Eventuell kann Colestyramin als Antidot verabreicht werden. Bei **Benzodiazepinintoxikation** erfolgen bei Einnahme von mehr als 20 Tabletten gegebenenfalls Intubation und Magenspülung, ferner Kohle- und Abführmittelgabe sowie induziertes Erbrechen, Hyopthermieschutz und eventuell Plasmapherese. Als Antidot kommt Fumazenil zum Einsatz. Zu beachten sind häufig vorkommende Mischintoxikationen. Bei Intoxikationen mit **Lithium** sind neben der Sicherung der Vitalfunktionen die Lithiumserumspiegel zu bestimmen, ebenso die Elektrolytwerte. Es ist für Ausgleich des Wasser- und Elektrolythaushalts zu sorgen (außerdem Hämodialyse bei Plasmaspiegeln von > 3000 µmol/l, gegebenenfalls forcierte Diurese). Bei Intoxikationen mit **Antipsychotika (Neuroleptika)** ist neben induziertem Erbrechen, Magenspülungen, Kohleapplikation und Anwendung von Abführmitteln eventuell eine Hämoperfusion durchzuführen. Als Antidot gilt Bipiriden bei extrapyramidalen Symptomen, zudem eventuell Physo-

Tabelle 11.1 Giftinformationszentren (Stand Oktober 2005)

Ort	Telefon	Fax	E-mail
Göttingen GIZ Nord	0551/19240 und 383180	0551/3831881	giznord@giz-nord.de
München Toxikologische Abteilung TU	089/19240 und 41402241		tox@irz.tum.de
Berlin Landesberatungsstelle	030/19240	030/3268 0721	berlintox@giftnotruf.de
Freiburg Uni-Kinderklinik	0761/19240	0761/2704457	giftinfo@kkl200.ukl.uni-freiburg.de
Homburg/Saar Uni-Kinderklinik	06841/19240	06841/168314	kiszob@med-rz.uni-sb.de
Berlin Virchow-Klinikum	030/45053-555, (-565)	030/45053-915	giftinfo@charite.de
Mainz Med. Uni-Klinik	06131/19240 oder 232466	06131/176605	Mail@giftinfo.uni-mainz.de
Nürnberg Med. Klinik Krhs. Nord	0911/3982451	0911/3982999	muehlberg@klinikum-nuernberg.de
Erfurt Gemeinsames GIZ	0361/730730	0361/7307317	Shared.ggiz@t-online.de
Bonn Uni-Kinderklinik	0228/2873211, (-3333)	0228/2873314	gizbn@mailer.meb.uni-bonn.de

stigmin bei Vorliegen eines anticholinergen Syndroms. Zu beachten ist die Magen- und Darmatonie. Bei Intoxikationen mit **Opioiden** ist als Antidot Naloxon zu erwähnen.

11.3 Akute Dyskinesie

Die akute Dyskinesie ist ein häufiges Symptom einer Frühreaktion auf Antipsychotika der ersten Generation. Sie geht mit Dyskinesien bzw. Zungenschlundkrämpfen einher. Die Anamnese ist wegweisend (Einnahme von Antipsychotika der ersten Generation oder auch nach Dosissteigerung auftretend). Therapie der Wahl ist die Applikation von Biperiden (z. B. Akineton, 2,5 – 5 mg langsam intravenös); bestehen Kontraindikationen, wie Engwinkelglaukom oder Prostatahypertrophie, so ist alternativ die Gabe von Clonazepam (z. B. Rivotril, 0,5 – 1 mg intravenös) oder Diazepam (z. B. Valium, 5 – 10 mg intravenös) möglich.

11.4 Malignes Neuroleptikasyndrom

Es handelt sich um eine lebensbedrohliche Komplikation im Rahmen einer antipsychotischen Behandlung mit Antipsychotika der ersten Generation mit klinischen Symptomen wie Rigor, Stupor bis hin zum Koma, Temperaturanstieg auf > 40 °C, vegetative Störungen mit erheblichen Blutdruckschwankungen, Tachykardien, Tachy- und Dyspnoe. Wegweisende Laborparameter sind: häufig erhöhte CK-Aktivität, ferner Elektrolytentgleisungen, Leukozytose, metabolische Azidose, Myoglobinurie, Myoglobinämie. Das Auftreten der Symptomatik steht in enger zeitlicher Korrelation mit der Antipsychotikamedikation. Differenzialdiagnostisch ist die akute febrile Katatonie bei schizophrenen Patienten mit fast identischer Symptomatik problematisch. Akinetische Krisen, maligne Hyperthermie und Enzephalitiden sind auszuschließen. Die Therapie besteht im Absetzen der Antipsychotika und der intensivmedizinische Überwachung (gegebenenfalls Dantrolen als Behandlungsversuch).

11.5 Zentrales anticholinerges Syndrom

Dieses wird durch eine Überdosierung oder Intoxikation mit anticholinerg wirksamen Substanzen (Antipsychotika, anticholinerg wirksame Parkinson-Medikamente, tri- und tetrazyklische Antidepressiva, Spasmolytika) verursacht. Klinisch besteht ein delirantes Syndrom mit Minderung der Aufmerksamkeit bis zum Auftreten von Bewusstseinsstörungen, Halluzinationen, psychomotorischen Störungen, Hyperkinesen und Myoklonien. Ferner bestehen Tachykardie, Hyperthermie, trockene und gerötete Haut, verminderter Speichelfluss, Harnretention, Akkomodationsstörungen und Mydriasis. Es kann zu Herzrhythmusstörungen und Krampfanfällen kommen. Wegweisend ist die Anamnese (Medikamentenanamnese), ferner klinisches Bild, Laborbefunde, EKG sowie gegebenenfalls Liquor- und Elektroenzephalographie-(EEG-)Untersuchungen. Auszuschließen sind Intoxikationen, Entzugssymptome, akute schizophrene Psychosen und metabolische Störungen. Die Therapie besteht in folgenden Maßnahmen:
- Absetzen der anticholinerg wirkenden Medikamente,
- Überwachung,
- Flüssigkeits- und Elektrolytgabe sowie Bilanzierung,
- bei psychomotorischer Unruhe gegebenenfalls Benzodiazepine,
- bei schwerer Symptomatik mit bestehendem Koma und Delir sowie Halluzinationen und Krampfanfällen Physostigmin,
- intensivmedizinische Betreuung.

11.6 Syndrom der inadäquaten ADH-Freisetzung (SIADH)

Ursächlich kommen internistische und neurologische Erkrankungen sowie Substanzen wie Carbamazepin und Oxcarbamazepin infrage, ferner Morphin und Barbiturate. Klinisch besteht eine plötzliche und ausgeprägte Hyponatriämie mit Übelkeit, Erbrechen, Kopfschmerzen, Appetitlosigkeit sowie Apathie bis hin zu Somnolenz und Koma. Laborparameter sind wegweisend. Meist ist eine intensivmedizinische Betreuung notwendig.

> Die Natriumspiegelkorrektur muss langsam erfolgen, da bei zu schnellem Vorgehen die Gefahr besteht, eine Myolinolyse auszulösen.

11.7 Serotonerges Syndrom

Dieses entsteht meist bei einer Kombinationstherapie mit unterschiedlichen serotonerg wirksamen Medikamenten mit serotonerger Überaktivität. Das serotonerge Syndrom ist potenziell lebensbedrohlich, klinisch bestehen Fieber, neuromuskuläre Symptome (Tremor, Myoklonie, Hyperreflexie, Hyperrigidität) und psychopathologische Symptome (delirähnliche Symptomatik mit Desorientiertheit, Verwirrtheit und Erregungszuständen). Gastrointestinale Symptome, wie Erbrechen, Übelkeit und Diarrhö, können ebenfalls auftreten. Vital bedrohliche Komplikationen sind durch zerebrale Anfälle, kardiale Komplikationen, wie Herzrhythmusstörungen, und Verbrauchskoagulopathie gekennzeichnet. Es kann zum Koma kommen. Das Absetzen der Medikation ist die Therapie der Wahl, eventuell erfolgt die Gabe von Methysergid. Zudem sind intensivmedizinische Maßnahmen erforderlich.

11.8 Akute Erregung und Verwirrtheit

Ursachen für Erregungs- und Verwirrtheitszustände sind häufig Intoxikationen (Drogen, Alkohol, Medikamente), ferner beginnendes Delir (z. B. Alkoholentzug), Alkoholhalluzinose, Korsakow-Syndrom, akute schizophrene Psychose, akute Manie, Impulsdurchbrüche bei Persönlichkeitsstörungen sowie akute Angstzustände (dann meist nur Erregung, selten Verwirrtheit). Ferner ist an paradoxe Reaktionen auf Psychopharmaka – insbesondere Bezodiazepine, aber auch trizyklische Antidepressiva – zu achten. Eine nächtliche Verwirrtheit bei älteren Patienten kann durch Hypotonie, zerebrale Ischämien sowie eine verminderte Orientierung im Dunkeln oder durch eine Demenz bedingt sein. Bei akuter Erregung ist „Talking Down" indiziert, das heißt ein empathisches, Verständnis zeigendes Gespräch; dabei sind gleichzeitig Grenzen aufzuzeigen, und bei Aggressivität des Patienten muss für die eigene Sicherheit gesorgt werden (gegebenenfalls stationäre Einweisung). Eventuell erfolgt die Gabe von Benzodiazepinen – natürlich nicht bei vorbestehender Intoxikation. Bei älteren Patienten ist wegen möglicher paradoxer Reaktionen Vorsicht geboten. Bei psychotischen Erregungszuständen kommen Antipsychotika (z. B. Haldol, Truxal, Zyprexa) zum Einsatz. Es erfolgt eine internistische Basistherapie (gegebenenfalls Behandlung der Grunderkrankung).

11.9 Stupor

Es werden unterschieden: katatoner Stupor bei Schizophrenie oder melancholischer Stupor bei Depressionen, ferner aktue febrile Katatonie bei Schizophrenie. Klinisch besteht ein starres Gesicht (häufig auch ein Rigor). Der Patient ist bewusstseinsklar, aber ohne jegliche Reaktion auf Kommunikation. Ferner finden sich Fieber und eine vegetative Symptomatik. Seltener kommen vitale Symptome – wie Hyperthermie, Exsikkose, Elektrolytentgleisungen, Tachykardien und Blutdruckanstiege – vor. Differenzialdiagnostisch sind ein malignes Neuroleptikasyndrom, eine Intoxikation, eine akinetische Krise bei Morbus Parkinson, Enzephalitiden sowie ein Zustand nach zerebralem Anfall abzuklären. Hilfreich kann die Gabe von Lorazepam oder Diazepam sein, um den Stupor zu unterbrechen. Immer sind Laborkontrollen sowie internistische und neurologische Untersuchungen notwendig. Fremdanamnestische Hinweise sind oft wegweisend. Eine stationäre Einweisung in ein psychiatrisches Krankenhaus muss immer in ärztlicher Begleitung erfolgen, gegebenenfalls wird eine intensivmedizinische Betreuung erforderlich. Bei gesicherter schizophrener Psychose werden Antipsychotika verabreicht, z. B. Risperdal oder Zyprexa.

11.10 Suizidalität

Die größte Gefahr quod vitam für einen psychiatrisch kranken Patienten ist das Suizidrisiko. Besonders bei affektiven Erkrankungen, wie depressive Episoden oder bipolare affektive Erkrankungen, aber auch bei Schizophrenie, ist das Suizidrisiko erhöht. Auslösende Situationen für Suizidalität können Lebenskrisen sein, wie Trennung vom Partner, Schwierigkeiten am Arbeitsplatz oder andere psychosoziale Konfliktsituationen. Bei Suizidalität ist eine stationäre psychiatrische Behandlung meist unumgänglich, gegebenenfalls muss dies auch gegen den Willen des Patienten im Rahmen einer Unterbringung geschehen. Fachärztliche Konsultationen sind unumgänglich. Zu großer Vorsicht bei der medikamentösen Verordnung tri- und tetrazyklischer Antidepressiva ist zu raten (potenzielle Toxizität dieser Präparate!). Bei Verordnung sedierender Medikamente sind immer Kleinstpackungen zu geben, um Intoxikationen zu vermeiden.

> Im Gespräch zu vermeiden sind Bagatellisierungen oder ein zu forsches Auftreten, grundsätzlich sollten nahe stehende Angehörige mit einbezogen werden.

11.11 Pharmakogen bedingte Notfälle

Bei Gabe von **Antipsychotika der ersten Generation** (früher „Neuroleptika" genannt) kann es zu akutem Harnverhalt, Glaukomanfall oder Ileus kommen. Das Absetzen des Antipsychotikums und die Gabe von Carbachol sind erforderlich. Bei Auftreten von Parkinsonoid, Akathisie oder Frühdyskinesien ist Biperiden indiziert. Bei malignem Neuroleptikasyndrom (s. dort) werden das Absetzen des Antipsychotikums sowie intensivmedizinische Maßnahmen (gegebenenfalls Dantroleninfusion) erforderlich. Während der Therapie mit **tri- und tetrazyklischen Antidepressiva** kann es zu zerebralen Krampfanfällen kommen, insbesondere bei schneller Dosissteigerung (dann Gabe von Clonazepam). Bei Einnahme **irreversibler MAO-Hemmer** kann es bei Nichteinhalten der Diät zur hypertensiven Krise kommen. Auch wenn Kombinationen mit anderen Antidepressiva erfolgen, kann eine hypertensive Krise resultieren. Die MAO-Hemmer sind abzusetzen, außerdem kommen Antihypertensiva zum Einsatz (stationäre Behandlung!). Bei Einsatz **reversibler MAO-Hemmer** kann es durch Kombination mit anderen Antidepressiva zum zentralen Serotoninsyndrom kommen (dann ebenfalls Absetzen des MAO-Hemmers, gegebenenfalls Gabe von Methysergid per os). Bei Intoxikationen mit **Lithium** kann es zu Erbrechen, Durchfall, Krampfanfällen und Bewusstseinsstörungen kommen. Lithium ist ab- bzw. auszusetzen, bei schwerer Intoxikation erfolgen stationäre Aufnahme, Flüssigkeitszufuhr und gegebenenfalls Hämodialyse. **Benzodiazepine** können einen zerebralen Entzugsanfall auslösen, wenn sie zu rasch abgesetzt werden (dann Gabe von Clonazepam und langsame Reduktion unter antikonvulsivem Schutz, z. B. mit Verabreichung von Carbamazepin).

12 Einzelne Störungsbilder

12.1 Affektive Störungen

■ Depressionen F32, F33

- **Kernsymptome:** depressive Verstimmung, Antriebshemmung, Schlafstörungen, Suizidalität. **Cave:** Unter Umständen bestehen ausschließlich körperliche Symptome (Kopfschmerzen, Herzbeschwerden, Magenschmerzen, Schwindel etc.)
- **Diagnostik:** Ausschluss organischer Erkrankungen und substanzinduzierter Depressionen
- **Therapie:** Antidepressiva (ausreichend lange, ausreichend hoch dosiert!), dabei Auswahl nach Zielsymptomatik, eventuell Rezidivprophylaxe; Psychotherapie

Häufigkeit

Depressive Erkrankungen gehören weltweit zu den häufigsten Krankheiten. In Deutschland leiden etwa 4 Millionen Menschen unter Depressionen. Die Dunkelziffer ist hoch, da Depressionen häufig nicht erkannt werden. Werden sie erkannt, so besteht die Gefahr, dass die betroffenen Patienten nicht nach international anerkannten therapeutischen Standards fachgerecht behandelt werden. **Autopsiestudien** weisen nach, dass Depressionen über die Hälfte aller Suizide verursachen. Depressionen führen nicht nur zu einer individuellen Beeinträchtigung der Lebensqualität, sondern beeinträchtigen das Gesundheitssystem als Ganzes durch krankheitsbedingte Arbeitsunfähigkeitstage und frühzeitige Berentungen. Die **Lebenszeitprävalenz** beträgt etwa 20%, das heißt, jeder fünfte Mensch erkrankt mindestens einmal in seinem Leben an einer behandlungsbedürftigen depressiven Episode. Dazu kommen noch Dysthymien und chronische Depressionen.

Die Klassifikation der Depression unterscheidet nach ICD-10: ◄ **Klassifikation**
- **F31:** bipolare affektive Störung ("manisch depressive Erkrankung");
- **F32:** depressive Episode;
- **F33:** rezidivierende depressive Episode;
- **F34:** anhaltende affektive Störungen ("chronische Depression", Dysthymie);
- **F38:** sonstige affektive Störung.

Die Prognose der depressiven Erkrankung ist günstig, in den meisten Fällen kommt es zu einer kompletten Remission. Das Rezidivrisiko ist mit 40–75% nach einer ersten depressiven Episode hoch; 15% aller depressiv Erkrankten begehen Suizid. Die Anzahl der Sui- ◄ **Prognose** zidversuche ist um ein Vielfaches höher, die Dunkelziffer ist zusätzlich erheblich.

Depressionen sind Erkrankungen, die in allen Kulturen, Nationen, Religionen und geographischen Breiten vorkommen. Bereits Hippokrates entwickelte ein Konzept der Melancholie.

> ❗ Wie die Ergebnisse des Nürnberger depressions- und suizidpräventiven Programms im Rahmen des Kompetenznetzwerkes Depressionen zeigen, kann durch eine Verbesserung der diagnostischen und therapeutischen Kompetenzen der Hausärzte und durch Aufklärung der Öffentlichkeit über Depressionen die Versorgung depressiver Patienten erheblich verbessert werden, und die Anzahl der Suizidversuche ließ sich reduzieren.

Aufklärungsbedarf ▶ Depressionen haben in der Bevölkerung – und oft noch bei behandelnden Ärzten – den Nimbus, dass der Einzelne selber „Schuld" hat, wenn er depressiv erkrankt. Er müsse sich „nur zusammenreißen" oder „den Kopf hoch halten", dann „ginge es schon weiter". Dass durch eine Bagatellisierung depressiver Erkrankungen niemandem geholfen wird, ist hinreichend bekannt. Botschaften wie „Depressionen können jeden treffen", „die Depression hat viele Gesichter" oder „die Depression ist behandelbar" müssen umfangreich vermittelt werden.

Diagnostik

Kernsymptome der depressiven Störung sind:
- depressive Verstimmung (Selbstabwertung, Anhedonie),
- Antriebshemmung (Entscheidungsschwäche, Verlangsamung, Desinteresse),
- vegetative Depressionssymptome (Schlafstörungen, Tagesstimmungsschwankungen mit Morgentief),
- Suizidalität (von Suizidgedanken über Suizidpläne bis hin zu Suizidversuchen und manifesten Suiziden).

Eine Mindestdauer einer depressiven Episode von 2 Wochen ist zu fordern. Nach der ICD-10 sollte der Betreffende unter den Symptomen leiden und Schwierigkeiten aufweisen, seine Berufstätigkeit und seine sozialen Aktivitäten fortsetzen zu können.

Depressive Episode ▶ Bei schwerer depressiver Episode sind meist zusätzliche Symptome wie Verzweiflung oder Agitiertheit oder Hemmung, Verlust des Selbstwertgefühls, Gefühle von Nutzlosigkeit oder Schuld, ein erhöhtes Suizidrisiko und meist auch körperliche Beschwerden vorhanden. Bei Vorliegen einer schweren depressiven Episode ist der Betroffene meistens nicht mehr in der Lage, seine sozialen, häuslichen oder beruflichen Aktivitäten fortzusetzen. Im Rahmen einer depressiven Episode können auch Wahnideen, Halluzinationen oder ein depressiver Stupor auftreten. Es wird dann eine schwere depressive Episode mit psychotischen Symptomen diagnostiziert. Der Wahn beinhaltet meist kongruente Themen, wie der Versündigung, der nicht heilbaren Krankheit, der Verarmung oder bevorstehender Katastrophen. Akustische Halluzinationen

12.1 Affektive Störungen

sind meist anklagende Stimmen. Wahn und Halluzinationen verschwinden im Rahmen der Remission. Kommt es wiederholt zu depressiven Verstimmungen, so wird eine rezidivierende depressive Störung diagnostiziert. Weitere Zusatzsymptome im Rahmen einer depressiven Episode können sein:
- Konzentrations- und Aufmerksamkeitsminderung,
- herabgesetztes Selbstvertrauen und Selbstwertgefühl,
- pessimistische Zukunftsgedanken,
- Ein- und Durchschlafstörungen sowie Früherwachen und Einbußen der Schlafqualität,
- Gewichtsabnahme bei vermindertem Appetit,
- Interessen- und Freudlosigkeit,
- Gefühl der Leere,
- Morgentief,
- Libidoverlust,
- diffuse Ängste, soziale Phobien und Panikattacken.

Diagnostische Schwerpunkte sind die Anamneseerhebung (Gespräch mit dem Patienten und Fremdanamnese) sowie die Verhaltensbeobachtung (Mimik, Gestik, Sprache, Kontaktverhalten, Antrieb).

◄ **Anamnese, Verhalten**

Organische Ursachen, die eine Depression hervorrufen können, müssen ausgeschlossen werden, wie beispielsweise Schilddrüsendysfunktion, Vitamin-B_{12}- und Eisenmangel, Entzündungen. Eventuell ist eine Bildgebung (kraniale Computer- oder Magnetresonanztomographie) durchzuführen, bei Verdacht auf Enzephalitis muss eine Lumbalpunktion erfolgen. Immer gehört eine neurologische und internistische Untersuchung zur Diagnostik.

◄ **Untersuchungen**

> Dem Hausarzt werden häufig ausschließlich körperliche Beschwerden der Depression geschildert, weshalb Depressionen häufig verkannt werden. Im Vordergrund der somatischen und vegetativen Beschwerden im Rahmen einer depressiven Episode sind insbesondere Obstipation, Kopfschmerzen, Herzbeschwerden, Muskelkrämpfe, Ohrgeräusche, Übelkeit, Magenbeschwerden, Schwindel und Kreislaufbeschwerden zu nennen.

Entsprechende somatische Untersuchungen sind notwendig, um somatische Erkrankungen auszuschließen.

Zu berücksichtigen ist stets, dass die Depression eine Komorbidität mit anderen psychischen Erkrankungen aufweisen kann, die die Prognose verschlechtert.

◄ **Komorbidität**

Bei einer Dysthymie handelt es sich um eine **chronisch-depressive Verstimmung**, die weder nach Schweregrad noch nach Dauer den Kriterien einer depressiven Episode entspricht. Die Patienten leiden häufig unter vermehrter Müdigkeit und depressiver Verstimmung, für sie ist der normale Lebensalltag eine erhebliche Anstrengung, sie sind oft genussunfähig, grübeln häufig, schlafen schlecht, sind jedoch in der Regel in der Lage, den wesentlichen Anforderungen ihres Alltagslebens zu genügen. Die Dysthymie ent-

◄ **Dysthymie F34.1**

spricht den früheren Konzepten der depressiven Neurose bzw. der neurotischen Depression. Meist besteht die Dysthymie über Jahre, oft lebenslang. Es ist von einer Prävalenz in der Bevölkerung von etwa 3% auszugehen, Frauen sind häufiger betroffen als Männer.

Verlauf

In 70 bis 80% der Fälle kommt es zu Rezidiven depressiver Störungen.

Mit zunehmender Erkrankungsdauer verkürzen sich die freien Intervalle, während die Episoden mit der depressiven Symptomatik zunehmen. Das **Suizidrisiko** (vollendeter Suizid) ist mit ca. 15–20% hoch. Zusätzlich besteht eine erhöhte kardiovaskuläre Mortalität.

Sogenannte doppelte Depressionen (gleichzeitiges Auftreten von Dysthymie und depressiver Episode) können vorkommen.

Ätiologie

Es ist von einem **multikausalen Geschehen** auszugehen, das heißt genetische, biologische, psychologische, reaktive und soziale Faktoren sind für die Entstehung und den Verlauf einer Depression verantwortlich und in einem gegenseitig sich bedingenden Gefüge zu sehen:
- aktuelle psychosoziale Belastungen,
- biographische Faktoren,
- genetische Faktoren,
- hirnorganische Faktoren,
- körperliche, medikamentöse und krankheitsbedingte Einflüsse,
- Suchterkrankung (Alkoholismus, Abhängigkeit von Psychostimulanzien),
- Lichtmangel,
- Persönlichkeitsmerkmale.

Genetik ▶ Eindeutige genetische Faktoren werden durch Adoptions-, Zwillings- und Familienuntersuchungen belegt, bei bipolaren Störungen stringenter als bei unipolaren.

Bedeutung der Neurotransmission ▶ Neurobiologische Forschungen weisen auf die Bedeutung von Störungen der serotonergen und noradrenergen Neurotransmission hin. Eine Vulnerabilität für Depressionen ergibt sich nicht nur aufgrund genetischer Dispositionen, sondern auch in Form frühkindlicher und anderer lebensgeschichtlicher Traumata, insbesondere Verlusterlebnisse. Neuroendokrinologische Faktoren weisen auf eine Regulationsstörung in der Hypothalamus-Hypophysen-Nebennierenrinde- bzw. -Schilddrüsen-Achse hin. Es findet sich eine Erhöhung von Kortisol und CRH als Ausdruck einer vermehrten Aktivität der HPA-Achse (Hypothalamus-Hypophysen-Nebennieren-Achse, engl. **h**ypothalamus-**p**ituitary-**a**drenal axis). Bei schweren Depressionen fällt der Dexamethasontest (keine Kortisolsuppression nach Dexamethasongabe) regelmäßig pathologisch aus.

Moderne Bildgebung ▶ Positronenemissionstomographie, Single-Photon-Emissions-Computertomographie, Magnetresonanzvolumetrie, funktionelle Magnetresonanztomographie und Magnetresonanzspektroskopie zeigen Veränderungen in den Basalganglien, im Frontalhirn und im limbischen System (Hippocampus und Amygdala). Diese Methoden werden bisher in der Grundlagenforschung angewandt und nicht in der Routinediagnostik.

> **!** Besondere Sensitivität besteht gegenüber Denk- und Beurteilungsschemata, die mit Kränkungen sowie Verlust von Bestätigung und zwischenmenschlichen Kontakten verbunden sind. Entsprechend diesen Depressionsmodellen ist ein multifaktorielles Bedingungsgefüge aus genetischer Disposition, kindlicher Erfahrung, Denk- und Bewertungsmodellen sowie aktuellen physischen und psychosozialen Belastungen bezüglich der Auslösung einer depressiven Episode, aber auch in Bezug auf die Aufrechterhaltung der Erkrankung wichtig.

Chronobiologische Faktoren führen zu Tagesstimmungsschwankungen, Morgentief und einer Störung der Schlafarchitektur.

Persönlichkeitsmerkmale, die einen Vulnerabilitätsfaktor für affektive Erkrankung darstellen, sind Eigenschaften wie Zwanghaftigkeit, Abhängigkeit von Bezugspersonen, Introversion und der bereits von Tellenbach beschriebene Typus melancholicus, der durch Ordentlichkeit, Pingeligkeit, hohe Leistungsansprüche und Opferbereitschaft gekennzeichnet ist.

Psychologische Konzepte, insbesondere die der kognitiven Verhaltenstherapie, gehen von lerntheoretischen Modellen im Sinne der gelernten Hilflosigkeit aus. Die von Beck beschriebene negative Trias (negative Sichtweise von sich selbst, von anderen und über die Zukunft) ist Grundlage im Rahmen der kognitiven Verhaltenstherapie bei depressiven Patienten. Tiefenpsychologisch-dynamische Vorstellungen beruhen auf der Annahme, dass frühkindliche Verlust- und Mangelerfahrungen zu einer emotionalen Überbedürftigkeit führen und zu einem gering entwickelten Selbstwertgefühl. Patienten suchen somit vermehrt nach Zuwendung, Verständnis und Nähe, und sie zeigen den Wunsch, durch ihre Leistungen anerkannt und geachtet zu werden, bei gleichzeitig überhöhten Ansprüchen an sich selbst und gegenüber anderen.

◀ **Organisch bedingte Depressionen**

Bei diesen Depressionen finden sich ursächlich körperliche Erkrankungen. Zum einen können primäre Hirnschädigungen (z. B. Schädel-Hirn-Trauma, Tumoren, zerebrovaskuläre Erkrankungen, Blutungen) oder degenerative Gehirnerkrankungen, wie Morbus Alzheimer, Morbus Parkinson und Chorea Huntington, zum anderen entzündliche Prozesse des Zentralnervensystems, wie Encephalomyelitis disssseminata, zentraler Lupus erythematodes, HIV-Infektion und Lues, zu Depressionen führen. Hormonelle Störungen und Stoffwechselerkrankungen, wie z. B. Vitamin-B$_{12}$-Mangel, Morbus Cushing und Hyperparathyreoidismus, können ebenfalls zu organisch bedingten Depressionen führen.

◀ **Substanzinduzierte Depressionen**

Durch Drogen (z. B. Psychostimulanzien) und Alkohol sowie durch eine Vielzahl von Medikamenten – wie z. B. zentralwirksamen Antihypertensiva, Antiarrhythmika, Lipidsenker, Hormonpräparate, Antibiotika, Antipsychotika, Antiepileptika, H$_2$-Blocker, Opiate, Zy-

Einzelne Störungsbilder

tostatika und andere – kann es zu substanzinduzierten Depressionen kommen.

Saisonal abhängige Depression ▶ Typisch für die saisonal abhängige Depression ist die herabgesetzte Stimmung während der dunklen Jahreszeit, ferner eine atypische Symptomatik mit eher Appetitssteigerung und Gewichtszunahme sowie einem vermehrtem Schlafbedürfnis. Es handelt sich dann um eine Winterdepression, bedingt durch Lichtmangel.

Komorbidität

Zwischen Depressionen und Angsterkrankungen besteht eine hohe Komorbidität (gleichzeitig bestehende Störung). Besonders Phobien – Agoraphobie, soziale Phobie –, Panikstörungen und generalisierte Angststörungen sind häufig mit Depressionen vergesellschaftet. Zusätzlich besteht eine Komorbidität mit Zwangsstörungen oder Essstörungen, meist Anorexie, aber auch Bulimie. Das gemeinsame Auftreten von Depressionen und Suchterkrankungen ist häufig.

Körperliche Beschwerden und Depression

> Körperliche Symptome können ausschließlich beklagtes Symptom einer depressiven Erkrankung sein, insbesondere Appetitminderung, Ermüdbarkeit, Erschöpfung, Schlafstörungen und diverse Schmerzzustände. Überschneidungen von depressiven Verstimmungen und körperlich bedingten Schmerzzuständen sind häufig. Hinter rein körperlichen Beschwerden können ausschließliche Depressionen stecken, wir sprechen dann von larvierter oder somatisierter Depression. Bei genauerer Anamnese und Untersuchung sind jedoch meist depressive Symptome – wie Konzentrationsstörungen, Grübeln, Antriebsstörungen und Verlust an Vitalität – eruierbar.

Erschöpfungsdepression ▶ Darunter versteht man das Auftreten einer depressiven Episode nach einer länger andauernden Belastung, die entweder psychischer oder auch körperlicher Natur sein kann.

Entlastungsdepression ▶ Dies ist eine Depression, die nach erfolgreich bestandener, langfristiger Belastung oder Anspannung entstanden ist.

Grunderkrankungen ▶ Depressive Reaktionen können infolge chronischer körperlicher Erkrankungen – z. B. Rheuma, Niereninsuffizienz, Querschnittlähmung – auftreten, die zu einer erheblichen Einschränkung der Lebensqualität führen. Depressive Verstimmungszustände kommen häufig bei Fibromyalgie, chronischen Spannungskopfschmerzen und chronischen Rückenschmerzen vor.

Prämenstruelle dysphorische Verstimmungen finden sich bei 5 % aller Frauen, eine gute Ansprechbarkeit ist gegenüber SSRI gegeben. Neben der depressiven Stimmungsminderung bestehen meist vermehrte Ängstlichkeit und Affektlabilität sowie eine gesteigerte Reizbarkeit, die zu zwischenmenschlichen Konflikten führen kann. Zusätzlich klagen die Frauen über Konzentrationsprobleme, Heißhungerattacken sowie vermehrtes Schlafbedürfnis,

12.1 Affektive Störungen

aber auch Schlaflosigkeit. Es kann zu Gewichtszunahme sowie Brust- oder Gelenk- und Muskelschmerzen kommen.

Kurzfristige depressive Verstimmungen nach Entbindung („Baby Blues") treten zu etwa 10–15 % auf, sie können sich zu einer schweren depressiven Episode entwickeln. Mit der postpartalen Depression gehen häufig Zwangsgedanken und Zwangsimpulse einher, z. B. dem Kind etwas anzutun. Passager können Wahnideen auftreten. Gleichzeitig kommt es zu ausgeprägten Schuld- und Schamgefühlen Es besteht bei ausgeprägter Symptomatik die Gefahr eines erweiterten Suizids mit Tötung des Kindes.

In Zeiten **hormoneller Umstellung**, wie beispielsweise Pubertät, postpartal und in der Postmenopause, kann es zu depressiven Verstimmungen kommen.

◄ **Postpartale Depression**

Mögliche körperliche Erkrankungen als Ursache für Depressionen sind:
- Infektionskrankheiten (z. B. Influenza, Mononukleose, Viruspneumonie),
- kardiovaskuläre und pulmonale Erkrankungen (z. B. Herzinsuffizienz, Arrhythmien, obstruktive Bronchitis, Schlafapnoesyndrom),
- Tumorerkrankungen (Pankreaskarzinom, Hirntumoren, Leukämie),
- Endokrinopathien (z. B. Hypo- oder Hyperthyreose, Cushing-Syndrom, Hypo- oder Hyperparathyreoidismus, Diabetes mellitus),
- metabolische Störungen (z. B. Urämie, Vitamin-B_{12}-Mangel, Morbus Wilson, Porphyrie),
- gastrointestinale Erkrankungen (z. B. Pankreatitis, Morbus Whipple, Morbus Crohn),
- Kollagenosen (z. B. Lupus erythematodes, Polymyalgia rheumatica),
- Hirnerkrankungen (z. B. Morbus Parkinson, multiple Sklerose, Morbus Alzheimer, Epilepsie).

◄ **Körperliche Ursachen**

Medikamente, die zu Depressionen führen können, sind z. B.:
- Antihypertonika (zentralwirksame β-Blocker, z. B. Propanolol, α-Methyldopa, Clonidin),
- Antiarrhythmika und Herzmittel (z. B. Digitalis, Lidocain, Metoprolol),
- Kortikosteroide,
- orale Kontrazeptiva,
- Cimetidin,
- Antibiotika (z. B. Isoniazid, Gyrasehemmer),
- Disulfiram,
- Antiglaukommedikamente,
- Indometacin,
- Zytostatika (z. B. Vincristin, Vinblastin),
- Cholinergika (z. B. Physostigmin),
- Levodopa,
- psychotrope Substanzen (z. B. Benzodiazepine, Antipsychotika der ersten Generation).

Einzelne Störungsbilder

Auch Alkohol und Absetzphänomene bei Nikotin, Koffein, Amphetaminen und Barbituraten können eine Depression auslösen.

Therapie

Grundsatz ▶ Die Behandlung der Depression ist multimodal, neben psychotherapeutischen Maßnahmen kommen bei ausgeprägter depressiver Symptomatik mit entsprechender Beeinträchtigung des Lebensalltags und der Lebensqualität psychopharmakologische Therapiestrategien zum Einsatz.

Antidepressiva sind unabhängig von der Ätiologie der verschiedenen depressiven Störungen wirksam (s. Kap. 7). Je nach Zielsymptomatik kann es zum Einsatz eher aktivierender oder eher sedierender Substanzklassen kommen.

> Die Auswahl des Antidepressivums richtet sich nach dem jeweiligen klinischen Erscheinungsbild. Bei ängstlich agitierter Depression wird eher eine Sedierung erwünscht, entsprechend wird ein sedierendes Medikament, z. B. Mirtazapin, infrage kommen. Bei eher gehemmten Depressionen sollte eine psychomotorisch aktivierende Substanz verordnet werden. Liegen zusätzlich psychotische depressive Symptome vor, so sind Antipsychotika in Kombination einzusetzen.

Zu den einzelnen Antidepressiva wird auf die Tabellen auf S. 58 und S. 23 verwiesen.

Schlafentzug, Lichttherapie ▶ Ergänzende Maßnahmen, wie Schlafentzug (Wachtherapie) und Lichttherapie, sollten zusätzlich zur Anwendung kommen, insbesondere letztere bei der Winterdepression. Schlafentzug ist besonders günstig bei Vorliegen von Schlafstörungen und Früherwachen. Es wird zwischen einem partiellen und einem totalen Schlafentzug unterschieden. Beim partiellen Schlafentzug kann der Patient von 22.00 Uhr bis 2.00 Uhr schlafen, sollte die weitere Nacht wach bleiben und am Tag auf Schlaf verzichten. Der stimmungsaufhellende Effekt tritt meist gegen 5.00 Uhr in der durchwachten Nacht auf und bleibt den Tag über bestehen; er verliert sich meist nach der folgenden durchgeschlafenen Nacht. Meist ist der Patient auf zusätzliche Unterstützung von Angehörigen angewiesen, um den Schlafentzug durchzuhalten. Bei gutem Ansprechen des Schlafentzugs kann dieser ein- bis 2-mal pro Woche wiederholt werden.

Therapieresistenz ▶ Darunter versteht man, dass der Patient gegenüber mindestens 2 pharmakologisch unterschiedlich wirkenden Antidepressivasubstanzen nicht respondiert. Neben stationären Behandlungen ist auch eine Elektrokonvulsionsbehandlung fachärztlicherseits zu erwägen.

Komorbidität ▶ Die mit der Depression häufig komorbiden Störungen, wie Angststörungen, z. B. Panikattacken, sprechen ebenfalls medikamentös gut auf SSRI, SSNRI oder Clomipramin an. Begleitende verhaltenstherapeutische Maßnahmen sind indiziert. Auch die die Depression häufig begleitenden Zwangsstörungen respondieren gut auf SSRI. Eine ausreichend lange Behandlung und eine ausreichend hohe Dosis –

12.1 Affektive Störungen

meist höhere Dosierung als für die Depressionsbehandlung – sind erforderlich. Bei Essstörungen, wie Bulimie, besteht eine Wirksamkeit trizyklischer Antidepressiva und von SSRI (insbesondere Fluoxetin). Schmerzsyndrome sprechen günstig auf trizyklische Antidepressiva an, die einen zusätzlichen antinozizeptiven Effekt haben; besonders Clomipramin, Amitriptylin und Doxepin sind zu nennen. Bei Erkrankungen aus dem rheumatischen Formenkreis sowie bei Fibromyalgie, Spannungskopfschmerzen, neuralgiformen Schmerzen und Polyneuropathien sind die trizyklischen Antidepressiva als Adjuvanz zur Schmerztherapie günstig. Meist reichen niedrige Dosen aus. Beim prämenstruellen dysphorischen Syndrom kommen SSRI und SSNRI zum Einsatz. Treten hartnäckige Schlafstörungen im Rahmen einer Depression auf, so können sich diese unter einer erfolgreichen antidepressiven Therapie bessern. Doxepin, Amitriptylin, Trimipramin und Mirtazapin können zusätzlich zur Schlafinduktion eingesetzt werden. Niedrigdosiert können sie adjuvant in Kombination mit SSRI zur Anwendung kommen (z. B. Citalopram oder Sertralin am Tag und Trimipramin zur Nacht).

> **!** Die Dosierung von trizyklischen Antidepressiva muss einschleichend erfolgen, sonst kommt es zum Auftreten starker Nebenwirkungen, und die Compliance ist gefährdet.

Ist nach 3-wöchiger Behandlung mit Antidepressiva kein ausreichender antidepressiver Effekt zu sehen, so ist eine Erhöhung der Dosis notwendig, ggf. ist zuvor eine Plasmaspiegelkontrolle im Sinne eines **Drug Monitoring** durchzuführen. 30–80% der therapieresistenten Depressionen sind auf eine Unterdosierung der Antidepressiva zurückzuführen. Bei Gabe von SSRI, SNRI, SSNRI oder NASSA ist ein Einschleichen der Medikation nicht erforderlich. Beispiele von Substanzen und Handelsnamen sowie deren Dosierung finden sich in Tabelle 12.**1**.

> **!** Über entsprechende Nebenwirkungen ist der Patient hinreichend aufzuklären. Ebenso sind Interaktionen mit anderen verordneten Medikamenten zu berücksichtigen.

◄ **Behandlungsdauer**

Patienten mit einer ersten depressiven Episode habe eine 50%ige Wahrscheinlichkeit, eine weitere depressive Episode zu entwickeln, bei bipolaren Verläufen beträgt die Wahrscheinlichkeit sogar > 80%. Eine Erhaltungstherapie nach Remission der akuten Symptome sollte für 6–9 Monate, eventuell für 12 Monate, durchgeführt werden. Eine Rezidivprophylaxe bei unipolarem Verlauf kann entweder mit Lithium oder aber ebenbürtig mit einer dauerhaften Antidepressivagabe erfolgen. Lithium hat den Vorteil des antisuizidalen Effekts. Wenn man sich für die dauerhafte Antidepressivagabe entscheidet, so ist zu berücksichtigen, dass diejenige Dosis, die zu der Remission geführt hat, in gleicher Höhe beibehalten wird. Eine Rezidivprophylaxe sollte dann durchgeführt werden, wenn 2 Episoden oder eine schwere Episode anamnestisch bekannt sind oder innerhalb der letzten 3 Jahre bestanden. Individuelle Risiken, wie positive Familienanamnese, und psychosoziale Auswirkungen einer erneuten Episode sind zu berücksichtigen. Unter Umständen ist eine Rezidivprophylaxe lebenslang fortzusetzen.

Einzelne Störungsbilder

Tabelle 12.1 Antidepressiva

Substanz	Handelsnamen (Beispiele)	Dosierung bei ambulanter Behandlung (mg/Tag)
Amitriptylin	Amitriptylin	75–150
Citalopram	Citalopram, Sepram	20–60
Clomipramin	Clomipramin	75–150
Duloxetin	Cymbalta	30–60
Doxepin	Aponal, Sinequan, Sinquan	75–150
Escitalopram	Cipralex	10–20
Fluoxetin	Fluctin, Fluctine	20–60
Fluvoxamin	Fluvoxamin, Floxyfral	100–300
Imipramin	Tofranil	75–150
Maprotilin	Ludiomil	75–150
Mirtazapin	Remergil, Remeron	15–45
Moclobemid	Aurorix	300–600
Nortriptylin	Nortrilen	75–150
Paroxetin	Seroxat, Tagonis, Deroxat	20–50
Reboxetin	Edronax, Solvex	8
Sertralin	Gladem, Tresleen, Zoloft	50–200
Trimipramin	Stangyl	75–150
Venlafaxin	Trevilor, Trevilor retard	75–375

In Anlehnung an Bandelow et al. Handbuch Psychopharmaka. Hogrefe 2000, Göttingen.

Therapieresistenz ▶ Die Unterdosierung ist der häufigste Grund, warum Antidepressiva nicht ausreichend wirken. Plasmakonzentrationsbestimmungen (Drug Monitoring) können dem entgegenwirken. Zu berücksichtigen ist, dass es Patienten gibt, die das Medikament rasch verstoffwechseln, so genannte Rapid-Metabolizer. Eine höhere Dosis ist dann erforderlich. Kommt es trotz ausreichend langer und ausreichend hoher Dosierung zu keiner Wirksamkeit des Antidepressivums, so ist ein Wechsel auf eine andere Substanz vorzunehmen, wobei eine andere Wirksubstanzgruppe ausgewählt werden sollte (z.B. sollte nach erfolgloser SSRI-Medikation ein Antidepressivium mit überwiegender Noradrenalinwiederaufnahmehemmung oder ein MAO-Hemmer eingesetzt werden). Die Kombination zweier Antidepressiva mit unterschiedlichen Wirkprofilen kann sinnvoll sein. Kontraindikationen sind in jedem Fall zu berücksichtigen (z.B. sind MAO-Hemmer zusammen mit Antidepressiva mit überwiegender 5-HT-Rückaufnahmehemmung oder SSRI kontraindiziert – es besteht die Gefahr eines zentralen Serotoninsyndroms!). Bei Therapieresistenz kann ein Augmentationsversuch mit Lithium versucht werden, ebenso kann eine Augmentation mit T3 (dies sollte möglichst ein Nervenfacharzt durchführen). Der Einsatz von MAO-Hemmern, insbesondere Tranylcypromin, sollte stationär erfolgen. Bei bleibender Therapieresistenz ist der Einsatz einer Elektrokonvulsionstherapie zu überlegen, hierfür ist die Meinungsfindung mehrerer Psychiater sinnvoll.

Die Wirksamkeit des pflanzlichen Antidepressivums **Johanniskraut** ist umstritten. Bei leichten depressiven Störungen soll es wirksam sein. Bei ausgeprägten Depressionen fehlen Langzeitbeobachtungen. Nicht unberücksichtigt dürfen die Nebenwirkungen von Johanniskraut bleiben, so beispielsweise die Photosensibilisierung und die erheblichen Arzneimittelinteraktionen.

> ! Leider wird der Einsatz der Pharmakotherapie von vielen Patienten – manchmal auch von ärztlichen Kollegen und psychologischen Psychotherapeuten – mit großen Vorurteilen und mit großer Skepsis begegnet. Oft ermöglicht jedoch erst der Einsatz der Pharmakotherapie dem einzelnen Patienten, weitere Behandlungsoptionen zu nutzen. Immer sollte eine Psychopharmakotherapie in ein multimodales Behandlungskonzept eingebettet sein.

Psychotherapie

Insbesondere kognitive Therapieverfahren und die interpersonelle Psychotherapie sind bei der Depressionsbehandlung gut wirksam. Bei leichteren Depressionen ist die Wirksamkeit der Psychotherapie im Vergleich zur antidepressiven Medikation vergleichbar gut. Bei mittlerer bis schwerer Depression ist eine Überlegenheit von Antidepressiva oder von Psychotherapie plus Antidepressiva gegenüber der alleinigen Psychotherapie belegt. Psychotherapeutische Verfahren haben nach deren Beendigung auch Effekte auf die Rezidivprophylaxe. Wichtige verhaltenstherapeutische Ansätze bei der Depressionsbehandlung sind: ◂ **Verhaltenstherapie**

- Aufbau positiver Aktivitäten,
- Erlernen von Problemlösestrategien,
- kognitive Umstrukturierung bei depressiven dysfunktionalen Gedanken,
- Erlernen von Selbstkontrollmechanismen,
- Erlernen sozialer Kompetenzen und damit Verbesserung der sozialen Beziehungen.

Ergänzend kann die **Muskelrelaxation nach Jacobson** eingesetzt werden.

Diese ist gut wirksam. Interpersonelle Probleme sind häufig als Ursache oder auslösende Faktoren der Depression zu sehen (z. B. Trennung oder Verlust einer Bezugsperson, ständige Streitereien in der Partnerschaft, Rollenveränderungen durch berufliche Veränderungen, beispielsweise im Rahmen der Pensionierung). In der interpersonellen Psychotherapie zentriert man sich auf diese Probleme, und es werden entsprechende Lösungswege gesucht. Es handelt sich um eine Kurzzeittherapie. In Deutschland hat sie jedoch bisher noch keine weite Verbreitung gefunden. ◂ **Interpersonelle Psychotherapie**

Psychoedukative Patientengruppen, Aufklärung und Information von Patienten und Angehörigen

Verhaltenstherapeutisch orientierte Gruppentherapien können ebenfalls zum Einsatz kommen. Zur Informationsvermittlung, zum Erkennen von Auslösern und Frühsymptomen bei Rezidiven und zur Symptombewältigung sind psychoedukative Patientengruppen sinnvoll. Angehörige sind aufgrund der wiederkehrenden Erkrankungsepisoden immer wieder erheblichen Belastungen durch ihren erkrankten Familienangehörigen ausgesetzt. Umgang mit dem Erkrankten, Hilfemöglichkeiten und gegenseitiger Austausch kann Angehörigen und Patienten gleichermaßen helfen. Deswegen werden Angehörigengruppen angeboten. Angehörige sollten über den adäquaten Umgang mit suizidalen Patienten informiert werden (insbesondere sollten sie lernen, suizidale Äußerungen ernst zu nehmen, sich an den behandelnden Arzt zu wenden und vorschnelle Bagatellisierungen zu meiden). Entsprechendes Informationsmaterial für Patienten und Angehörige sollte ihnen ausgehändigt oder auf entsprechende Bücher hingewiesen werden (s. auch Literaturverzeichnis am Ende dieses Buches).

■ Bipolare Störung (manisch-depressive Erkrankung; F31)

- **Symptome:** wiederholte Phasen depressiver und manischer Symptome (Stimmung und Antrieb gesteigert, Omnipotenzgefühle, Größenwahn, Enthemmung, vermindertes Schlafbedürfnis)
- **Diagnostik:** Verlaufsbeobachtung (wechselnde Phasen)
- **Therapie:** akute Therapie, antidepressiv (Antidepressiva) oder antimanisch (Lithium, Valproat, Carbamazepin, Antipsychotika), Erhaltungstherapie, Rezidivprophylaxe

Symptomatik ▶ Bei der bipolaren affektiven Störung sind Episoden depressiver Verstimmung wie auch manischer Hochstimmung, zudem eine gemischte Symptomatik möglich. Die Episoden können durch eine Remission voneinander abgegrenzt sein, oft entscheidet erst der Verlauf, ob bei dem Patienten eine bipolare affektive Störung vorliegt. Es vergeht meist ein sehr langer Zeitraum zwischen dem Auftreten der ersten Symptome, z. B. im Rahmen einer ersten depressiven Episode, und der Diagnose der bipolaren Störung. Epidemiologische Studien gehen davon aus, dass etwa 50% der Patienten nach der ersten depressiven Episode unbehandelt sind und etwa 30% auch nach 10 Jahren keine adäquate Therapie erhalten.

Prävalenz ▶ Diese wird in Deutschland mit 0,5–2% angenommen. Es ist somit davon auszugehen, dass bipolare Störungen relativ häufig sind und dass sie nicht ausreichend erkannt und behandelt werden, was neben der individuellen Beeinträchtigung der Lebensqualität erhebliche ökonomische Belastungen verursacht.

Klassifikation ▶ Vier verschiedene Typen bipolarer Störungen werden unterschieden:

12.1 Affektive Störungen

- **Bipolar I:** Hier kommt es zu einer oder mehreren manischen und depressiven Episoden.
- **Bipolar II:** Hierunter werden rezidivierende Depressionen mit Hypomanie verstanden.
- **Bipolar III:** Es treten rezidivierende Depressionen ohne Hypomanie, aber mit hyperthymem Temperament auf.
- **Bipolar IV:** Es kommt zu rezidivierenden Depressionen ohne Hypomanie, aber mit positiver Familienanamnese bezüglich bipolarer Störungen.

Sonderformen, wie Mischzustände (manische und depressive Symptome liegen gleichzeitig vor) und Rapid Cycling (rasch wechselnde Phasen von Depressionen und Manien, mindestens 4 in einem Jahr), sowie das Auftreten von psychotischen Symptomen im Rahmen der bipolaren Erkrankung werden unterschieden.

◄ **Sonderformen**

Neurobiologie

Hinsichtlich der Ätiologie unterscheidet man bipolare und unipolare Depressionen. Mit funktionell bildgebenden Verfahren ließ sich bei unipolaren Depressionen eine verminderte Aktivität im präfrontalen Kortex, besonders in ventromedialen Arealen, finden, während es zu einer gesteigerten Aktivität bei bipolaren Störungen wie auch bei der Manie kommt. Andere Unterschiede sind bezüglich der Rezeptor-G-Protein-Kopplung sowie bei endoplasmatisch-retikulären Stressproteinen im temporalen Kortex zu finden. Bei bipolaren Erkrankungen fand sich eine Erhöhung des Noradrenalinumsatzes im Kortex, nicht jedoch bei unipolaren Störungen. Störungen im noradrenergen System, insbesondere im Locus coeruleus, sind beschrieben, ebenso chronobiologische Störungen. Noradrenalintransmittersystemstörungen und Serotonintransmittersystemfunktionsbeeinträchtigungen spielen eine Rolle. Die Bedeutung von Dopamin ist noch unklar. Andere Funktionsstörungen werden im Bereich der Natrium- und Kaliumkanäle, des Transmittersystems der γ-Aminobuttersäure und des Acetylcholins angenommen, bisher fehlen jedoch Eindeutigkeiten.

> Bei bipolaren Störungen ist von einer hohen genetischen Belastung auszugehen. Es handelt sich um ein multifaktorielles Geschehen, bei der verschiedene Gene zusammenwirken.

Diagnostik

Wesentliche Komponente der bipolaren Erkrankung ist das wiederholte Auftreten der bipolaren Krankheitsepisoden mit unterschiedlichem Schweregrad und unregelmäßiger Aufeinanderfolge. Manische und depressive Phasen können sich abwechseln, zwischen ihnen kann ein gesundes Intervall liegen. Depressiv-manische Mischzustände kommen vor. Die Erkrankung kann also erst im Verlauf festgestellt werden. Die Diagnose ist eine klinische. Bildgebende Verfahren, technische Zusatzuntersuchungen oder Laborparameter können Zusatzinformationen geben, aber nicht die Diagnose sichern. Das Erkrankungsalter bei Erstmanifestation liegt zu 20%

Einzelne Störungsbilder

vor dem 20. Lebensjahr, also früh, was erhebliche sozioökonomische Auswirkungen hat. Berufliche wie auch familiäre Situationen sind in jungen Erwachsenenjahren noch nicht gefestigt. Das Geschlechterverhältnis beträgt 1 : 1, anders als bei den unipolaren Depressionen, bei denen Frauen doppelt so häufig betroffen sind wie Männer. Kernsymptome der depressiven Störung wurden bereits beschrieben. Zu den wichtigsten manischen Symptomen gehören:

- Steigerung des Selbstwertgefühls mit grandiosen Gedanken („Ich bin der Schönste, ich bin der Beste"),
- Omnipotenzgefühle („Ich kann alles"),
- Schaffenskraft,
- Größenwahn,
- Distanzlosigkeit,
- Enthemmung,
- Antriebssteigerung,
- Ideenflucht und Rededrang,
- vermehrte Ablenkbarkeit,
- verminderte Konzentrations- und Gedächtnisleistung,
- vermindertes Schlafbedürfnis und Verkürzung der Schlafdauer,
- Libidosteigerung und Steigerung der sexuellen Aktivitäten.

Meist sind es die Angehörigen, die den Patienten zur Behandlung drängen, da die Patienten oft selber keine Behandlungsbedürftigkeit sehen. Sie fühlen sich „topfit".

> Retrospektiv-diagnostische Fragen für manische Phasen sollten beinhalten, ob der Patient ein erhöhtes Ausmaß an Energie oder Aktivität zeigte, extravagantes Verhalten auffällig war, er eine vermehrte Reizbarkeit oder Stimmungslabilität verspürte und Phasen von vermehrtem Sprachtempo eruierbar sind, ferner ob Hemmungslosigkeit (hohe Geldausgaben) oder eine Hypersexualität in der Vorgeschichte zu finden ist.

Therapie

Therapiephasen ▶ Die Behandlung der bipolaren affektiven Erkrankung besteht zunächst in der Akuttherapie, die auf die aktuellen Symptome zielt (entweder depressive oder manische Symptome). Unter einer Erhaltungstherapie wird die Beibehaltung der medikamentösen Behandlung verstanden, unter der die akute aktuelle Symptomatik rückläufig war. Die Rezidivprophylaxe hat zum Ziel, wiederkehrende manische oder depressive Phasen zu vermeiden. Zur Akutbehandlung der Depressionen ist bereits Stellung bezogen.

Medikamente ▶ Die Akutbehandlung der euphorischen Manie wird entweder mit Lithium, Valproat oder Carbamazepin durchgeführt. Bei ausgeprägten manischen Symptomen ist die zusätzliche Gabe eines Antipsychotikums notwendig. Antipsychotika der ersten Generation (so genannte Neuroleptika, wie z. B. Haloperidol) sind zu vermeiden, denn es ist bekannt, dass Patienten mit bipolaren affektiven Störungen besonders zu extrapyramidalen Nebenwirkungen neigen. Günstiger ist der Einsatz der Antipsychotika der zweiten Generation, wie beispielsweise Olanzapin, Risperidon oder Quetiapin. Bei Mischzuständen, bei Rapid Cycling und bei Manie mit psychoti-

12.1 Affektive Störungen

schen Symptomen sind ebenfalls Antipsychotika der zweiten Generation erforderlich. Bei diesen genannten Sonderformen ist als Phasenprophylaxe Valproat günstiger als Lithium. Zur Akutbehandlung der depressiven Episode im Rahmen bipolarer affektiver Störungen ist zu berücksichtigen, dass trizyklische Antidepressiva möglichst gemieden werden sollten, da durch diese ein erhöhtes Switch-Risiko besteht; darunter ist das Auftreten manischer Symptome unter trizyklischen Antidepressiva zu verstehen. Das Switch-Risiko unter SSRI ist geringer. Als neues Phasenprophylaktikum gilt Lamotrigin, das als einziges Phasenprophylaktikum auch antidepressiv wirksam ist. Olanzapin ist ebenfalls zur Rezidivprophylaxe zugelassen und besonders bei Patienten mit manischen Phasen indiziert.

◄ **Rezidivprophylaxe**

Voraussetzung zur Rezidivprophylaxe bei bipolaren affektiven Störungen ist, dass der Patient seine Erkrankung als solche akzeptiert. Lithium ist Medikament der ersten Wahl bei rein euphorischer Manie und bei typischen manisch-depressiven Verläufen (Bipolar-I-Störungen). Kontraindikationen für Lithium müssen ausgeschlossen sein, insbesondere Schilddrüsen- und/oder Nierenerkrankungen. Valproat und Carbamazepin sind bei manisch-depressiven Mischzuständen besser wirksam als Lithium, zudem bei psychotischer Manie und bei Rapid Cycling. Zusätzliche Therapieoptionen zur Prophylaxe sind Olanzapin und Lamotrigin. Grundsätzlich sollte eine Langzeittherapie mit dem verträglichsten Medikament erfolgen.

> Bei Erstmanifestation im Rahmen einer Depression ist eine Erhaltungstherapie von 6–12 Monaten erforderlich, bei Vorliegen einer zweiten depressiven Episode von 2 Jahren. Bei Erstmanifestation einer bipolaren Erkrankung ist eine Langzeittherapie von 6–12 Monaten notwendig, bei Auftreten von 2 oder mehr Episoden innerhalb von 4 Jahren eine lebenslange Prophylaxe.

Immer sollten **individuelle psychosoziale Faktoren** berücksichtigt werden.

Auf entsprechende Kontrollen zum Erfassen unerwünschter Arzneimittelwirkungen sei besonders hingewiesen. Die wichtigsten unerwünschten Arzneimittelwirkungen der Antipsychotika der zweiten Generation sind Gewichtszunahme, Unruhe, Müdigkeit, Schwindel und metabolische Veränderungen.

◄ **Unerwünschte Arzneimittelwirkungen**

Wie auch von anderen chronischen Erkrankungen bekannt, sollten Psychoedukation, Aufklärung, Information des Patienten und der Angehörigen sowie die Herstellung einer Compliance für eine dauerhafte Behandlung erfolgen. Ratgeber für Patienten und Angehörige können eine Ergänzung im Rahmen der Psychoedukation sein (s. Anhang).

Einzelne Störungsbilder

12.2 Somatoforme Störungen

▶ Somatisierungsstörungen:
  – **Symptome:** wechselnde körperliche Symptome
  – **Diagnostik:** Ausschluss organischer Erkrankungen, Abgrenzung zu Depression und Angststörungen sowie Schizophrenie
  – **Therapie:** Psychotherapie, trizyklische Antidepressiva
▶ Hypochondrische Störungen:
▶ **Symptome:** unbegründete Angst, an schwerer körperlicher Erkrankung zu leiden
▶ **Diagnostik:** Ausschluss somatischer Erkrankung
▶ **Therapie:** Psychotherapie, Antidepressiva
▶ Somatoforme Schmerzstörungen:
▶ **Symptome:** andauernde oder schwere Schmerzen
▶ **Diagnostik:** Ausschluss organischer Erkrankungen, Medikamentenanamnese (!), Schmerztagebücher
▶ **Therapie:** Psychotherapie (Stressbewältigung), Antidepressiva (Amitriptylin), Carbamazepin, eventuell Entzug bei Analgetikaabhängigkeit

Definition ▶

Die somatoformen Störungen sind im Klassifikationssystem der ICD-10 unter F45 zu finden. Gekennzeichnet sind sie dadurch, dass der Patient körperliche Symptome hat, die nicht durch eine organische Erkrankung oder einen pathophysiologischen Prozess erklärt werden können.

Klinisches Bild ▶

Dieses ist dadurch gekennzeichnet, dass der Patient wiederholt über körperliche Symptome klagt, meist medizinische Untersuchungen einfordert und sich gegen die Möglichkeit einer psychischen Ursache sträubt. Historisch liegt der somatoformen Störung das traditionelle Krankheitskonzept der Hysterien zugrunde. Ein hoher Anteil der Patienten mit somatoformen Störungen wird ausschließlich in der allgemeinärztlichen Primärversorgung zu finden sein. Frauen und Angehörige unterer sozialer Schichten sind häufiger von Somatisierungsstörungen betroffen. Kommt es zum chronischen Verlauf, sind somatoforme Störungen mit erheblichen Beeinträchtigungen sowohl in körperlicher Hinsicht als auch im psychosozialen Bereich verbunden. Oft besteht auch eine Komorbidität mit Depressionen sowie Angst- und Persönlichkeitsstörungen.

■ Somatisierungsstörungen F45.0

Symptomatik ▶

Es handelt sich um wiederholt auftretende, häufig wechselnde körperliche Symptome ohne hinreichendes organpathologisches Korrelat mit Beginn meist im frühen Erwachsenenalter. Häufig werden die Patienten in Allgemeinkrankenhäusern stationär untersucht, nicht selten kommt es auch zu wiederholten Operationen. An klinischen Beschwerden klagen die Patienten oft über wechselnde körperliche Symptome, sie haben häufig (nicht immer zu Unrecht) das Gefühl, nicht ernst genommen zu werden. Jegliche Art von körperlichen Missempfindungen und Schmerzen können beklagt werden

12.2 Somatoforme Störungen

(Übelkeit, Erbrechen, Blähungen, Gelenkschmerzen, Rückenschmerzen, Brennen in der Haut, Taubheitsgefühle, sexuelle Störungen, Menstruationsbeschwerden). Meist liegen zusätzlich depressive Verstimmungen vor. Die Patienten weigern sich, eine psychische Ursache ihrer Beschwerden anzunehmen.

Aus Zwillings- und Adoptionsstudien ist bekannt, dass genetische Komponenten als Vulnerabilitätsfaktor für die Entwicklung einer somatoformen Störung wichtig sind. Gestörte Aufmerksamkeitsprozesse oder Wahrnehmungsveränderungen könnten ein pathogenetischer Mechanismus sein. Psychologische Risikofaktoren sind traumatische Ereignisse oder schwierige Lebenssituationen in Kindheit und Adoleszenz, bei Frauen sind besonders sexuelle Missbrauchserfahrungen zu berücksichtigen. Krankheitsaufrechterhaltende Bedingungen infolge des sekundären Krankheitsgewinns sind zu berücksichtigen.

◄ **Ätiologie**

Voraussetzung für die Diagnose ist der Ausschluss organischer Erkrankungen. Eine Abgrenzung anderer psychiatrischer Erkrankungen, wie Angststörungen, insbesondere Panikstörung, und Depression, gelegentlich auch schizophrene Psychosen, ist erforderlich. Auf Komorbiditäten ist zu achten.

◄ **Diagnostik**

Im Rahmen der Psychotherapie sind für Verfahren der kognitiven Verhaltenstherapie Wirksamkeitsnachweise erbracht worden. Hier stellt oft die erste Hürde dar, dass die Patienten nicht bereit sind, einen Psychotherapeuten aufzusuchen. Neben dem Aufbau einer vertrauensvollen Beziehung mit verständisvollem Umgang und Akzeptanz des Patienten wird es wichtig sein, dem Patienten realistische Ziele der Therapie aufzuzeigen: Stressreduktion und Erläuterung von Zusammenhängen zwischen körperlichen und psychischen Prozessen, Aufbau von positiven Aktivitäten, insbesondere sportliche Aktivitäten, Eigenverantwortlichkeit im sozialen Kontext und im Beruf, Abbau von Krankheitsängsten und Verbesserung der Lebensqualität mit Aufbau von sozialen Kontakten und Erlernen einer Genussfähigkeit. Eine medikamentöse Behandlung kann mit trizyklischen Antidepressiva insbesondere bei somatoformen Schmerzstörungen durchgeführt werden, da der analgetische Effekt dieser Substanzen gut belegt ist. So kann beispielsweise Amitriptylin oder Doxepin eingesetzt werden. Eine einschleichende Dosierung wegen der anfänglichen Nebenwirkungen, wie Müdigkeit und orthostatische Probleme infolge der Hypotension, ist notwendig, eine Dosis von 75 – 150 mg pro Tag ist anzustreben.

◄ **Therapie**

Einzelne Störungsbilder

■ Hypochondrische Störung F45.2

Die Patienten habe eine unbegründete Angst, an einer schweren körperlichen Erkrankung zu leiden, sie beschäftigen sich mit normalen Empfindungen, interpretieren diese jedoch fehl. Sie fokussieren ihre Aufmerksamkeit auf bestimmte Organe. Häufig kommt es zu zusätzlich vorliegenden depressiven Verstimmungen und Ängstlichkeit. Die Organdiagnostik muss somatische Ursachen ausschließen, differenzialdiagnostisch ist die Somatisierungsstörung zu nennen, bei der jedoch keine bestimmten Krankheitsbefürchtungen vorliegen. Ferner ist eine Depression oder aber auch körperliche Missempfindungen im Rahmen einer schizophrenen Psychose differenzialdiagnostisch zu erwägen. Eine medikamentöse Behandlung könnte – wie bereits bei den Somatisierungsstörungen beschrieben – mit Antidepressiva erfolgen. Ferner ist eine Psychotherapie, insbesondere eine kognitive Verhaltenstherapie, zu empfehlen. Der Verlauf ist leider meist chronisch, insbesondere dann, wenn nicht rechtzeitig interveniert wird.

■ Somatoforme Schmerzstörungen F45.4

Krankheitsbild ▶ Beim chronischen Schmerzsyndrom sind meist keine eindeutigen organischen oder psychischen Ursachen zu finden. Die somatoforme Schmerzstörung ist ein bedeutender volkswirtschaftlicher Faktor durch Arbeitsunfähigkeit, Diagnostik- und Therapiekosten sowie vorzeitige Berentung und durchgeführte Rehabilitationsmaßnahmen. Klinisch beschreiben die Patienten andauernde oder schwere Schmerzen, häufig in problematischen Lebenssituationen.

Diagnostik ▶ Die Diagnostik muss organische Erkrankungen ausschließen. Eine ausführliche Schmerzanamnese und ein individuelles Erklärungsmodell des Patienten sind zu explorieren. Auf vorangegangene therapeutische Maßnahmen, insbesondere Medikamentenanamnese (Abhängigkeit!), muss eingegangen werden. Schmerztagebücher zur individuellen Bewertung der Schmerzintensität sind ergänzend einzusetzen.

Therapie ▶ Die Therapie beinhaltet neben der Psychotherapie mit multimodalen Therapieprogrammen zur Modifikation von Schmerzwahrnehmung und Schmerzbewertung individuelle Einflussnahme und Wahrnehmung der Stresssituationen sowie Erlernen von Stressbewältigung, Verbesserung sozialer Aktivitäten und Konfliktlösungsstrategien, unter Umständen auch eine medikamentöse Behandlung mit Antidepressiva, z. B. Amitriptylin, eventuell auch in Kombination mit Carbamazepin. Bei bestehender Benzodiazepin- oder Analgetikaabhängigkeit muss entsprechend ein Entzug eingeleitet werden.

> Patienten, die über Jahre somatoforme Störungen beklagen, gelten bei allen ärztlichen Berufsgruppen als schwierig, zumal diese Patienten ausgesprochen fordernd auf einer somatischen Diagnostik bestehen und psychotherapeutischen Ansätzen gegenüber oft verschlossen sind. Entscheidend wird sein, den Pa-

tienten dazu zu bringen, dass er psychische Einflussfaktoren für seine körperliche Beschwerden erkennen und akzeptieren kann, um mit ihm ein neues Krankheitsverständnis zu entwickeln, bei der verhaltensmedizinische Maßnahmen integriert werden.

12.3 Psychosomatosen F54

- **Symptome:** Festhalten der Patienten an rein organischen Ursachen
- **Diagnostik:** internistisch, Evaluation von Stressfaktoren und Konfliktsituationen
- **Therapie:** Somato- und Psychotherapie

◄ **Definition**

Unter Psychosomatosen werden Erkrankungen verstanden, die ein organisches Korrelat mit morphologischen Veränderungen haben und bei denen angenommen wird, dass psychische Faktoren einen wesentlichen Einfluss auf Entstehung und Verlauf nehmen.

Insbesondere werden Stress, intrapsychische Konflikte und Verlusterlebnisse ursächlich angenommen. Aus der Psychoimmunologie ist bekannt, dass diese Faktoren einen Einfluss auf das Immunsystem haben.

Die entsprechenden Erkrankungen sind im Einzelnen:
- Ulcus ventriculi,
- Asthma bronchiale,
- Colitis ulcerosa,
- arterielle Hypertonie,
- Morbus Crohn.

◄ **Klinisches Bild**

Klinische Leitsymptome für Psychosomtosen sind nicht vorhanden, es fallen jedoch bestimmte Verhaltensweisen bei den Patienten auf. So scheinen die Patienten ihre eigenen Gefühle oft nicht wahrnehmen zu können, dieses Phänomen wird Alexithymie (Seelenblindheit) genannt. Statt Gefühle wahrzunehmen, berichten die Patienten ausführlich über ihre körperlichen Beschwerden. Oft halten sie an einer rein organischen Ursachenerklärung ihrer Erkrankung fest. Meist sind sie nicht bereit, eigene Anstrengungen bezüglich der Linderung der Symptome zu unternehmen. In der Interaktion mit dem behandelnden Arzt sind sie oft misstrauisch und skeptisch.

◄ **Diagnostik**

Differenzialdiagnostisch müssen somatoforme Störungen (keine fassbaren Organläsionen) sowie somatopsychische Erkrankungen im Sinne einer Reaktion auf körperliche Erkrankungen abgegrenzt werden. Zur Diagnostik gehören entsprechende Untersuchungen (internistische und laborchemische Untersuchung, apparative Diagnostik etc.). In der Anamnese sind Stressfaktoren (Konflikte in der Familie oder im Beruf, lange bestehende körperliche Behinderungen) sowie die Verarbeitungsstrategien von Lebenskrisen zu erheben. Auf die Erarbeitung der Veränderungswünsche vonseiten des Patienten ist besonders Wert zu legen. Auf aufrechterhaltende Bedingungen ist besonders zu achten.

Therapie ▶ Therapieziele müssen in kleinen Schritten erarbeitet werden und realistisch sein. Die Behandlung ist eine Kombinationsbehandlung aus Psycho- und Somatotherapie. Es ist bekannt, dass eine Kombinationsbehandlung einer reinen somatischen-medikamentösen Behandlung überlegen ist. Meist müssen die Patienten über psychophysiologische Zusammenhänge informiert werden, und es ist eine Bereitschaft zur Annahme psychischer zusätzlicher Bedingungsfaktoren zu erarbeiten (z.B. körperliche Symptome, wie Blasswerden und Schwitzen bei Angst, Erröten in unangenehmen Situationen, Herzfrequenzbeschleunigung bei Schreck, Durchfall in Prüfungssituationen etc.).

! Dabei ist jedoch darauf zu achten, dass die Patienten nicht zu einer psychologischen Sichtweise gedrängt werden und infolgedessen die Behandlung ganz abbrechen.

An **psychotherapeutischen Methoden** kommen neben der analytischen Psychotherapie insbesondere die Verhaltenstherapie mit kognitiver Umstrukturierung und Entspannungsverfahren, ergänzt durch Familientherapie und gegebenenfalls stationäre Psychotherapie, die die verschiedenen Therapieformen kombiniert, zum Einsatz.

12.4 Anpassungsstörungen F43

- ▶ **Symptome:** depressive Symptome, Angstsymptome, Störung des Sozialverhaltens
- ▶ **Diagnostik:** Anamnese (akute Belastungssituationen, z.B. Verlusterlebnisse, schwere Erkrankungen, berufliche Probleme)
- ▶ **Therapie:** Psychotherapie, sedierende Antidepressiva, kurzfristiger Einsatz von Anxiolytika

Definition ▶ Unter Anpassungsstörungen werden psychische Beeinträchtigungen verstanden, die Folge belastender Lebensereignisse, z.B. Verlusterlebnisse, schwere Erkrankungen oder berufliche Probleme, sind. Die Diagnose wird nur dann gestellt, wenn die Kriterien für eine spezifische psychiatrische Störung nicht erfüllt sind. Es wird unterschieden zwischen Anpassungsstörung bei identifizierbarer psychosozialer Belastung und Anpassungsstörungen mit vorherrschendem Erscheinungsbild, beispielsweise depressive Reaktionen (F43.21: längere depressive Reaktion; F43.22: Angst und depressive Reaktion gemischt; F43.23: mit vorwiegender Beeinträchtigung von anderen Gefühlen; F43.24: mit vorwiegender Störung des Sozialverhaltens; F43.25: mit gemischter Störung von Gefühlen und Sozialverhalten; F43.28: mit sonstigen vorwiegend genannten Symptomen). Ferner wird eine Unterscheidung, bezogen auf die Schwere der Belastung, vorgenommen (F43.8: sonstige Reaktion auf schwere Belastung).

12.6 Posttraumatische Belastungsstörungen

◄ **Epidemiologie**

Die Prävalenzraten reichen von 5% bis 30%, bei einem Großteil der Patienten remittiert die Symptomatik innerhalb von 6 Monaten. Bei 10–20% der Patienten kommt es zur Chronifizierung.

◄ **Klinisches Bild**

Die Symptomatik ist sehr variabel, neben depressiver Verstimmung und Ängsten kann es auch zur Störung des Sozialverhaltens kommen, dies besonders im Jugendalter. Am häufigsten sind wohl depressive Symptome. Komorbide Persönlichkeitsstörungen und Abhängigkeitserkrankungen erhöhen das Suizidalitätsrisiko. Anpassungsstörungen haben Auswirkungen auf zwischenmenschliche, soziale und berufliche Funktionen. Klinische Leitsymptome neben der depressiven Verstimmung mit eventueller Suizidalität sind Angst und Ängstlichkeit, Bewusstseinseinengung, Rückzugsverhalten und zum Teil Depersonalisation. In der Ananmese werden die belastenden Faktoren und die traumtisierenden Ereignisse deutlich.

◄ **Ätiologie**

Ätiologisch wird von einem Vulnerabilitäts-Stress-Modell ausgegangen, das heißt die Symptomatik ist abhängig von der Interaktion zwischen der individuellen Reaktionsbereitschaft und dem Ausmaß der Belastung.

12.5 Akute Belastungsreaktion F43.0

◄ **Krankheitsbild**

Es handelt sich um eine vorübergehende, meist unmittelbar nach einem belastenden Ereignis auftretende psychische Störung bei bislang sonst psychisch unauffälligen Patienten, meist einhergehend mit ängstlich-depressivem Affekt (oft die Schilderung sich „wie gelähmt" zu fühlen). Neben Symptomen der Depression und der Angst kann es zu Überaktivität, Rückzugsverhalten, Bewusstseinseinengung und eingeschränkter Aufmerksamkeit kommen, ferner zu vegetativen Störungen, somatisierenden Symptomen und dissoziativer Symptomatik.

◄ **Therapie**

Die Behandlung der akuten Belastungsreaktion kann mit sedierenden Antidepressiva, z.B. Amitriptylin oder mit Mirtazapin, erfolgen. Letztere Substanz hat den Vorteil der besseren Verträglichkeit. Eine Dosis von 15–30 mg zur Nacht ist empfehlenswert. Anxiolytika, wie Lorazepam (0,5–1 mg), sind zur kurzfristigen Entspannung möglich, eine längerfristige Gabe ist wegen des hohen Abhängigkeitsrisikos unbedingt zu vermeiden. Zusätzlich sind stützende Gespräche im Sinne einer Krisenintervention nötig, bei Sistieren der Symptomatik eventuell eine Psychotherapie.

12.6 Posttraumatische Belastungsstörungen F43.1

- **Symptome:** wiederkehrende Erinnerungen an das Trauma, Flashbacks, Vermeidungsverhalten, Ängste, Überregbarkeit, Schreckhaftigkeit, Schlafstörungen, depressive Symptome
- Diagnostik: Anamnese
- **Therapie:** traumaspezifische Psychotherapie (Ziel: Integration des Traumas), Antidepressiva (SSRI), bei Schlafstörungen Trimipramin

Krankheitsbild ▶ Unter den posttraumatischen Belastungsstörungen sind psychische Reaktionen mit verzögerter Reaktion (Latenz: Wochen bis Monate, selten Jahre) auf eine außergewöhnliche Belastung oder Katastrophe zu verstehen. In der amerikanischen Literatur wird der Begriff der Posttraumatic Stress Disorder (PTSD) bzw. im deutschen Schrifttum der Begriff „posttraumatische Belastungsstörung" (PTBS) zugeordnet. In der Amerikanischen DSM-IV-Klassifikation sind die posttraumatischen Belastungsstörungen im Rahmen der Angsterkrankungen eingeordnet, in der im deutschsprachigen Sprachraum üblichen ICD-10-Klassifikation werden sie zu den Belastungsstörungen gerechnet.

Epidemiologie ▶ Traumatische Erfahrungen sind häufig und oft Bestandteil eines normalen menschlichen Erfahrungshorizontes. Posttraumatische Belastungsstörungen treten mit einer Lebenszeitprävalenz von etwa 5–10% in der Allgemeinbevölkerung auf.

Klinisches Bild ▶ Für die Symptomatik sind 3 Bereiche kennzeichnend:
- wiederkehrende Erinnerung,
- Vermeidungsverhalten,
- Übererregbarkeit.

Bezüglich der Klassifizierung der unterschiedlichen Traumata wird zwischen akuten und chronischen, kurzfristig anhaltenden und über lange Zeit anhaltenden unterschieden. Die Patienten sind durch die wiederkehrenden und oft eindringlichen Erinnerungen an das traumatische Ereignis in ihrem psychosozialen Funktionsniveau oft erheblich beeinträchtigt. Träume, Alpträume mit Nachhallerinnerungen (Flashbacks), Übererregbarkeit mit Vigilanzsteigerung, Schreckhaftigkeit und Schlaflosigkeit kommen ebenso vor wie Gleichgültigkeit gegenüber den Mitmenschen, soziales Rückzugsverhalten und Vermeiden von Aktivitäten oder Situationen, die an das Trauma erinnern. Angst, Panikattacken und komorbide depressive Verstimmungen können bei persistierender Symptomatik auftreten. Alkohol oder sedierende Medikamente werden nicht selten vom Patienten eingesetzt, mit der Gefahr der Abhängigkeitsentwicklung. Nicht selten kommt es bei Patienten zur sekundären Traumatisierung infolge der ablehnenden, beschuldigenden oder unverständlichen Reaktionen der Umwelt.

> ❗ Im Umgang mit oder bei der Behandlung von traumatisierten Patienten ist Folgendes dringend zu berücksichtigen: Als behandelnder Arzt müssen wir uns vergegenwärtigen, dass für den Patienten das Trauma ein derartig einschneidendes Erlebnis ist, dass nichts mehr für ihn so ist, wie es vor dem Trauma war, und dennoch sein Leben unverändert weitergehen muss.

Therapie ▶ Die therapeutischen Bemühungen müssen darauf abzielen, dem Patienten zu helfen, das Trauma in sein weiteres Leben zu integrieren, ihn wieder handlungsfähig werden zu lassen und ihm Gefühle der Sicherheit zu geben. Von vornherein muss bedacht werden, dass dies ein Prozess ist, der Zeit benötigt. Meist sind spezifische Traumabehandlungen notwendig. Hier ist besonders die Technik des EMDR (Eye Movement Desensitization and Reprocessing) zu erwähnen. Dies ist eine imaginative Methode der Traumatherapie. Sie ist eingebettet als Baustein im Rahmen eines komplexen Gesamtbehandlungsplans der verschiedenen Traumatherapien. Als Faustregel kann gelten: Je früher eine Psychotherapie nach einem traumatischen Vorfall begonnen wird, desto kürzer dauert sie an; je länger der Vorfall zurückliegt, desto größer wird die Wahrscheinlichkeit, dass sich das Trauma bereits verfestigt, entsprechend länger wird die Therapie andauern. Es sollte darauf geachtet werden, dass der Psychotherapeut eine Ausbildung in Traumatherapie hat. Neben der bereits erwähnten Technik des EMDR kommen in der Psychotherapie kognitive und verhaltenstherapeutische Verfahren zum Einsatz, medikamentös sind SSRI gut untersucht und deren Wirksamkeit belegt. Bei Alpträumen und Schlafstörungen ist nach klinischer Erfahrung Trimipramin gut wirksam.

Bezüglich der neurobiologischen und pathophysiologischen Mechanismen wird auf das Kapitel der Angststörungen verwiesen, weil die neurobiologischen, biochemischen und psychophysiologischen Veränderungen ähnlich sind.

12.7 Angststörungen F40, F41

- ▶ **Symptome:**
  - **Panikstörung:** paroxysmale heftige Angstattacken, Atemnot, Schwindel, Herzrasen, Schwitzen, Entfremdungsgefühl, sekundäres Vermeidungsverhalten
  - **Agoraphobie:** Angst, aus dem Haus zu gehen, sich in Menschenmengen zu begeben, öffentliche Plätze zu besuchen, eingeengt zu werden
  - **soziale Phobie:** Angst vor sozialen Kontakten, Vermeidungsverhalten, sozialer Rückzug
  - **spezifische Phobie:** umschriebene Ängste, z. B. vor Umweltsituationen, medizinischen Behandlungen, einengenden Situationen
  - **generalisierte Angststörung:** vermehrte Muskelanspannungen, Kopfschmerzen, Schwindel, Zukunftsängste, innere Katastrophenhaltung, Reizbarkeit
- ▶ **Diagnostik:** Ausschluss organischer und neurologischer Erkrankungen, Anamnese (Situationsanalyse, Angsthierarchien, Vermeidungsverhalten)
- ▶ **Therapie:** medikamentöse Behandlung (SSRI), Psychotherapie (Verhaltenstherapie)

> Grundsätzlich ist zu berücksichtigen, dass Angst als Alarmsystem eine sinnvolle und lebensnotwendige Einrichtung ist und sie uns ermöglicht, in Gefahrensituationen schnell zu handeln. Ein Leben ohne Angst ist nicht möglich. Die körperlichen Reaktionen bei Angst, die der Steuerung des sympathischen Nervensystems unterliegen, sind Herzfrequenzbeschleunigung, Hyperventilation, vermehrtes Schwitzen, Muskelanspannung und weite Pupillen. Sie sind Folge der vermehrten Ausschüttung von Noradrenalin und Adrenalin. Oft kommt es bei den Patienten zu Fehlinterpretationen dieser körperlichen Reaktionen.

Normale Ängste ▶ Je nach Lebensalter sind normale Ängste zu unterscheiden, so beispielsweise die Achtmonatsangst (Fremdeln), Trennungsängste im Alter vom 8. bis zum 24. Lebensmonat, Ängste vor Blitz, Donner und Hexen im Alter von 2–4 Jahren und Ängste vor Erkrankungen und Tod im Schulalter. Üblicherweise sistieren diese genannten entwicklungsabhängigen Ängste von allein und bedürfen keiner Behandlung. Sind keine altersentsprechenden Bewältigungsstrategien entwickelt worden, so können diese Ängste in spätere Entwicklungsstufen hinein persistieren und bedürfen der Behandlung.

Angststörungen ▶ Im Erwachsenenalter werden verschiedene Angststörungen unterschieden:
- Panik,
- Agoraphobie,
- soziale Phobie,
- spezifische Phobie,
- generalisierte Angststörung.

Auf die posttraumatischen Belastungsstörungen ist bereits eingegangen worden, die Zwangsstörungen, die auch ein Ausdruck der Angst sind, werden separat aufgeführt.

Infolge der Angststörung kann es zur Beeinträchtigung im Bereich des Berufs und der Familie kommen.

Angstreaktionen sind im Laufe der Evolution ein nützlicher Mechanismus gewesen, um Gefahren abzuwehren. Neurobiologische und neurophysiologische Untersuchungen zeigen, dass die Amygdala die Hauptschaltstelle von Angst und Furcht sind, mit Verbindung zur HPA-Achse und entsprechenden hormonellen Reaktionen.

Ätiologie ▶ Neben einer erhöhten Vulnerabilität als Ausdruck erhöhter Angstbereitschaft, Vorliegen äußerer Belastungsfaktoren, einschließlich traumatischer Erlebnisse, und zusätzlichem Modelllernen sind verschiedene neurobiologische Veränderungen im Neurotransmitterstoffwechsel zu diskutieren. Angststörungen sind somit ein Ergebnis von Wechselwirkungen psychischer, familiärer und sozialer Faktoren auf dem Boden einer biologischen Veranlagung. Zu den biologischen Faktoren zählen vererbte Vulnerabilität, erhöhtes Angstbereitschaftspotenzial, erhöhte Aktivität in den Amygdala und Überempfindlichkeit auf körperliche Sensationen bei Dysfunktion des präfrontalen Kortex. Psychologische Faktoren, wie unzureichende Vermittlung von Bewältigungsstrategien bei Angstsituationen durch die Eltern, traumatische Ereignisse, insbesondere innerfamiliäre Gewaltanwendung, sexuelle Traumatisierung, früher Tod eines Elternteils und Trennungserfahrungen sowie unsichere Bindungen zwischen Mutter und Kind, und kognitive Modelle zur Fehldeutung körperlicher Symptome werden angenommen. Oft entsteht im Laufe der Angststörung ein Teufelskreis, in dem normale körperliche Reaktionen fehlgedeutet werden, infolgedessen es zu einer ängstlichen Wahrnehmung der Körperreaktionen kommt, mit entsprechender Verstärkung bis zum Ablauf einer Panikattacke.

12.7 Angststörungen

■ Die verschiedenen Erscheinungsformen der Angst

Panikstörungen F41.0

Darunter sind episodische auftretende paroxysmale heftige Angstzustände zu verstehen, die mit Atemnot, Schwindel, Mundtrockenheit, Herzrasen, Schweißausbruch, Schluckbeschwerden, Übelkeit, Bauchschmerzen, Taubheitsgefühlen, Entfremdungsgefühlen (Derealisationen) und Depersonalisation sowie Angst zu sterben und Angst, die Kontrolle zu verlieren, sowie Angst, verrückt zu werden und die Selbstbeherrschung zu verlieren, einhergehen können. Initial ist oft kein auslösender Stimulus eruierbar, im Laufe der Zeit werden jedoch bei ausgeprägter Erwartungsangst die Angstattacken häufiger. Oft kommt es zum sekundären Vermeidungsverhalten. Differenzialdiagnostisch müssen Herz- und Lungenerkrankungen, Epilepsie, Hypoglykämien, Schilddrüsendysfunktion, Nebenwirkungen von Medikamenten sowie Alkohol-, Koffein- und Drogenabusus ausgeschlossen werden. Der Verlauf ist durch die Angst vor der Angst im Sinne eines Teufelskreises der Angst mit entsprechenden Vermeidungsstrategien gekennzeichnet. Oft kommt es zu erheblichen Einschränkungen der Lebensqualität. Der Patient muss über Verlauf der Panikattacke informiert werden. Neben einer verhaltenstherapeutischen Intervention kommt die psychopharmakologische Therapie mit SSRI und SSNRI (Venlafaxin) infrage.

> Auf Benzodiazepine sollte wegen des erhöhten Abhängigkeitsrisikos nach Möglichkeit verzichtet werden.

**Agoraphobie F40.0 ohne Panikstörung,
Agoraphobie mit Panikstörung F40.01**

Bei der Agoraphobie hat der Patient Angst, das Haus zu verlassen, in Geschäfte zu gehen, sich in eine Menschenmenge zu begeben, selbstständig zu reisen und öffentliche Plätze zu besuchen. Inhalte der Ängste sind, eingeengt zu werden und sich nicht sofort aus der Situation zu entfernen. Meist werden Kompensationen, wie Sitzen am Rand oder in Türnähe oder grundsätzlich nur in Begleitung hinausgehen, durchgeführt. Mit jedem Vermeiden wird die Angst verstärkt. Die Lebensqualität ist erheblich beeinträchtigt. Neben verhaltenstherapeutischen Maßnahmen kommen medikamentöse Versuche mit SSRI, SSNRI (Venlafaxin) oder MAO-Hemmern infrage.

Soziale Phobie F40.1

Bei der sozialen Phobie ist die Abgrenzung zu extremer Schüchternheit vorzunehmen, die Grenze ist meist fließend. Die soziale Phobie ist gekennzeichnet durch die Angst der Patienten vor sozialen Kontakten. Soziale Situationen werden entsprechend gemieden, es kommt zur erheblichen Lebenseinschränkung, die Patienten leiden selber unter der sozialen Kontaktarmut. Angst auslösende Situationen bei der sozialen Phobie sind z. B. im Mittelpunkt stehen (eine Rede halten, ein Gedicht aufsagen, sich in der Schule melden), etwas schreiben, wenn andere dabei zuschauen, in der Öffentlichkeit sprechen, Fremden vorgestellt werden, Fremde ansprechen, mit anderen essen gehen, in einem Streit die eigene Meinung vertreten, mit Fremden telefonieren, eine Verabredung treffen, Partys besuchen oder eine Feier gestalten. Die soziale Phobie fängt oft im Jugendalter an. Sie führt zu erheblichen Einschränkungen sowohl im privaten als auch im beruflichen Bereich. Oft ist sie komorbid mit Depressionen und Alkoholabhängigkeit. Medikamentös ist der Einsatz von Venlafaxin, Paroxetin oder Moclobemid möglich.

Spezifische (isolierte) Phobien F40.2

Unter den spezifischen Phobien sind umschriebene Ängste zu verstehen, und zwar vor bestimmten Dingen, Umweltsituationen (Höhen, Wasser), Gegenständen (Spritzen, Blut), Situationen (Brücken, Tunnel, Fahrstühle) oder Handlungen (Fliegen, Klettern). Phobien sind weit verbreitet. Fast jeder Mensch kann eine Phobie haben. Krankheitswert ist nur dann gegeben, wenn die Phobien zu einer Beeinträchtigung im Lebensalltag führen. Häufige Phobien sind auf Tiere (Ratten, Spinnen, Kakerlaken, Schlangen), Umweltphänomene (Höhen, Dunkelheit, Gewitter, Stürme), medizinische Behandlungen (Spritzen, Zahnarzt, Blut sehen) oder einengende Situationen (Flugzeug, Aufzug) gerichtet. Sind die Phobien ausgeprägt, so werden lebensnotwendige Handlungen nicht mehr möglich sein, die Patienten geraten zunehmend in Vermeidungsreaktionen, was ihr Leben sowohl familiär als auch beruflich so sehr einschränkt, dass eine Behandlung notwendig ist.

Generalisierte Angststörung F41.1

Die generalisierte Angst ist eine dauerhafte Grundbefindlichkeitsstörung, die mit vermehrten körperlichen Beschwerden, wie Muskelanspannungen, Spannungskopfschmerzen, Zittern, Herzrasen, Schwindel und Nervosität, einhergehen kann. Die Patienten klagen über Zukunftsängste und Befürchtungen, sie leben ständig in einer „inneren Katastrophenhaltung". Sie haben Sorgen, dass ein Unglück passiert (Unfall, Krankheit, Tod), sie leiden an Konzentrationsstörungen, Reizbarkeit, Einschlafstörungen, Verspannungen, unzureichender Entspannungsfähigkeit, Schwindel, Schmerzen, Mundtrockenheit, vermehrtem Schwitzen und Herzrasen. Die generalisierte Angststörung beginnt oft in Kindheit und Jugend. Komorbid sind Depressionen. Sekundärer Alkohol- und/oder Drogenabusus als ungeeignete Selbstbehandlungsversuche sind möglich. Medikamentös kommen Antidepressiva infrage. Auch eine Psychotherapie, schwerpunktmäßig eine kognitive Verhaltenstherapie, kommt zum Einsatz. Entspannungsverfahren sollten adjuvant angewandt werden.

■ Differenzialdiagnose der Angst

Angst kann Symptom anderer psychiatrischer Erkrankungen sein bzw. in deren Rahmen auftreten, so beispielsweise bei Depressionen, Suizidalität, Alkohol- und Drogenabhängigkeit. Auch kommt es zu Überschneidungen der verschiedenen Angststörungen, z.B. gemeinsames Auftreten von Panikattacken und generalisierter Angststörung oder soziale Phobie vergesellschaftet mit generalisierter Angststörung. Im Rahmen einer depressiven Episode sind Angst und Panikattacken häufig. Depressionen treten auch mit der sozialen Phobie häufig gemeinsam auf. Alkohol- und/oder Drogenmissbrauch führen ebenfalls zu Ängsten. Marihuana- und Haschischkonsum können Panikattacken auslösen. Bei Entzugsbehandlungen von Alkohol, Opiaten und Benzodiazepinen kann es zu Ängsten kommen. Im Rahmen von Psychosen (z.B. Schizophrenie) können Ängste auftreten, besonders dann, wenn Wahnsymptome (z.B. Verfolgungswahn) bestehen. Bei der Borderline-Störung (s. dort) ist das Auftreten von Ängsten, besonders Panikattacken und Agoraphobie, möglich. Körperliche Erkrankungen – wie beispielsweise Hypoglykämie, Eisenmangel, Morbus Cushing, Mononukleose, Hyperthyreose, Hypokalziämie, intermittierende Porphyrie, Karzinoid, Synkopen, kardiale Arrhythmien, Angina pectoris, Herzinfarkt und Phäochromozytom und viele mehr – können zu Ängsten führen. Bei den neurologischen Erkrankungen sind besonders Temporallappenepilepsie, Migraine accompagnée, multiple Sklerose, zentrale AIDS-Manifestation, Vaskulitiden und neurodegenerative Erkrankungen des zentralen Nervensystems, die mit Ängsten auftreten, zu erwähnen. Entsprechende internistische, laborchemische und neurologische Untersuchungen, gegebenenfalls mit Bildgebung, sind erforderlich.

Bei der Diagnostik der Angststörung sind die Anamnese mit der typischen Situationsanalyse sowie Selbstbeobachtungs- und Symptomfragebogen wegweisend. Die Protokollierung von Häufigkeit, Dauer, Auslösern, begleitenden Gefühle und Gedanken, Angsthierarchien, Vermeidungsverhalten und Folgen ist sinnvoll.

◄ Diagnostik

Bei der Behandlung sind medikamentöse Verfahren und Psychotherapie sowie Selbstmanagement zu unterscheiden. Neben einer ausführlichen Information und Aufklärung über Angstentstehung, Angstreaktion und Ablauf der Angst ist ein Selbstmanagement mit Angst- und Vermeidungstagebüchern hilfreich.

◄ Therapieelemente

An Psychotherapieformen hat sich die kognitive Verhaltenstherapie bewährt, ferner der Einsatz von Expositions- und Konfrontationsverfahren, insbesondere bei den phobischen Ängsten. Die erfolgversprechendste Methode bei phobischen Ängsten ist die Exposition. Diese kann graduell oder gestuft erfolgen. Auch eine Überflutung (Flooding) im Sinne einer massierten Konfrontation ist möglich. Dieses Verfahren sollte jedoch nicht bei Kindern oder Jugendlichen angewandt werden. Ferner kommen systematische Desensibilisierung und Entspannungstechniken, autogenes Training und progressive Muskelrelaxation nach Jacobson bei Phobien zum Einsatz. Bei Panikstörungen ist die kognitive Verhaltenstherapie mit kognitiver Umstrukturierung, Aufdecken automatischer Gedanken und Fehlinterpretationen körperlicher Reaktionen sinnvoll. Bei der generalisierten Angststörung kommen ebenfalls kognitive Techniken und Entspannungsverfahren zum Einsatz. Bei der sozialen Phobie sind Konfrontation in Gedanken, soziales Kompe-

◄ Psychotherapie

tenztraining, Selbstsicherheitstraining und Erlernen sozialer Fertigkeiten Mittelpunkte der Therapie.

Pharmakotherapie ▶ Die medikamentöse Behandlung der Angststörungen setzt an der gestörten Neurotransmitterfunktion an, insbesondere des Serotoninsystems. Zum Einsatz kommen trizyklische Antidepressiva, SSRI oder SSNRI. SSRI und SSNRI sind im Vergleich zu den trizyklischen Antidepressiva mit weniger unerwünschten Arzneimittelwirkungen behaftet, sodass sie bevorzugt eingesetzt werden sollten und heute als Mittel der ersten Wahl gelten können.

> ! Benzodiazepine sind zwar wirksam, wegen der Gefahr der Abhängigkeitsentwicklung aber nur zur akuten Behandlung oder zur kurzfristigen Anwendung geeignet.

Beispiele der medikamentösen Behandlung:
- Bei der Panikstörung können Citalopram (20–60 mg/Tag), Escitalopram (10–20 mg/Tag), Venlafaxin (75–225 mg/Tag). Fluoxetin (20–40 mg/Tag), Fluvoxamin (30–300 mg/Tag) oder Paroxetin (20–60 mg/Tag) eingesetzt werden. Alternativ stehen die älteren trizyklischen Antidepressiva, wie Imipramin (100–200 mg/Tag) oder Clomipramin (150 mg/Tag), zur Verfügung.
- Bei der generalisierten Angststörung wird Venlafaxin (75–225 mg/Tag) oder Paroxetin (20–60 mg/Tag) eingesetzt, ferner Imipramin (75–200 mg/Tag).
- Bei der sozialen Phobie kommen Venlafaxin (75–225 mg/Tag), Buspiron (15–60 mg/Tag), Paroxetin (20–60 mg/Tag), Moclobemid (600 mg/Tag) zur Anwendung.

> ! Hinzuweisen ist darauf, dass Antidepressiva ausreichend lange und ausreichend hoch dosiert gegeben werden müssen, um Therapieeffekte zu erreichen.

Unerwünschte ▶ Auf entsprechende unerwünschte Arzneimittelwirkungen durch
Arzneimittelwirkungen SSRI und SSNRI – wie Übelkeit, Erbrechen, sexuelle Störungen, Unruhe, Gewichtsabnahme, Appetitminderung und Kopfschmerzen – ist der Patient hinzuweisen (s. Kap. 7). Bei trizyklischen Antidepressiva kann es zu Müdigkeit, Mundtrockenheit, Sehstörungen, Obstipation, Appetitssteigerung mit Gewichtszunahme, EKG- und Blutbildveränderungen sowie Blutdruckabfall mit orthostatischen Problemen mit Sturzgefahr (insbesondere bei älteren Patienten) kommen.

Ergänzende Maßnahmen, wie Sporttherapie (Jogging) und progressive Muskelrelaxation nach Jacobson, sollten angewandt werden.

12.8 Zwangsstörung F42

- **Symptome:** wiederkehrende, sinnlose Zwangsgedanken und/oder Zwangshandlungen, Komorbidität mit Depressionen häufig, bei Hindern an Zwangshandlungen Auftreten von Angst
- **Diagnostik:** Exploration, Situationsanalyse, Fremdanamnese (Einbezug der Angehörigen in die Zwangsrituale?)
- **Therapie:** medikamentöse Behandlung mit SSRI (**Cave:** längere Behandlungsdauer und höhere Dosierungen nötig als bei der Depression!), Verhaltenstherapie (Konfrontation, Exposition, Flooding, Desensibilisierung)

◄ **Klinisches Bild**

Zwangsstörungen sind gekennzeichnet durch wiederkehrende, für den Patienten sinnlos erscheinende Zwangsgedanken, Zwangsimpulse oder Zwangshandlungen. Der Beginn kann in der Kindheit liegen oder im frühen Erwachsenenalter. Die Patienten sind infolge der Zwangsgedanken oder der Zwangshandlungen sehr gequält. Komorbid treten häufig depressive Verstimmungen auf. Oft werden in die Zwangshandlungen die Familienangehörigen einbezogen, was für diese eine extreme Belastung darstellt. Ein gewisses Maß an Kontrolle ist für alle Menschen üblich und sinnvoll. Strukturierende und ordnende Verhaltensweisen sind bis zu einem gewissen Grad positiv und wünschenswert. Bei Zwangsstörungen ist es jedoch zu einer Steigerung der üblichen Kontrollen gekommen, sie schränken den Patienten im Lebensalltag so sehr ein, dass oft Familie und Beruf darunter leiden. Hindert man Patienten an der Ausübung ihrer Zwangsgedanken oder Zwangshandlungen, so kommt es zu Ängsten. Insofern kann die Zwangsstörung als eine Form der Angststörung betrachtet werden. Zwangsgedanken können beispielsweise sein: zwanghaftes Zweifeln („Habe ich das Fenster geschlossen?") oder zwanghafte Impulse (Angst, laut loszuschreien) sowie zwanghafte Vorstellungen oder Bilder (beispielsweise sexueller oder aggressiver Inhalt). Inhalte von Zwangsgedanken betreffen die Verschmutzung, die Ansteckung, die Kontrolle, magische Einstellungen und aggressive Impulse. Oft entsteht aus den Zwangsgedanken heraus Vermeidungsverhalten, z. B. Meiden von öffentlichen Toiletten, Arztbesuchen, Krankenhäusern etc. Die häufigsten Zwangshandlungen sind Waschzwänge und Kontrollzwänge. Eine hohe Komorbidität gibt es zwischen Zwangsstörungen und Depressionen, ferner zwischen Zwangsstörungen und dem Gilles-de-la-Tourette-Syndrom (gleichzeitiges Auftreten von motorischen und vokalen Tics).

Entstehungsbedingung ist, ähnlich wie bei der Angsterkrankung, eine erhöhte Vulnerabilität mit einer zusätzlichen Belastung in der Lebensgeschichte als Auslösung. Bei Zwangsstörungen besteht ein hoher genetischer Anteil.

◄ **Ätiologie**

Einzelne Störungsbilder

Diagnostik ▶ Zur Diagnostik gehören neben der Exploration gegebenenfalls psychologische Untersuchungen und der Einsatz von Fragebögen. Eine Fremdanamnese sollte ergänzt werden, um Aufschluss darüber zu bekommen, wie sehr die Angehörigen in die Zwangsrituale einbezogen werden.

Differenzialdiagnose ▶ Differenzialdiagnostisch ist eine zwanghafte Persönlichkeitsstörung abzugrenzen; hier leiden die Betroffenen im Gegensatz zur Zwangsstörung nicht unter ihrer Überkorrektheit und ihrem Kontrollbedürfnis. Ferner sind Psychosen abzugrenzen.

Therapie ▶ Die Behandlung der Zwangsstörungen ist zum einen eine medikamentöse mit SSRI, zum anderen wird eine Verhaltenstherapie eingesetzt, und zwar zum Abbau der Vermeidungsstrategien und zur Konfrontation mit dem angstauslösenden Reiz. Expositionstraining, Reizüberflutung (Flooding), Erlernen des Gedankenstopps, Selbstinstruktionstraining, Desensibilisierung und Erlernen sozialer Fertigkeiten sind verhaltenstherapeutische Techniken, die bei Zwangsstörungen zur Anwendung kommen. Der Einbezug von Angehörigen ist sinnvoll, insbesondere dann, wenn sie in die Zwangsrituale einbezogen sind. Zur medikamentösen Behandlung stehen verschiedene Medikamente zur Verfügung, z. B. Clomipramin (150–300 mg/Tag), Paroxetin (40–60 mg/Tag), Fluoxetin (40–80 mg/Tag), Fluvoxamin (150–300 mg/Tag), Sertralin (50–200 mg/Tag) oder Citalopram (20–60 mg/Tag).

> ! Berücksichtigt werden muss, dass bei der medikamentösen Behandlung der Zwangsstörungen die Behandlungsdauer bis zum Wirkungseintritt länger ist als bei der Therapie der Depression (Wirkungseintritt meist erst nach 6–10 Wochen). Oft ist eine höhere Dosis der erwähnten Antidepressiva notwendig.

Auf die entsprechenden unerwünschten Arzneimittelwirkungen der SSRI muss der Patient hingewiesen werden (s. Kap. 7). Ob Buspiron oder Lithium einen zusätzlichen Effekt haben, ist noch nicht gesichert. Eine Kombination aus medikamentöser Behandlung und Verhaltenstherapie scheint von Vorteil zu sein. Bei komorbider Störung in Form des Gilles-de-la-Tourette-Syndroms ist dieses gesondert zu behandeln.

12.9 Schizophrenie F20.0

- **Symptome:** Positivsymptome (Wahnsymptome, Halluzinationen, Ich-Erlebnis-Störungen, Fremdbeeinflussungserlebnisse, Denkzerfahrenheit, Erregung), Negativsymptome (Sprachverarmung, Energielosigkeit, Gefühlsarmut, Konzentrationsstörungen, Antriebsstörungen, sozialer Rückzug)
- **Diagnostik:** Anamnese und Fremdanamnese (Medikamenten- und Drogenkonsum), neurologische und internistische Untersuchung, Bildgebung, Labordiagnostik, eventuell Lumbalpunktion (Ausschluss hirnorganischer Erkrankungen)
- **Therapie:** medikamentöse Behandlung (mit Antipsychotika akut, Erhaltungstherapie, Rezidivprophylaxe), Psychotherapie und sozialtherapeutische Maßnahmen, Rehabilitationsmaßnahmen, Einbezug von Angehörigen, Psychoedukation des Patienten und seiner Angehörigen

In der Meinung der Öffentlichkeit wird die Schizophrenie oft gleichgesetzt mit „die psychiatrische Erkrankung schlechthin", obwohl schizophrene Erkrankungen nicht so häufig sind wie beispielsweise Depressionen oder Angsterkrankungen. Die Schizophrenie ist mit vielen Vorurteilen und irrigen Annahmen behaftet, häufig kommt es dadurch zur Stigmatisierung der Patienten und ihrer Angehörigen. Infolgedessen entsteht meist eine weitere soziale Isolation, was unter Umständen den Krankheitsverlauf ungünstig beeinflusst. Wegen des frühen Erkrankungsbeginns ist die Schizophrenie eine Erkrankung, die zu erheblichen sozialen Beeinträchtigungen und zur Einbuße an Lebensqualität führt. Umso wichtiger sind die Früherkennung und die rechtzeitige Behandlung. Meist ist der Einbezug der nahen Familienangehörigen unabdingbar, die komplexe Behandlung setzt in der Regel eine fachärztliche Inanspruchnahme voraus.

◀ **Krankheitsbild**

Unter einer schizophrenen Psychose werden psychiatrische Erkrankungen zusammengefasst, die das Denken, die Überzeugungen, die Wahrnehmungen, die Emotionen und den Antrieb beeinflussen und auch meist beeinträchtigen. Häufig zeigen sich Denk- und Sprachstörungen, es kommt zum gelockerten Gedankengang, die Verknüpfungen von Ausdruck, Gefühlen und Denkinhalten sind oft nicht mehr kongruent, der Bezug zur Wirklichkeit ist in der Psychose verloren gegangen. Es muss zwischen Positiv- und Negativsymptomen unterschieden werden. Unter **Positivsymptomen** werden Wahnsymptome (Wahnerlebnisse und Wahnstimmung), Halluzinationen (Sinnestäuschungen), psychotische Ich-Erlebnis-Störungen und Fremdbeeinflussungserlebnisse, Denkzerfahrenheit, Erregung und Anspannung verstanden (positiv ist hier im Sinne von „es ist etwas zusätzlich da" gebraucht). **Negativsymptome** sind Sprachverarmung, Verarmung an Gefühlen, Energielosigkeit, Antriebslosigkeit, Freudlosigkeit, Konzentrationsstörungen sowie Kontaktschwierigkeiten mit fehlender oder geringer sozialer Interaktion (negativ ist hier im Sinne von „weniger vorhanden als üblich" gebraucht). Die Negativsymptome sind oft im Vorstadium bereits vorhanden. So genannte Prodromi sind depressive Verstimmungen, Ängste, Konzentrationsminderung, vermindertes Selbstvertrauen, verminderte Energie, Leistungsabfall und unzureichender Antrieb. Diese **Prodromalsymptome** führen bereits zur sozialen Beeinträchtigung, beispielsweise am Arbeitsplatz oder im Rahmen der schulischen Entwicklung. Oft werden diese Vorpostensymptome nicht erkannt, sie sind schwierig zu diagnostizieren, andererseits für das frühzeitige Erkennen und die Einleitung entsprechender Therapien immens wichtig. Diese Prodromalsymptome gehen der psychotischen Symptomatik unter Umständen um Jahre voraus.

■ Die Symptome im Einzelnen

Denkstörungen

Formale Denkstörungen ▶

Darunter werden Symptome verstanden, die sich in einer Verlangsamung des Gedankengangs bemerkbar machen. Oft berichten die Patienten, ihre Gedanken würden plötzlich abreißen oder abbrechen. Den Patienten fällt eine kognitive Abstraktion schwer, sie haften am Konkreten. Oft kommt es zu gelockerten Assoziationen, Patienten greifen ohne Sinnzusammenhang Worte aus einem Gespräch heraus, fügen spontane Einfälle dazu, es kann zu einer Aneinanderreihung von Worten kommen, die keine Logik mehr erkennen lassen; es wird dann von „Denkzerfahrenheit" gesprochen. Es kann zu Gedankensperren kommen, der Patient ist mit seinem Innenerleben so beschäftigt, dass er nicht mehr in der Lage ist, mit der Umwelt in Kommunikation zu treten. Ferner können Sprachstörungen auftreten und Wortneuschöpfungen (Neologismen) verwendet werden.

Wahnvorstellungen ▶
(inhaltliche Denkstörungen)

Häufig treten bei Patienten mit schizophrenen Psychosen Wahnvorstellungen auf. Unter „Wahn" wird eine krankhafte **Fehlbeurteilung der Realität** verstanden. Der Patient ist überzeugt, er hat eine Gewissheit, er überprüft seine Wahrnehmungen nicht mehr in der Realität. Er hält an seiner fehlerhaften Überzeugung fest, auch wenn diese im Widerspruch zur Realität steht. Den Wahrheitsgehalt seiner Beobachtungen zu überprüfen, ist dem Patienten kein Bedürfnis. Unterschiedliche Wahninhalte, wie Krankheits-, Beziehungs- oder Größenwahn, kommen vor. Oft werden ganze Wahnsysteme gebildet, und vieles oder alles, was der Patient erlebt, wird in dieses System integriert. Oft geht diesem Wahn eine **Wahnstimmung** voraus. Belanglose Vorgänge bekommen eine geheimnisvolle Bedeutung, der Patient fühlt sich im Mittelpunkt allen Geschehens, er bezieht Äußerungen oder Zufälligkeiten auf sich. Unter **„Wahnwahrnehmungen"** werden Situationen verstanden, bei denen wirkliche Sinneseindrücke eine abnorme Bedeutung bekommen, beispielsweise „So wie der Arzt mir die Hand gegeben hat, wusste ich, dass ich bald sterben werde." Die häufigsten Wahnthemen sind Beeinträchtigungs-, Verfolgungs- und Beziehungswahn. Oft gehen sie mit ausgesprochen quälenden Ängsten einher. Die Wahnsymptome führen häufig in der Umgebung des Patienten – oft auch bei behandelnden Ärzten! – zu völliger Verständnislosigkeit und manchmal auch zu Ängsten.

12.9 Schizophrenie

◄ **Halluzinationen**

Optische, akustische oder taktile Halluzinationen sind häufig, viele Patienten leiden unter akustischen Halluzinationen, sie hören Stimmen, die sich über sie unterhalten oder ihnen Befehle oder Anweisungen erteilen, zum Teil ihr Handeln begleiten oder kommentieren. Auch dialogisierende Stimmen kommen vor. Der Patient ist davon überzeugt, diese Stimmen zu hören, er überprüft nicht die Realität. Bei befehlenden Stimmen kann es zu selbst- und/oder fremdschädigendem Verhalten kommen. Bei optischen Halluzinationen sieht der Patient Dinge, die nicht vorhanden sind, beispielsweise Gegenstände oder Personen, ganze Szenerien können wahrgenommen werden. Körpermissempfindungen (Zoenästhesien) oder taktile Halluzinationen sind oft aufgrund ihres bizarren Inhalts leicht zu erkennen (z. B. „Stromreize sind in meinem Darm"). Geruchs- und Geschmackshalluzinationen kommen ebenfalls vor.

◄ **Ich-Erlebnis-Störungen**

Darunter werden Störungen verstanden, bei denen der Patient das Gefühl für sein Ich verliert. Die Grenze zwischen ihm und der Umwelt scheint durchlässig geworden. Die Patienten fühlen sich von außen beeinflusst, erleben sich als Marionette, die von außen geführt oder gelenkt wird. Beispiele für Ich-Erlebnis-Störungen sind **Gedankeneingebung** („die Gedanken in meinem Kopf kommen aus dem Fernseher"), **Gedankenentzug** oder **Gedankenausbreitung**.

◄ **Erregung**

Viele Patienten fühlen sich innerlich ausgesprochen unruhig, erregt und angespannt. Sie erleben große Angst und Ratlosigkeit, im Rahmen dessen kann es zu plötzlich auftretenden äußerlichen Erregungen kommen. Schwerste Zustände von Erregung (Katatonie) oder Bewegungsstarre (Stupor) können vorkommen.

◄ **Negativsymptome**

Zu den Negativsymptomen gehören unter anderem Sprachverarmung, Affektverflachung und Depressionen. Viele Patienten werden in ihrer Sprache wortkarg, das Gespräch mit ihnen gestaltet sich mühsam und zähflüssig. Die Gefühle verflachen, es kommt zu Einschränkungen der Affektmodulation und der Affektreaktionsfähigkeit. Viele Patienten beklagen Freudlosigkeit, erleben das Gefühl „der Leere", fühlen sich „ausgebrannt". Vielfach entsteht eine Depression mit Mut- und Hoffnungslosigkeit und vermehrtem Grübeln. Antriebsstörungen mit Mangel an Energie sowie eine entsprechende Vernachlässigung im sozialen Bereich, sei es im Beruf oder in der Familie oder selbst in der Körperpflege, können die Folgen sein. Oft kommt es zur sozialen Isolation, Kontakte zu anderen Menschen werden vermieden, eine soziale Deprivation mit Motivations- und Interessenverlust sowie Initiativlosigkeit sind die Folge. Insbesondere Symptome wie Antriebsmangel, Passivität und Interessenlosigkeit bestimmen das soziale Schicksal des Patienten. Bereits im frühen Stadium kann es zu kognitiven Defiziten, insbesondere Aufmerksamkeitsstörungen und Minderung der geistigen Leistungsfähigkeit, kommen. Die Patienten haben Probleme, ihre Konzentration zu fokussieren, sie sind vermehrt abgelenkt, sodass möglicherweise der soziale Rückzug der Patienten auch ein Schutz vor sie überflutenden Eindrücken oder Wahrnehmungen ist. Wie bereits erwähnt, führen die Negativsymptome zu sozialer Beeinträchtigung, Isolation und Antriebsstörungen mit Motivationsverlust. Die Reaktionen der Umwelt mit Unverständnis, Kritik, Vorwürfen und Ausgrenzung führt zum Teufelskreis der sozialen Isolation. Erschwerend für die Patienten ist im weiteren Verlauf die Erkenntnis, dass eine Heilung nicht möglich ist. Die Einschränkung der Lebensgestaltung und die unzureichende Integration im Berufsalltag infolge der zunehmend wirtschaftlich angespannten Situation führen häufig zur Verstärkung der ohnehin bestehenden Depression mit der Gefahr des Suizids.

> Hier ist grundsätzlich anzumerken, dass die frühzeitige Behandlung der Erkrankung von großer Wichtigkeit ist, insbesondere um die soziale Beeinträchtigung zu verhindern. Vorrangiges Ziel muss ein, dem Patienten einen Schulabschluss, eine Berufausbildung sowie eine weitgehend selbstständige Lebensführung, unter Umständen mit psychosozialer Unterstützung, zu gewähren.

■ Formen der Schizophrenie

Es gibt folgende Formen:
- paranoide Schizophrenie F20.0,
- hebephrener Typ F20.1,
- katatone Schizophrenie F20.2,
- undifferenzierte Schizophrenie F20.3,
- postschizophrene Depression F20.4,
- schizophrenes Residuum F20.5,
- Schizophrenia simplex F20.6.

Am häufigsten ist die **paranoid-halluzinatorische Form** mit einem Anteil von 60–80 %. Es herrschen paranoide (Wahn-)Erlebnisse) und Halluzinationen (Trugwahrnehmungen) vor. Häufig geht die paranoid-halluzinatorische Form mit Angst und dem Auftreten von Ich-Störungen einher.

Bei der **hebephrenen Form** ist charakteristisch, dass sie in der Jugendzeit beginnt. Im Vordergrund stehen Gefühlsstörungen, insbesondere eine „läppische" Grundstimmung; darunter wird eine oberflächliche, unangebrachte Heiterkeit oder Gleichgültigkeit des jungen Menschen verstanden. Die Patienten wirken unbekümmert, in Hinblick auf ihre Situation unangemessen heiter. Es kommt oft zu Denkstörungen und zu Auffälligkeiten im Sozialverhalten. Der Beginn dieser Verlaufsform ist über Jahre schleichend. Es treten häufig erhebliche Leistungseinbrüche auf. Dieser Verlaufstyp führt bei den jungen Menschen, die noch keinen Schul- oder Berufsabschluss haben, zu erheblichen Einbußen der Lebensqualität.

Beim **katatonen Verlaufstyp**, der selten ist, stehen Beeinträchtigungen der Bewegung im Vordergrund. Die Patienten verharren in bizarren und unnatürlichen Körperstellungen. Es kann zu einem großen Bewegungsdrang kommen. Im Rahmen der Katatonie kann ein Temperaturanstieg auftreten, begleitet von möglichen Elektrolytentgleisungen und Herz-Kreislauf-Störungen. Intensive medizinische Behandlungen werden notwendig, eventuell auch eine Elektrokrampftherapie.

Der **undifferenzierte Schizophrenietyp** ist sehr selten, hier herrscht kein Symptom vor.

Unter der **postpsychotischen Depression** wird eine länger anhaltende Depression mit Stimmungsminderung sowie Lust- und Freudlosigkeit verstanden, die nach einer psychotischen Episode auftritt. Sie kann Folge des psychotischen Erlebens sein oder als Trauerreaktion verstanden werden. Die Patienten sind nach einer psychotischen Episode in ihrem Selbsterleben verunsichert, sie haben die Erfahrung gemacht, sich nicht mehr auf ihre Wahrnehmungen verlassen zu können. Viele Patienten müssen die schmerzvolle und deprimierende Erfahrung machen, dass sie während der Psychose vom Partner, der Familie oder Arbeitskollegen isoliert worden sind und die Beziehungen keinen Bestand hatten.

Unter einem **schizophrenen Residuum** wird ein lang andauernder, oft nicht ausreichend therapierter schizophrener Zustand verstanden, bei dem eine Affektverflachung mit Antriebsminderung im Vordergrund steht.

Die **Schizophrenia simplex** ist eine Form der schizophrenen Psychose, die langsam schleichend beginnt und erst nach Jahren rückblickend als solche erkannt wird. Die typischen Symptome, wie Wahn, Halluzinationen oder Ich-Störungen, fehlen. Meist ist es zu einem „Knick in der Lebenslinie" gekommen, mit Aufgabe des Berufslebens und Vernachlässigung der Familie. Es handelt sich meist um Patienten, die völlig zurückgezogen leben.

■ Häufigkeit

Die schizophrene Erkrankung kommt in allen Ländern, Kulturen und Gesellschaften mit ähnlichen Symptomen und in ähnlicher Häufigkeit vor. Die Prävalenz beträgt etwa 1 %.

■ Klinisches Bild

Wie bereits erwähnt, ist im Vorfeld der akuten Psychose ein mehr oder weniger langes Prodromalstadium zu finden, das durch Depressivität, Energieverlust sowie zeitweiliges verzerrtes Wahrnehmen der Realität und des Erlebens gekennzeichnet ist, wobei Zustände von unauffälligem, gesundem Verhalten mit Zuständen, in denen es zu krankhaften Symptomen kommt, abwechseln. Meist vergehen mehrere Jahre in diesem Vorstadium, bis es schließlich zum Ausbruch einer akuten psychotischen Episode mit positiver Symptomatik, wie Wahn und Halluzinationen, kommt.

◂ **Vorstadium**

> ! Die Früherkennung des Prodromalstadiums ist besonders wichtig.

Infolge der Entwicklung guter Behandlungsoptionen in den vergangenen Jahrzehnten haben sich die Versorgungsmöglichkeiten bei schizophrenen Patienten deutlich gebessert. Insbesondere sind Dauer und Häufigkeit stationärer Behandlungen zurückgegangen.

12 Einzelne Störungsbilder

Verlaufstypen ▶ Unterschiedliche Verlaufstypen kommen vor. Bei etwa 22% der Patienten kommt es nur zu einer psychotischen Episode, ohne dass im weiteren Verlauf eine Einschränkung auftritt. Bei etwa 35% der Betroffenen kommt es zu mehreren Episoden, die zu keiner Einschränkung führen, bei 8% zu mehreren Episoden und gleichbleibender Einschränkung. Bei 38% der Patienten treten mehrere Episoden mit zunehmender Einschränkung auf.

Psychotische Episode ▶ Dauer und Häufigkeit der einzelnen psychotischen Episoden sind sehr variabel und von der Therapie – insbesondere der medikamentösen Behandlung – abhängig. Die Positivsymptome, wie Wahn und Halluzinationen, die in der akuten psychotischen Episode für den Betreffenden selbst, aber auch für seine Angehörigen extrem beunruhigend und beängstigend sein können, sind gut medikamentös zu therapieren, während die Negativsymptome, die im Wesentlichen den weiteren Krankheitsverlauf der Schizophrenie bestimmen, oft schwieriger zu behandeln sind.

Soziale Folgen ▶ Am schwierigsten zu beeinflussen sind sicherlich die Folgen der sozialen Stigmatisierung und Etikettierung, in deren Rahmen es bei den Patienten häufig zum sozialen Abstieg kommt. Sie erreichen ihr prämorbides soziales Ausgangsniveau nicht mehr, sind oft in ihrem alten Beruf nicht reintegrationsfähig.

Günstiger Verlauf ▶ Kriterien für einen günstigen Verlauf sind:
- ▶ Die erste Krankheitsepisode war kurz.
- ▶ Es gab bisher wenige Episoden in der Vergangenheit.
- ▶ Vor der Erkrankung war der Patient in seinen sozialen Beziehungen und im Beruf gut integriert.
- ▶ Es traten überwiegend Positiv- und wenige oder keine Negativsymptome auf.
- ▶ Der Patient ist verheiratet und weiblichen Geschlechts (hormonelle Einflüsse scheinen einen protektiven Faktor darzustellen).
- ▶ Zwischen Ausbruch der Psychose und Behandlungsbeginn lag nur wenig Zeit.
- ▶ Es besteht ein familiärer Zusammenhalt. In der Familie herrscht eine freundliche Familienatmosphäre mit wenig Kritik und Ablehnung sowie wenig Überfürsorglichkeit.
- ▶ Der Patient ist krankheitseinsichtig und behandlungsbereit, zeigt somit eine hohe Compliance.

Ungünstiger Verlauf ▶ Für einen ungünstigen Verlauf sprechen:
- ▶ sehr junges Ersterkrankungsalter,
- ▶ schleichender Beginn der Erkrankung,
- ▶ lediger Patient,
- ▶ Zugehörigkeit zum männlichen Geschlecht,
- ▶ unzureichende soziale und berufliche Anpassung vor Ausbruch der Erkrankung, fehlende Schul- und Arbeitsleistungen vor Erkrankung,
- ▶ Schizophrenie bei Angehörigen,
- ▶ lange Krankheitsdauer,
- ▶ Psychose lange Zeit unbehandelt,
- ▶ vor Ausbruch der schizophrenen Erkrankung Substanzmissbrauch,

12.9 Schizophrenie

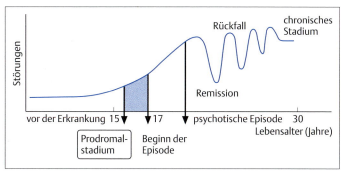

Abb. 12.1 Entwicklungsstadien der Schizophrenie (aus: 2004, Schäfer U, Rüther E. Schizophrenie – eine Krankheit – kein Unwort. ABW Wissenschaftsverlag, Berlin).

▸ zusätzlich zur Schizophrenie bestehende andere psychische Krankheiten,
▸ Familienatmosphäre durch ablehnende Kritik, Feindseligkeit oder Überfürsorglichkeit gekennzeichnet.

> Hervorzuheben ist, dass ein ungünstiges Familienklima oder Überfürsorglichkeit den Verlauf ungünstig beeinflussen kann. Feindseliges Verhalten auf der einen, aber auch Überfürsorglichkeit auf der anderen Seite erhöhen das Rückfallrisiko (Abb. 12.1).
> Bezüglich der Prognose quod vitam ist auf das erhöhte Suizidrisiko zu achten. Aus diesem Grund ist es oberstes Gebot, die begleitende Depression möglichst frühzeitig zu erkennen und zu behandeln.

■ Diagnostik und Ausschluss organischer Erkrankungen, die zu psychotischen Symptomen führen können

Neben Anamnese und Fremdanamnese ist eine körperliche (internistische und neurologische) Untersuchung notwendig, ferner bildgebende Verfahren, eventuell Blut- und Urinuntersuchungen, gegebenenfalls eine Lumbalpunktion. ◂ Diagnostik

Temporallappenepilepsie, hirneigene Tumoren, Entzündungen des Gehirns (multiple Sklerose, Lues, Creutzfeldt-Jacob-Krankheit, AIDS) und degenerative Hirnerkrankungen (wie Morbus Alzheimer und Chorea Huntington) sollten ausgeschlossen werden. Bei Alkohol- und Drogenkonsum kann es zu schizophrenen Symptomen kommen, im Alkoholentzug (Delir) zu Verfolgungswahn und optischen Halluzinationen. Medikamente (z. B. Kortison), Schilddrüsenerkrankungen, eine entgleiste diabetische Stoffwechsellage sowie Erkrankungen der Hypophyse, um nur einige Beispiele zu nennen, können zu Symptomen führen, die denen einer Schizophrenie ähnlich sind. Selbstverständlich müssen diese Erkrankungen ausgeschlossen bzw. ursächlich behandelt werden. Substanzen wie ◂ Differenzialdiagnostik beispielsweise Alkohol, Amphetamine, Barbiturate, Cannabis, LSD, Kokain und Opiate können zu einer drogeninduzierten Psychose führen. Komorbide Erkrankungen bei Schizophrenie sind Drogen-, Alkohol-, und Medikamentenabhängigkeit. Häufig kommen internistische Krankheiten, wie Infektionen sowie arteriosklerotische und kardiale Erkrankungen, parallel zur Schizophrenie vor. Besteht komorbid eine Drogenabhängigkeit, so sind soziale Folgen mit vermehrten familiären Konflikten, Arbeitslosigkeit und Beschaffungskriminalität möglich.

■ Ursachen und Entstehungsbedingungen

Risikofaktoren ▶

Man geht davon aus, dass es nicht eine einzige Ursache der Schizophrenie gibt. Multifaktorielle Bedingungen sind anzunehmen. Zu den wichtigsten Risikofaktoren gehören genetische Belastungen, Hirnfunktions- und Hirnentwicklungsstörungen (Schwangerschafts- und Geburtskomplikationen, durch Virusinfektionen bedingte Gehirnentwicklungsstörungen), Störungen im Bereich des Neurotransmittersystems von Dopamin und Serotonin, eine feindselige Familienatmosphäre (Expressed Emotion) sowie belastende Lebensereignisse, die insbesondere als Auslöser für Rezidive anzunehmen sind.

**Vulnerabilitäts- ▶
Stress-Modell**

Es hier wird von einem Vulnerabilitäts-Stress-Modell ausgegangen. Dieses besagt, dass schizophrene Patienten empfindsamer auf äußere und innere Einflüsse reagieren, und ihre biologische Voraussetzung, mit Stress fertig zu werden, ist eingeschränkt. Diese genetisch bedingte erhöhte Vulnerabilität führt zur verminderten Widerstandsfähigkeit und verringerten Stressresistenz. Bei Auftreten von vermehrten Problemen (Stress) wird die kritische Schwelle des Individuums überschritten, und es kann zum Ausbruch einer Psychose kommen. Mögliche Stresssituationen sind Prüfungen, vermehrter Leistungsdruck, Überforderungssituationen, Arbeitsplatzwechsel, zwischenmenschliche Konflikte, Scheidung, Todesfälle in der Familie und vermehrte innere Anspannung. Das Erkennen der individuellen Stressfaktoren ist bezüglich des Krankheitsverlaufs wichtig, um Rezidive zu vermeiden. Entsprechende Stressmanagementtherapien sollten Bestandteil des multimodalen Therapiekonzepts sein. Besonders Partnerschaftskonflikte und Konflikte innerhalb der Familie sind häufig Anlass für eine Verschlechterung der Symptomatik und Auslöser für Rezidive. Innerhalb der Psychotherapie sollte die Bewältigung der Stresssituationen bearbeitet werden.

Neurotransmission ▶

Wie bereits erwähnt, kommt es im Rahmen der Schizophrenie zu einer Dysbalance des Neurotransmitterstoffwechsels, insbesondere von Dopamin und Serotonin, aber auch im GABA- und im Glutamatsystem. Zusammengefasst wird die produktive Symptomatik eher mit einem Dopaminüberschuss, die Negativsymptomatik eher mit einem Dopaminmangel in Verbindung gebracht. Eine Interaktion mit dem Serotoninsystem ist anzunehmen. Eine entsprechende medikamentöse Beeinflussung ist abzuleiten.

12.9 Schizophrenie

Ein erheblicher Aspekt der Krankheitsentstehung sind genetische Faktoren – je näher der Verwandtschaftsgrad zu Betroffenen, desto höher das Erkrankungsrisiko. So sind Verwandte ersten Grades mit einem Risiko von 15–17% versehen, bei Verwandten zweiten Grades beträgt das Risiko 2–4% (das Risiko der Normalbevölkerung, an einer Schizophrenie zu erkranken, beträgt 1%). Die Konkordanzrate bei eineiigen Zwillingen liegt bei 50%. Aus Adoptionsstudien ist bekannt, dass genetische Belastungsfaktoren höher einzustufen sind als Umweltfaktoren.

◂ **Genetik**

Bei Patienten mit einer schizophrenen Erkrankung fanden sich gehäuft Schwangerschafts- und Geburtskomplikationen. Es sind leichte Hirnentwicklungsstörungen zu registrieren. Insgesamt spielen diese Komplikationen für die Entstehung einer schizophrenen Erkrankung aber eine eher untergeordnete Rolle, zumal sie in der Gesamtbevölkerung häufig anzutreffen sind.

◂ **Perinatale Komplikationen**

Hormonelle Einflüsse, insbesondere des Östrogens, werden postuliert. Frauen erkranken später als Männer, was einen gewissen protektiven Effekt des Östrogens vermuten lässt. Möglicherweise vermindert Östrogen die Sensitivität der Dopaminrezeptoren.

Wie bereits erwähnt, ist das Expressed-Emotion-Modell bezüglich des Verlaufs der Schizophrenie ein wichtiger Faktor. Unter „Expressed Emotion" werden heftige und starke gefühlsmäßige Reaktionen eines Menschen im Umgang mit anderen Menschen verstanden. Hier ist speziell gemeint, dass die Familienangehörigen des betroffenen Erkrankten eine feindliche Haltung, die durch ablehnende Kritik dem Patienten gegenüber gekennzeichnet ist, aufweisen. Dies führt zu einem Dauerstress des Patienten, der den Krankheitsverlauf im Weiteren ungünstig beeinflusst. Kennzeichnend für diese Familien ist, dass kleine Anlässe bereits zu Kritik führen. Ablehnung, Missbilligung, Zorn und Ärger – also heftige negative Emotionen – werden dem Patienten gegenüber vermittelt. Feindselige Äußerungen (z. B. „Du hast dich wieder nicht gewaschen, du bist wie ein Schwein, es ist eklig mit dir") kommen vor. Untersuchungen zeigen deutlich, dass eine Familienatmosphäre, in der emotionale Wärme mit wohlwollendem und unterstützendem Verhalten herrscht, eine positive Wirkung bezüglich des Krankheitsverlaufs hat. Voraussetzung ist natürlich, dass die Familienangehörigen eine realistische Sicht der Erkrankung haben und über die Krankheit „Schizophrenie" gut informiert sind.

◂ **Expressed Emotion**

> ! Besonders die negativen Symptome, wie Antriebsverminderung, Passivität und Interessenlosigkeit, führen häufig bei Angehörigen zu Wut und Enttäuschung und sind Anlass, dem Patienten mit abwertender Kritik zu begegnen. Wichtig ist, die Angehörigen über diese möglichen negativen Symptome aufzuklären, damit sie sie nicht als „Nichtwollen" oder „Faulheit" missinterpretieren, sondern als Krankheitssymptome erkennen und akzeptieren.

Ursachen, Risikofaktoren und Entstehungsbedingungen der Schizophrenie sind in Abbildung 12.**2** zusammenfassend dargestellt.

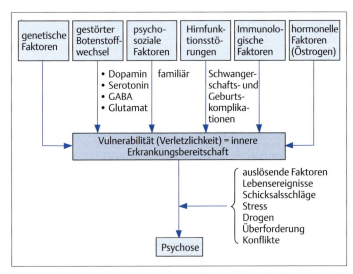

Abb. 12.**2** Ursachen, Risikofaktoren und Entstehungsbedingungen der Schizophrenie (aus: 2004, Schäfer U, Rüther E. Schizophrenie – eine Krankheit – kein Unwort. ABW Wissenschaftsverlag, Berlin).

■ Therapie

Multimodalität ▶ Bei einem derart komplexen Krankheitsbild, wie es die Schizophrenie ist, verwundert es nicht, dass auch eine multimodale Therapie notwendig wird. Neben einer medikamentösen psychopharmakologischen Behandlung ist grundsätzlich auch eine psychotherapeutische Therapie notwendig. Eine alleinige Psychotherapie ist nie ausreichend.

! Entscheidend für den Verlauf ist die Frühbehandlung.

Der Einbezug von Angehörigen ist wichtig, insbesondere sind Information und Aufklärung über die Erkrankung und über die Notwendigkeit der Veränderung negativer Familieninteraktionen notwendig.

Pharmakotherapie ▶ Die psychopharmakologische Behandlung ist eine Behandlung mit Antipsychotika (früher „Neuroleptika" genannt). Es werden Antipsychotika der ersten Generation und der zweiten Generation unterschieden. Ferner können Antidepressiva und bei akuten Erregungszuständen oder ausgeprägten Angstzuständen Sedativa eingesetzt werden (Tabelle 12.**2**). Vorteil der Behandlung mit Antipsychotika der zweiten Generation ist die geringere Rate unerwünschter Arzneimittelwirkungen, insbesondere bezüglich der extrapyramidalen Nebenwirkungen. Sie sind somit besser verträglich und verbessern die Lebensqualität des Patienten. Da sie mit geringeren Nebenwirkungen behaftet sind, lassen sich die Patienten eher zu einer langfristigen Compliance bewegen. Die Antipsychotika der zweiten Generation haben ferner den Vorteil, dass sie auch einen positiven Effekt auf die Negativsymptomatik haben. Ferner sind sie mit Antidepressiva, beispielsweise mit SSRI, kombinierbar. Günstige Effekte auf die Suizidalität hat insbesondere das älteste Antipsychotikum der zweiten Generation, das Clozapin.

> Die Antipsychotika der zweiten Generation haben einen positiven Einfluss auf die kognitiven Störungen: Sie führen zur Verbesserung der Konzentration und des Gedächtnisses.

Während bei den Antipsychotika der ersten Generation die extrapyramidalen Störungen, wie Bewegungsunruhe, Akathisie, Tremor, Rigor und Akinese, im Vordergrund stehen, kann es bei den Antipsychotika der zweiten Generation zur Gewichtszunahme kommen, sodass auf eine fettarme Ernährung geachtet werden sollte. Zusätzlich ist für ausreichende Bewegung zu sorgen. Auch sexuelle Störungen im Sinne einer Libidominderung sind bei den Antipsychotika der ersten, aber auch der zweiten Generation möglich. Bei den Antipsychotika der ersten Generation sind ferner Akkomodationsstörungen, orthostatische Dysregulation, vermehrte Müdigkeit, Harnverhalt, Erhöhung des Augeninnendrucks, Herz-Kreislauf-Störungen, Blutbildveränderungen, Zyklusstörungen und erhöhte Transaminasenaktivitäten als unerwünschte Arzneimittelwirkungen möglich. Selten kommt es zum Auslösen eines malignen Neuroleptikasyndroms oder zu zerebralen Krampfanfällen. Entsprechende Kontrollen unter Antipsychotikamedikation sind notwendig. Grundsätzlich ist anzumerken, dass unerwünschte Arzneimittelwirkungen zu Beginn der Behandlung am ausgeprägtesten sind und meist im Laufe der ersten Behandlungswochen zurücktreten.

◄ Unerwünschte Arzneimittelwirkungen

Vor Beginn der Behandlung müssen Patienten und Angehörige über die unerwünschten Arzneimittelwirkungen ausführlich informiert werden. Regelmäßige Kontrollen von Blutbild, Transaminasenaktivitäten, Blutzuckerspiegel, Fettwerten, Kreatininspiegel, Harnstoffkonzentration, Elektrolytwerten sowie Blutdruck, EKG, EEG und Gewicht sollten erfolgen.

> Grundsätzlich sind zur Behandlung der schizophrenen Psychosen die Antipsychotika der zweiten Generation als Mittel der ersten Wahl einzusetzen.

Im Rahmen der Therapie ist zwischen Akutbehandlung, Erhaltungstherapie und Rezidivprophylaxe zu unterscheiden. Die Behandlung der akuten Symptome erfolgt im Rahmen der akuten Therapie. Hier ist die Remission der akuten psychotischen Symptome vorrangiges Ziel. Eine Erhaltungstherapie sollte für die Dauer von mindestens 1–2 Jahren erfolgen, da deutlich ist, dass Patienten, die eine Erhaltungstherapie durchführen, weniger Rezidive aufweisen. Ohne Erhaltungstherapie haben Patienten zu 70–80% im ersten Jahr nach einer Entlassung ein Rezidiv. Neben diesen allgemein gefassten Empfehlungen sind immer individuelle Nutzen-Risiko-Erwägungen vorzunehmen. Die Rezidivprophylaxe mit einem Antipsychotikum der zweiten Generation schein günstiger zu sein, da weniger Patienten ein Rezidiv hatten, wenn sie mit einem solchen Medikament behandelt wurden (im Vergleich zu Patienten, die ein Antipsychotikum der ersten Generation erhielten). Die

◄ Therapiephasen

Einzelne Störungsbilder

Tabelle 12.2 Übersicht Psychopharmaka

Wirkstoffe	Handelsnamen
Antipsychotika der ersten Generation (Beispiele)	
Benperidol	Glianimon
Clopenthixol	Ciatyl
Flupentixol	Fluanxol
Fluphenazin	Dapotum
Fluspirilen	Imap
Haloperidol	Haldol
Levomepromazin	Neurocil
Perazin	Taxilan
Perphenazin	Decentan
Pimozid	Orap
Zuclopenthixol	Ciatyl-Z
Antipsychotika der zweiten Generation	
Amisulprid	Solian
Aripiprazol	Abilify
Clozapin	Leponex, Elcrit
Olanzapin	Zyprexa
Quetiapin	Seroquel
Risperidon	Risperdal
Ziprasidon	Zeldox
Zotepin	Nipolept
Trizyklische Antidepressiva (Beispiele)	
Amitriptylin	Saroten
Doxepin	Aponal
Clomipramin	Anafranil
Selektive Serotoninwiederaufnahmehemmer (SSRI) (Beispiele)	
Fluoxetin	Fluctin
Fluvoxamin	Fevarin
Paroxetin	Seroxat
Sertralin	Zoloft, Gladem
Citalopram	Sepram, Cipramil
Selektiver Noradrenalinwiederaufnahmehemmer (SNRI)	
Reboxetin	Edronax, Solvex
Noradrenerges spezifisches serotonerges Antidepressivum (NaSSA)	
Mirtazapin	Remergil
Beruhigungsmittel (Sedativa) Benzodiazepine (Beispiele)	
Diazepam	Valium
Lorazepam	Tavor

modifiziert nach: 2004, Schäfer U, Rüther E. Schizophrenie – eine Krankheit – kein Unwort. ABW-Wissenschaftsverlag, Berlin.

12.9 Schizophrenie

bessere Compliance der Patienten bei der Behandlung mit Antipsychotika der zweiten Generation ist möglicherweise auf die bessere Verträglichkeit und die geringeren Nebenwirkungen zurückzuführen.

Ausführlich sollten Patient und Angehörige über das Erkennen der Frühwarnsymptome informiert werden. Frühwarnsymptome sind Symptome, die einem erneuten Rezidiv vorangehen können, wie beispielsweise:
- länger anhaltende Schlafstörungen,
- erneutes Stimmenhören,
- Konzentrationsstörungen,
- Entscheidungslosigkeit oder Entscheidungsschwäche,
- Angespanntheit,
- Erregung,
- Gereiztheit,
- Verlust an Energie,
- Änderung von Essgewohnheiten,
- Angst,
- Misstrauen,
- Depression,
- Interessenlosigkeit,
- Rückzugstendenzen.

◄ **Frühwarnsymptome**

> ! Mit dem Patienten sollte ein Krisenplan abgesprochen werden, der bei Auftreten der Frühwarnsymptome eine Erhöhung der Medikamentendosis und gegebenenfalls eine stationäre Wiederaufnahme vorsieht.

Diese sollte zusammenfassend Folgendes berücksichtigen:
- ausreichend hohe Antipsychotikadosis (aber so niedrig wie möglich),
- regelmäßige Einnahme der Antipsychotika,
- Erkennen von Frühwarnzeichen,
- Einhalten eines Krisenplans,
- Vermeidung von Stresssituationen,
- unterstützende Psychotherapie,
- soziotherapeutische Maßnahmen,
- ausgeglichene Familienatmosphäre,
- Einbezug der Angehörigen.

◄ **Rückfallprophylaxe**

Ein Grund für eine fehlende Compliance besteht häufig darin, dass der Patient seine Erkrankung nicht akzeptiert, oft auch als Folge der Stigmatisierung, die mit der Diagnose „Schizophrenie" verbunden ist. Ferner glauben viele Patienten fälschlicherweise, dass die Medikamente nicht mehr nötig sind, wenn sich keine Krankheitssymptome mehr zeigen (diese irrige Annahme wird leider auch von einigen Ärzten immer wieder geteilt). Patienten vermeiden die Einnahme, da sie unter den unerwünschten Arzneimittelwirkungen leiden. In diesem Fall müssen diese Nebenwirkungen unbedingt angesprochen werden, gegebenenfalls ist ein Wechsel auf ein anderes Präparat notwendig. Selten erleben Patienten ihre psychotischen Symptome auch als angenehm.

◄ **Compliance**

> Bei der Antipsychotikatherapie gilt, dass sie grundsätzlich niemals abrupt abgesetzt werden darf (Ausnahme: akute Intoxikationen oder malignes Neuroleptikasyndrom).

Pharmakologische Behandlung der begleitenden Depressionen

Wie bereits erwähnt, können Depressionen im Vorfeld einer psychotischen Episode oder aber im Anschluss daran auftreten. Die Antipsychotika der zweiten Generation haben zum Teil selber antidepressive Wirkungen. Eine Kombination der Antipsychotika mit Antidepressiva, beispielsweise mit SSRI, ist möglich. Vorsicht ist bei Einsatz trizyklischer Antidepressiva geboten, da sie zur Provokation produktiver Symptome führen können. Die Behandlung der depressiven Symptomatik ist besonders essenziell, da die Depression das Suizidrisiko erhöht. Zudem sind es eher die depressiven Symptome, die die Lebensqualität der Betroffenen einschränken, als die eigentlichen schizophrenen Kernsymptome, wie Wahn und Halluzination.

Psychotherapie und soziotherapeutische Maßnahmen

Neben der psychopharmakologischen Behandlung sind Psychotherapie und (oder) psychosoziale unterstützende Maßnahmen notwendig. Je nach Krankheitsstadium sind die Gewichtungen variabel. Ziele der Psychotherapie bestehen insbesondere darin, aktuelle Stresssituationen und Konflikte zu bearbeiten und zu minimieren sowie ausreichende Problemlösefertigkeiten zu vermitteln, zudem das Vermindern der Negativsymptomatik und eine Verbesserung der begleitenden kognitiven Störungen und der sozialen Funktionseinbußen, insbesondere der mangelnden Selbstständigkeit. Unterschiedliche Verfahren kommen zur Anwendung, um eine Stressbewältigung zu erlernen. Vorrangiges Ziel ist es, die Stressfaktoren zu erkennen und einen positiven Einfluss auf sie zu nehmen, da bekannt ist, dass Stress die Rezidivhäufigkeit erhöht. Die Schizophrenie führt zu einer erheblichen Beeinträchtigung des Selbstbewusstseins. Der Patient ist in seiner eigenen Wahrnehmung verunsichert. Ein Selbstsicherheitstraining sowie die Verbesserung der kognitiven Leistungsfähigkeit und des Selbstbewusstseins sind Ziele der Psychotherapie. Trainingsverfahren zum Erlernen sozialer Fertigkeiten, die Verbesserung der Stressbewältigung, eine kognitive Verhaltenstherapie, das Frühsymptomtraining (Erkennen der Frühwarnzeichen), Rehabilitationsprogramme (stationäre oder teilstationäre Rehabilitationsprogramme zur Vorbereitung der Wiedereingliederung in die Familie oder in die Arbeitswelt sowie zur Unterstützung beim Wohnen, bei der Ausbildung und bei der Freizeitgestaltung) sowie ergänzende Therapien, wie Ergotherapie, Physiotherapie, Musik- und Kunsttherapie und Bewegungstherapie, sind einzelne psychotherapeutische Maßnahmen. Die Familientherapie dient insbesondere zum Abbau der negativen Familieninteraktionen mit einem krankheitsfördernden Familienklima. Versorgungsstrukturen sind überwiegend stationär, tagesklinisch oder ambulant angesiedelt. Eine Vernetzung der klinischen Versorgung mit niedergelassenen Hausärzten und Nervenärzten ist notwendig. Institutsambulanzen ergänzen die Versorgung der Erkrankten. Sozialpsychiatrische Maßnahmen mit dem Behandlungsziel, den Patienten zu befähigen, möglichst eigenständig in einer eigenen Wohnung, unter Umständen mit fachlicher Betreuung, zu leben, sollten in Anspruch genommen werden.

Therapiemaßnahmen im Einzelnen

Das soziale Kompetenztraining soll den Patienten in seiner Fähigkeit fördern, Informationen zu verstehen und Wünsche zu äußern, um mit seinen Mitmenschen im Alltag erfolgreich zu kommunizieren. Inhalt kann ein Selbstsicherheitstraining sein, zudem die Verbesserung der sozialen Wahrnehmung und der Kommunikation sowie der Alltagsstrukturierung. Im Rahmen der Stressbewältigungsprogramme soll der Patient lernen, seine individuellen Stressfaktoren zu erkennen und einen adäquaten Umgang mit diesen zu erlernen. Bewältigungsstrategien zum Stressabbau, positive Lebensgestaltung, Bewältigung von Enttäuschungen sowie Abbau erhöhter Empfindsamkeit gegenüber Enttäuschungssituationen und Verlusterfahrung sind Ziele von Stressbewältigungsprogrammen. Der Einbezug von Angehörigen ist empfehlenswert.

◄ **Training sozialer Fertigkeiten**

Diese ist besonders erfolgreich, wenn in der Familie schizophren Erkrankter eine belastende Familienatmosphäre herrscht, die durch feindselige Kritik dem Patienten gegenüber gekennzeichnet ist. Ziel der Familientherapie ist es, Einfluss auf die ablehnende Familienatmosphäre oder aber auf die Überfürsorglichkeit auszuüben. Die Familie sollte in ihren Problemlösestrategien gefördert werden. Die familiäre Kommunikation ist durch aktives Zuhören sowie direkten Ausdruck positiver und negativer Gefühle zu verbessern. Ferner sollte innerhalb der Familientherapie eine Informationsvermittlung über die Erkrankung und über das Vulnerabilitäts-Stress-Modell erreicht werden, ferner sind Informationen über medikamentöse Behandlung, Wirkweisen und unerwünschte Arzneimittelwirkungen, Erkennen der Frühwarnzeichen und Erstellen eines Krisenplans zu vermitteln.

◄ **Familientherapie**

In dieser Therapie sollte es um die Akzeptanz der Erkrankung gehen, ferner um das Akzeptieren der erhöhten Vulnerabilität und das Erkennen der Möglichkeiten, eine Verhaltensänderung herbeizuführen. Neben den Aspekten „Aufklärung und Information", „Tagesstrukturierung", „kognitives Trainingsprogramm", „Erkennen von Frühwarnzeichen", „Einbezug von Angehörigen", „Problemlösestrategien", „Stressbewältigungstraining" und „soziales Kompetenztraining" beinhaltet die Verhaltenstherapie eine Hinführung zu einer Verbesserung der Rückfallhäufigkeit, zu einer besseren Krankheitsverarbeitung und zur Beeinflussung der psychosozialen Beeinträchtigung. Auch können computergestützte Verfahren zum Training kognitiver Fertigkeiten bei Patienten mit Aufmerksamkeits- und Gedächtnisstörungen eingesetzt werden. Ein spezielles Frühwarnsymptomtraining soll den Patienten befähigen, seine individuellen Frühwarnzeichen rechtzeitig zu erkennen und entsprechend gegenzusteuern.

◄ **Kognitive Verhaltenstherapie**

Einzelne Störungsbilder

Rehabilitationsprogramme ▶ Die Rehabilitation dient der schrittweisen Wiedereingliederung des Patienten in seine Wohn- und Arbeitswelt. Rehabilitationsmaßnahmen können beispielsweise sein:
- Unterstützung in der Wohnsituation durch Wohngruppen, beschütztes Einzelwohnen, Wohnheime;
- Hilfestellung bei der Tagesstrukturierung und der Freizeitgestaltung;
- Auswahl der Selbsthilfegruppen und Kontakt zu sozialpsychiatrischen Diensten und Angehörigengruppen;
- Hilfestellung zur Verbesserung zwischenmenschlicher Beziehungen, Wiedereingliederung in den Beruf durch Arbeitstrainingsprogramme, Umschulungsmaßnahmen, Berufs- oder Schulausbildung unter beschützenden Bedingungen mit psychologischer Begleitung, Tätigkeit in Werkstätten für Behinderte.

Medizinische Rehabilitation setzt die medikamentöse Behandlung und die medikamentöse Rückfallprophylaxe ebenso voraus wie psychotherapeutische und psychosoziale Trainingsprogramme, die Förderung der Stressbewältigung sowie Angehörigenarbeit. Unterschiedliche Rehabilitationseinrichtungen stehen zur Verfügung. Meist werden sie von gesetzlichen Rentenversicherungsträgern (Landesversicherungsanstalt, Bundesversicherungsanstalt) bezahlt. Spezielle Rehabilitationseinrichtungen für psychisch Kranke (RPK) zeigen gute Erfolgsaussichten.

Ergänzende therapeutische Maßnahmen ▶ Dies sind Ergotherapie, Physiotherapie sowie Bewegungs-, Musik- und Kunsttherapie. Zudem sind allgemeine Maßnahmen zur Psychoedukation und zur Lebensführung absolut notwendig. Die Psychoedukation führt zu Aufklärung und Information über die Erkrankung, Akzeptanz der Erkrankung, Erlernen von Bewältigungsstrategien (Coping), Förderung der Behandlungsbereitschaft, Veränderung der Lebensweise und Angstminderung. Die Psychoedukation ist meist eingebettet in andere Psychotherapieverfahren, so beispielsweise im Rahmen der Familientherapie, der Angehörigen- und Selbsthilfegruppen oder der Verhaltenstherapie. Ziele der Psychoedukation für Patienten und Angehörige sind:
- verständliche Darstellung der Erkrankung, ihrer Ursachen, ihres Verlaufs und ihrer Behandlungsmöglichkeiten,
- Entlastung für Patienten und Angehörige,
- Förderung der Behandlungsbereitschaft,
- Förderung der langfristigen Zusammenarbeit,
- Erlernen von Bewältigungsstrategien,
- Erlernen des Umgangs mit der Erkrankung,
- Aufbau von Mut und Hoffnung,
- Ermöglichung des Erfahrungsaustausches mit anderen Betroffenen oder mit Angehörigen.

! Sowohl Patienten als auch Angehörige sollten angeregt werden, an einer Selbsthilfe- oder Angehörigengruppe teilzunehmen.

12.9 Schizophrenie

Ambulante oder stationäre Behandlung

Dank der verbesserten medikamentösen Therapien konnten Häufigkeit und Dauer der stationären psychiatrischen Behandlung in den vergangenen Jahrzehnten deutlich reduziert werden. In Rahmen akuter psychotischer Episoden ist oft die stationäre Behandlung nicht zu umgehen, und sie kann für den Patienten einen Schutzraum darstellen, der ihn vor weiterer Reizüberflutung bewahrt.

> ❗ Bei Selbst- oder Fremdgefährdung ist eine stationäre Behandlung gegen den Willen des Patienten nicht immer zu umgehen.

Die stationäre Behandlung sollte so kurz wie möglich und so lange wie nötig andauern. Belastungsurlaube nach Hause, die weitere Behandlung in nachsorgenden Einrichtungen, tagesklinische Versorgungsangebote und weitere stationäre Behandlungen in Rehabilitationseinrichtungen, die sich auf Schizophrenieerkrankte spezialisiert haben, können angeschlossen werden. Unter stationären Bedingungen sollten Angehörige immer einbezogen werden, da sie im weiteren Verlauf den Patienten unterstützen können. Ferner sind die nahen Angehörigen oft für die Anamneseerhebung entscheidend. Die Angehörigen sollten Gelegenheit haben, ihre Stressfaktoren und Belastungen durch die Erkrankung ihres Familienangehörigen zu bearbeiten. Für sie ist es ebenfalls – wie auch für den Patienten – ein schmerzhafter Prozess, eine Erkrankung, wie es die Schizophrenie ist, zu akzeptieren, da damit oft einstige Lebensziele und Vorstellungen aufgegeben werden müssen, die mit der Erkrankung nicht mehr zu verwirklichen sind. Verarbeitung von Trauer sowie Vermeidung von Überforderung und Unterforderung des Patienten sind wichtige Themen, die mit Angehörigen offen angesprochen werden müssen. Auch die Angehörigen fühlen sich oftmals stigmatisiert und sind erheblichen Belastungen durch die Krankheitssymptome des Patienten ausgesetzt. Infolgedessen sind die Angehörigen häufig überfordert. Sie benötigen Aufforderungen zu regelmäßigen Erholungsphasen, um einer Erschöpfung vorzubeugen. Sie sollten ermutigt werden, sich einer Angehörigengruppe anzuschließen.

Rechtliche Aspekte

Das seit 1992 in Deutschland gültige **Betreuungsgesetz** kann Anwendung finden. Die Betreuung kann sich je nach Notwendigkeit auf den Aufenthalt, auf die ärztliche Behandlung (Gesundheitsfürsorge) und auf die Regelung finanzieller Angelegenheiten (Vermögensfürsorge) beziehen. Der Betroffene selbst oder seine Angehörigen, Mitarbeiter des sozialen Dienstes und auf Wunsch der behandelnde Arzt können die Betreuung beim zuständigen Amtsgericht anregen. Eine richterliche Anhörung ist notwendig, ein Sachverständigengutachten muss eingeholt werden. Patienten können aber vorsorglich eine **Betreuungsverfügung** einrichten, in welcher geregelt wird, welche Person zum Betreuer bestimmt werden soll, wenn der Patient beispielsweise im Rahmen einer akuten psychotischen Episode selbst nicht mehr geschäftsfähig ist.

Einzelne Störungsbilder

■ **Adressen von Selbsthilfegruppen und Angehörigengruppen**

Bundesverband der Angehörigen psychisch Kranker e. V.
Thomas-Mann-Str. 49 a
53111 Bonn
Telefon: 0228/63 26 46

Bundesverband Psychiatrie-Erfahrener e. V.
Thomas-Mann-Str. 49 a
53111 Bonn
Telefon: 0228/63 26 46

Interessengemeinschaft für psychisch Kranke
Aktion psychisch Kranke
Brungsgasse 4 – 6
53117 Bonn
Telefon: 0228/67 67 40

Programm gegen Stigma und Diskriminierung schizophren erkrankter Menschen „Open the doors" e. V.
Klinik und Poliklinik für Psychiatrie und Psychotherapie
Heinrich-Heine-Universität Düsseldorf
Bergische Landstr. 2
40629 Düsseldorf
Telefon: 0211/92 22 77

Interessengemeinschaft für psychisch Kranke
Aktionskreis Psychiatrie
Geschäftsstelle Psychiatrische Klinik und Poliklinik
der LMU München
Nussbaumstr. 7
86336 München
Telefon: 089/51 60 53 31

12.10 Essstörungen F50.0, F50.2

- **Symptome:**
  - **Anorexia nervosa:** übermäßige Beschäftigung mit dem Essen, Körperschemastörungen, überwertige Idee, zu dick zu sein, restriktives Essverhalten, Erbrechen, Laxanzien- und/oder Diuretikamissbrauch, Untergewicht, körperliche Symptome (z. B. Amenorrhö, Herzrhythmusstörungen)
  - **Bulimia nervosa:** übermäßige Beschäftigung mit dem Essen, Heißhungerattacken (besonders fetthaltige oder süße Speisen), Erbrechen, Missbrauch von Abführmitteln, Appetitzüglern und Diuretika
- **Diagnostik:** körperliche Untersuchung, Ausschluss organischer Erkrankungen, Anamnese (familiäre Beziehungsmuster, belastende Lebensereignisse)
- **Therapie:** somatische Therapie (z. B. Elektrolytsubstitution), Psychotherapie (Einbezug der Familie/des Partners), eventuell stationäre Behandlung, regelmäßige Gewichtskontrollen

Essen hat nicht nur den Zweck der Lebenserhaltung, sondern spielt eine große Rolle bei der Genusserfahrung und im sozialen Miteinander. Verschiedene psychiatrische Erkrankungen können mit Essstörungen einhergehen, so beispielsweise Depressionen, aber auch Manien oder Vergiftungswahn. Davon abzugrenzen sind die Essstörungen im engeren Sinne, die Anorexia nervosa und die Bulimia nervosa. Anders als in der ICD-10-Klassifikation gibt es in der DSM-IV-Klassifikation eine weitere Essstörung, die psychogene Hyperphagie (Binge-Eating-Disorder).

Epidemiologie

Anorexia nervosa F50.0 und Bulimia nervosa F50.2 sind altbekannte Krankheitsbilder. In den vergangenen 3 Jahrzehnten haben sie an Häufigkeit zugenommen. Frauen sind häufiger betroffen als Männer (Verhältnis von 12 : 1). Die Anorexia nervosa ist bezüglich der Prognose quod vitam eines der psychiatrischen Krankheitsbilder mit der höchsten Mortalität. Der Verlauf der Bulimia nervosa ist günstiger.

Symptomatik

Drei Kardinalsymptome für Anorexie und Bulimie sind zu eruieren:
- Körperschemastörung mit Wahrnehmungsstörungen bezüglich des eigenen Körpers,
- überwertige Idee, zu dick zu sein, bzw. Angst, dick zu werden,
- Veränderung der Wahrnehmung für das Hungerempfinden, aber auch Störung der emotionalen Wahrnehmung, zusätzlich ein Insuffizienzgefühl.

Einzelne Störungsbilder

Einteilung ▶

Bei der Anorexie werden ein restriktiver und ein bulimischer Untertyp unterschieden. Bulimische Patienten sind mehr oder weniger normalgewichtig. Bulimische Patienten, die keine gegensteuernden Maßnahmen ergreifen, wie beispielsweise Erbrechen oder Laxanzien- oder Diuretikaabusus, nehmen infolge ihres bulimischen Verhaltens an Gewicht zu.

Klinisches Bild ▶

Die klinische Symptomatik ist gekennzeichnet durch eine übermäßige Beschäftigung mit dem Körpergewicht, der Figur und dem Essen. Bei ausgeprägter Symptomatik treten andere wichtige Lebensbereiche zunehmend in den Hintergrund, für die Patienten wird die Beschäftigung mit dem Essen und dem Gewicht zum Hauptthema. Bei der Anorexia nervosa wird ein Gewichtsverlust absichtlich herbeigeführt, Untergewicht ist die Folge. Die Patienten versuchen durch übertriebene körperliche Aktivitäten, Fasten oder Diäten oder durch Missbrauch von Laxanzien, Schilddrüsentabletten, Diuretika oder durch Erbrechen, ihr Gewicht zu reduzieren. Bei anorektischen Patienten besteht die Körperwahrnehmungsstörung des „Sich-zu-dick-Fühlens" in krassem Gegensatz zu ihrem Untergewicht. Infolge des Gewichtsverlustes bei der Anorexie kommt es zu körperlichen Veränderungen, wie Amenorrhö, endokrine Veränderungen, Veränderung der Neurotransmitterregulation mit Bradykardie und Hypotonie, Hypothermie, trockene und raue Haut, Petechien und Akrozyanose. Im Rahmen der Labordiagnostik finden sich oft Hypoglykämie, verminderter Gesamteiweißgehalt, Leuko- und Thrombozytopenie sowie Amylasenaktivitätserhöhung. Elektrolytverschiebungen sind durch selbstinduziertes Erbrechen und Laxanzienabusus sowie Diuretikamissbrauch möglich. Die Bulimia nervosa ist gekennzeichnet durch häufig auftretende Heißhungerattacken, im Rahmen derer die Patienten große Nahrungsmengen verschlingen. Oft werden bei diesen Essattacken gerade diejenigen Nahrungsmittel vermehrt gegessen, die sich die Patienten außerhalb der Essattacken verbieten (z. B. Nahrungsmittel mit hohem Fettgehalt, Süßigkeiten). Die Patienten empfinden die Essattacken als Kontrollverlust über ihr Essverhalten. Als gegenregulierende Maßnahmen werden Erbrechen sowie der Missbrauch von Abführmitteln, Appetitzüglern oder Diuretika durchgeführt. Auch bei der Bulimia nervosa findet eine übermäßige Beschäftigung mit dem Körpergewicht, dem äußeren Erscheinungsbild und dem Essen statt. Unter den von einer Bulimie Betroffenen sind Patienten mit niedriger Selbstachtung und hoher Abhängigkeit von sozialen Normen und der Meinung anderer zu finden. Körperliche Symptome der Anorexia nervosa und der Bulimia nervosa können sein:
▶ kortikale Atrophie,
▶ epileptische Anfälle,
▶ Ohnmachten,
▶ Parotisschwellungen,
▶ Zahnschäden,
▶ Ösophagitiden,
▶ Herzrhythmusstörungen,
▶ Gastritiden,
▶ Niereninsuffizienz,
▶ gastrointestinale Störungen,

- Amenorrhö,
- Infertilität,
- Osteoporose,
- tetanische Anfälle,
- Polyneuropathien,
- rezidivierende Pankreatitiden,
- diabetische Entgleisungen.

Entsprechend ist die **Differenzialdiagnostik** breit zu fächern, wie Ausschluss von organischen Erkrankungen, z. B. Malabsorptionssyndrome, Nierenerkrankungen, Hirntumoren (z. B. Pinealome) oder Malignome.

◄ Ätiologie

Ätiologisch relevante Bedingungen für die Entstehung der Anorexia nervosa und bulimischer Essstörungen sind einerseits biologische Faktoren (genetisch, neurochemisch, physiologisch) sowie soziokulturelle Faktoren (Familie, Schule, Massenmedien), andererseits auch entwicklungsbedingte Faktoren (Störungen in Kindheit und Pubertät), ferner gestörte Beziehungsmuster in der Familie und chronische Schwierigkeiten und belastende Lebensereignisse bei Verlust von Bezugspersonen. Insgesamt ist von einer **multifaktoriellen Genese** auszugehen. Es besteht eine hohe Komorbidität mit affektiven Erkrankungen. Auch kommen bulimische Syndrome und Suchterkrankungen gemeinsam vor. Bei der Anorexia nervosa im Jugendalter sind adoleszenztypische Ablösungskonflikte, eine „Regression" in die Kindheit durch Verhinderung des Erwachsenwerdens (und somit biologische Verhinderung des Erwachsenwerdens), sexuelle Ängste sowie Ängste vor den neuen Anforderungen und Verantwortungen im Erwachsenenalter in Kombination mit pathologischen Mutter-Kind-Beziehungen zu vermuten.

Diagnostik

Die wichtigsten differenzialdiagnostischen Überlegungen zur Anorexia nervosa (s. oben) gehen in organische Diagnostik ein. Es müssen somatische Erkrankungen, die mit einer Kachexie einhergehen können (z. B. Tumorerkrankungen), ausgeschlossen werden, ferner Appetitlosigkeit und Gewichtsverlust aufgrund einer Depression und Nahrungsverweigerung im Zusammenhang mit Wahnsymptomen. Bei der Bulimia nervosa sind organische Erkrankungen, die mit Heißhunger einhergehen können, wie beispielsweise Diabetes mellitus oder hypothalamische Tumoren, auszuschließen.

> Untergewicht wird über den Body-Mass-Index (BMI) definiert (BM = Körpergewicht in kg, geteilt durch Körpergröße in m^2): Ist der BMI kleiner als 17,5, so liegt Untergewicht vor.

Therapie

Es muss zwischen psychotherapeutischer und somatischer Therapie entschieden werden. Bei der **somatischen Therapie** geht es z. B. um die Substitution bei Elektrolytstörungen, Eiweiß- und Vitaminzufuhr bei starker Kachexie und gegebenenfalls Östrogensubstitution. Die **psychotherapeutische Behandlung** der Essstörungen beinhaltet insbesondere die Bearbeitung von Körperwahrnehmungsstörungen (Hunger- und Sättigungswahrnehmung, Wahrnehmung eigener Gefühle, Wahrnehmung des eigenen Körpers), ferner die Bearbeitung dysfunktionaler Kognitionen, den Aufbau sozialer Kompetenzen, die Information über gesunde Ernährung und eine zusätzliche Behandlung bei eventuell vorliegenden komorbiden psychischen Erkrankungen. Wenn möglich, sollte die Familie oder der Partner einbezogen werden. Meist kommen verhaltenstherapeutische Programme infrage, insbesondere die kognitive Verhaltenstherapie. Aber auch die interpersonelle Psychotherapie scheint wirksam zu sein. Trizyklische Antidepressiva oder SSRI können kurzfristig bei Bulimia nervosa hilfreich sein. Die Datenlage bezüglich des Einsatzes von Antidepressiva bei Anorexia nervosa ist noch nicht eindeutig. Indikationen zu einer stationären Aufnahme bei Essstörungen sind deutliches Untergewicht, extreme Hypotonie, Bradykardie oder Bradyarrhythmie, ausgeprägte Elektrolytverschiebungen, insbesondere Hypokaliämie, und starke Kachexie. Ferner können psychosoziale Gründe, insbesondere erhebliche Familienkonflikte, ein stationäres Setting vorteilhaft erscheinen lassen. Bei Komorbidität – insbesondere mit Depressivität und einhergehender Suizidalität – ist eine stationäre Aufnahme notwendig. Auch der erfolglose Versuch ambulanter Behandlungen kann die stationäre Maßnahme begründen.

> **!** Wer immer Psychotherapien bei Patienten mit Essstörungen durchführt, ist verpflichtet – insbesondere bei Anorexia nervosa –, regelmäßige Gewichtskontrollen durchzuführen oder durchführen zu lassen.

Prognose ▶ Bezüglich der Prognose ist wissenswert, dass insbesondere bei der Anorexia nervosa die Mortalität bei 10 % liegt, eine Chronifizierung entwickelt sich bei 20 % der Patienten. Je früher die Erkrankung beginnt, desto ungünstiger ist der Verlauf.

12.11 Schlafstörungen

- **Symptome:** Einschlaf- und/oder Durchschlafstörungen, unruhiger Schlaf, nicht erholsamer Schlaf, Frühwachen, vermehrtes Grübeln, Erregung, Anspannung, Tagesmüdigkeit, Konzentrationsstörungen, verminderte Leistungsfähigkeit, Ängste, Schmerzen
- **Ursachen:**
  - **organische Störungen:** Schlafapnoesyndrom mit nächtlichem Atemstillstand (vermehrte Tagesmüdigkeit, Konzentrations- und Leistungsminderung, Hypertonus, Herzrhythmusstörungen, pulmonaler Hypertonus, KHK, Herzinfarkte, Hirn-

infarkte), Restless-Legs-Syndrom (Bewegungsdrang der Extremitäten, Kribbeln, Missempfindungen, Unruhe, Verbesserung der Symptome durch Bewegung), internistische und neurologische Erkrankungen (Durchschlafstörungen bei Asthma, Schlaf-Wach-Rhythmus-Störungen bei Morbus Parkinson, Alzheimer- oder Multiinfarktdemenz, Ein- und Durchschlafstörungen bei Diabetes, Hypothyreose, Hyperthyreose, Morbus Cushing, Hypokaliämie, Herzinsuffizienz, hormonellen Störungen, Karpaltunnelsyndrom, Pruritus)
- **exogene Einflüsse:** Stress- und Belastungssituationen, laute Umgebung, Alkohol, Drogen, Medikamente, Zeitzonenwechsel, Schichtarbeit
- **psychiatrische Erkrankungen:** Depressionen, Manie, Angsterkrankung, Schizophrenie
- **psychophysiologisch:** gelerntes Fehlverhalten, gestörte Erregungsbalance, Ängstlichkeit

▶ **Diagnostik:** Anamnese, Schlafprotokolle, Ausschluss organischer Erkrankungen, Schlaflaboruntersuchung (besonders bei Verdacht auf Schlafapnoesyndrom und bei Restless-Legs-Syndrom), Erfassung der Schlafhygiene, Ausschluss psychiatrischer Erkrankungen, Fremdanamnese (Beobachtung des Bettpartners)

▶ **Therapie:** bei Schlafapnoesyndrom nächtliche Beatmungssysteme (C-PAP), Gewichtsabnahme, keine sedierenden Medikamente(!); bei Restless-Legs-Syndrom L-Dopa, Dopaminagonisten; bei organischen oder psychiatrischen Erkrankungen Behandlung der Grunderkrankung; bei psychophysiologischer Insomnie Schlafhygiene, Stimuluskontrolle, Schlafrestriktion, Verhaltenstherapie, medikamentöse Therapie

Schlafstörungen sind weit verbreitet, etwa 25 % aller Menschen leiden an einer Form davon. Ein erholsamer Schlaf ist die Voraussetzung für Leistungsfähigkeit am Tag. Menschen mit Schlafstörungen leiden häufig tagsüber unter Erschöpfung und Tagesmüdigkeit, so dass sie in ihren psychosozialen Belangen eingeschränkt sind, sei es durch Probleme am Arbeitsplatz, sei es durch ein erhöhtes Verkehrsunfallrisiko und eine erhöhte Infektanfälligkeit mit häufigen Arbeitsfehltagen. Es kann zu psychischen Problemen in der Partnerschaft und in der Familie kommen. Was einst als Schlafstörung, z. B. im Rahmen einer akuten Stresssituation, begonnen hat, kann sich leicht verselbstständigen und sich zu einer dauerhaften Insomnie entwickeln. Verständlich ist, dass der schlafgestörte Mensch Angst vor der nächsten Nacht entwickelt. Gerade diese Angst hindert ihn aber daran, entspannt einzuschlafen.

> Schlafstörungen können sehr unterschiedliche Ursachen haben. Bevor eine Behandlung der Schlafstörungen beginnt, sollte eine genaue Diagnostik erfolgt sein.

Es würde den Rahmen dieses Buches sprengen, jede einzelne potenzielle Schlafstörung zu erwähnen, auf die wichtigsten wollen wir jedoch eingehen.

Einzelne Störungsbilder

■ Wozu dient der Schlaf?

Viele Menschen (die Leser vielleicht auch?) betrachten den Schlaf als „Zeitverschwendung", als notwendiges Übel. Aus der Schlafforschung ist bekannt, dass der Schlaf für wichtige Regenerationsprozesse notwendig ist. Ausreichender Schlaf zur richtigen Zeit lässt den Menschen gesünder und leistungsfähiger sein. Zum einen dient der Schlaf dem Immunsystem, ferner werden während des Schlafes Wachstumshormone, Schilddrüsenhormone und Interleukine gebildet. Ferner dient der Schlaf dazu, dass Gelerntes und Erfahrenes im Langzeitgedächtnis gespeichert werden kann. Der **Traumschlaf (REM-Schlaf)** scheint hier eine besondere Bedeutung zu haben.

Träume ▶

Aber nicht nur zur verbesserten Langzeitgedächtnisleistung, sondern auch zur Verarbeitung der Tageserlebnisse sind Träume wichtig. Die Träume dienen dazu, Erlebnisse des Tages zu verarbeiten und im Gedächtnis einzubetten sowie Spannungen des Gefühlslebens abzubauen. Unbewusste tiefergehende Konflikte und Ängste werden oft erst durch Träume bewusst, meist stehen die Gefühle des Traumes in Beziehung zu den Gefühlen des Alltags. Dies lässt sich in der Therapie nutzen. Die subjektive Wahrnehmung von Schlaf scheint an die REM-Phasen gebunden zu sein. Die Patienten erleben eher den Zustand des Schlafes, wenn sie träumen.

> ❗ Unzureichender Schlaf führt zu Müdigkeit, Konzentrationsminderung, vermehrter Reizbarkeit, eingeschränkter Tagesbefindlichkeit und verminderter Belastbarkeit. Bei länger anhaltenden Schlafstörungen kann es bis hin zu Verwirrtheitszuständen und Halluzinationen kommen.

Schlafuntersuchung ▶

Schlaf ist untersuchbar im Rahmen einer **Polysomnographie**, bei der ein EEG, ein Elektrookulogramm, der Atemfluss/Luftfluss durch Nase und Mund, ein Elektromyogramm der Kinnmuskulatur, Schnarchgeräusche, EKG, Brust- und Bauchbewegungen während der Atmung, Sauerstoffsättigung des Blutes und ein Elektromyogramm des M. tibialis anterior abgeleitet werden. Es werden verschiedenen Schlafstadien unterschieden (Tabelle 12.**3**).

Tabelle 12.**3** Schlafstadien

Schlafstadien	EEG-Wellen	Anteil am Gesamtschlaf (%)
Schlafstadium I	7-Hz-Thetawellen	2–5
Schlafstadium II (Leichtschlafstadium)	K-komplexe Schlafspindel	40–50
Tiefschlafstadium III	3-Hz-Deltawellen	3–8
Tiefschlafstadium IV	3-Hz-Deltawellen	10–15
REM-(Rapid-Eye-Movement-)Phase	12–20-Hz-Betawellen (Traumphase)	20–25

12.11 Schlafstörungen

Grundsätzlich ist anzumerken, dass die Schlafdauer individuell unterschiedlich ist. Es werden Normvarianten wie Kurz- und Langschläfer unterschieden. Durchschnittlich schlafen die meisten Erwachsenen 7–8 Stunden. Langschläfer brauchen entsprechend mehr, Kurzschläfer entsprechend weniger. Die Schlafarchitektur ist bei Kurz- und Langschläfern gleich, auch sie haben 90-minütige Schlafzyklen mit Wechsel von Non-REM- zu REM-Phasen. Der Anteil an Tiefschlaf ist vergleichbar. Ferner werden **Abend- und Morgentypen** unterschieden. Abendmenschen sind Menschen, die ihre Leistungsspitzen in den Abendstunden haben und spät zu Bett gehen und spät aufstehen sollten. Die Morgentypen, die so genannten Frühaufsteher, haben ihre Leistungsspitzen in den Morgenstunden und gehen abends frühzeitiger zu Bett. Für die Abendtypen ist die Einengung durch die Zeitstruktur des Arbeitsplatzes oft belastend.

◄ Schlafdauer

Die Schlafdauer ist eine Variable des Lebensalters. Neugeborene schlafen etwa 16 Stunden am Tag, im Alter von 2 Jahren schläft das Kind nur noch 9 bis etwa 12 Stunden. Bei älteren Kindern kann die Schlafzeit bis auf 6 Stunden minimiert sein. In der Pubertät vermindert sich die Schlafqualität, ferner kommt es zur Umstellung des Schlafrhythmus. Die Jugendlichen können erst verspätet einschlafen, da bei ihnen Melatonin etwa 2 Stunden später als bei Kindern ausgeschüttet wird. Entsprechend unausgeschlafen sind sie, sofern sie morgens schon früh zur Schule müssen. Das hiesige Schulsystem nimmt auf diese biologische Besonderheit bisher keine Rücksicht. Je älter die Menschen werden, desto kürzer wird die Schlafdauer, auch Tiefschlafphasen nehmen ab, das Einschlafen wird schwieriger, es kommt zu nächtlichen Schlafunterbrechungen. Gerade ältere Menschen klagen sehr häufig darüber, dass sie „die ganze Zeit nachts wach im Bett gelegen haben". Dieses Erleben kann durch eine reduzierte Schlafeffizienz (Schlafzeit pro Bettzeit) hervorgerufen sein. Andererseits ist aus wissenschaftlichen Untersuchungen bekannt, dass mit zunehmendem Alter tatsächlich mehr Schlafstörungen auftreten. Neben Einschlafproblemen (verlängerte Einschlaflatenz) kommt es zur Einbuße der Schlafqualität, was jedoch auch Folge von eingeschränkten körperlichen und sozialen Aktivitäten am Tage sein kann. Andererseits können akute oder chronische Erkrankungen zu Schlafstörungen führen. Krankheiten sind im Alter häufiger, sodass diese ein schlafbeeinträchtigender Faktor sein können. Hier sind insbesondere chronische Schmerzerkrankungen, kardiovaskuläre Erkrankungen sowie Diabetes mellitus und andere Stoffwechselerkrankungen zu nennen. Wichtig ist, ältere Menschen darüber aufzuklären, dass es im Alter völlig angemessen ist, wenn sich der Nachtschlaf auf 5–6 Stunden reduziert und dass die Tiefschlafphasen physiologischerweise im Alter abnehmen. Infolge dessen ist die Weckschwelle herabgesetzt, und es kann zu Schlafunterbrechungen kommen. Da ältere Menschen häufiger als in jüngeren Lebensjahren vom Schlafapnoesyndrom, vom Restless-Legs-Syndrom und von zerebrovaskulären Erkrankungen sowie von Depressionen betroffen sein können – alles Erkrankungen, die zu Schlafstörungen führen –, sind Schlafstörungen im Alter häufiger. Ein weiterer wichtiger Aspekt ist, dass ältere Menschen gern einen Mittagsschlaf halten. Dauert dieser länger als eine halbe Stunde an, so verkürzt er damit den Nachtschlaf.

◄ Altersabhängigkeit

■ Diagnostik: Anamnese

Das wichtigste Instrument zur Untersuchung von Schlafstörungen ist sicherlich die Exploration des Patienten mit ausführlicher Schilderung der Beschwerden, insbesondere die Berücksichtigung des Schlafverhaltens vor und während der Schlafstörung, zudem Krankheitsanamnese, Erhebung von psychischen und somatischen Erkrankungen in der Vorgeschichte, von möglichen körperlichen oder psychischen Auslösefaktoren, lebensgeschichtlichen Ereignissen, akuten auslösenden Faktoren und Faktoren, die bei der Aufrechterhaltung und Verselbstständigung der Schlafstörung weiterhin wirksam sind. Gezielt sollte nach Symptomen des Restless-Legs-Syndroms gefragt werden und nach möglichen Atemstörungen (Schlafapnoesyndrom). Hier sind die Beobachtungen des Bettpartners (Fremdanamnese) hilfreich. Immer sollte nach der **Schlafhygiene** gefragt werden (zu lange Bettliegezeiten, langer Tagesschlaf, anregende oder aufregende Abendgestaltung, häufig wechselnde Schlafzeiten, Schichtarbeit, Zeitzonenwechsel?). Ferner sind psychiatrische Erkrankungen, die mit Schlafstörungen einhergehen, beispielsweise Depressionen, Manien oder Angsterkrankungen, zu erfragen. Wichtig ist eine **Medikamentenanamnese**, um zu prüfen, ob schlafstörende Medikamente eingenommen werden, wie beispielsweise Antihypertensiva, Appetitzügler, kortisonhaltige Präparate, Zytostatika oder selektive Serotoninwiederaufnahmehemmer. Nach Alkohol, Nikotin, Koffein, Tee, koffeinhaltigen Getränken und Drogenkonsum sollte ebenfalls gefragt werden. Immer ist zu explorieren, ob der Patient Schlafmittel genommen hat oder weiterhin nimmt (Abhängigkeit?). Neben Dauer und Art der Schlafstörung (Einschlafstörungen, Durchschlaffähigkeit, Häufigkeit von nächtlichem Erwachen, Früherwachen, Erholsamkeit des Schlafes, Schlafdauer?) sind nächtliches Grübeln und Gedankenkreisen zu erfragen. Begleitsymptome wie Herzrasen, Schwitzen, Unruhe, Atmungsstörungen, unruhige Beine, Alpträume und Angstattacken sind zu explorieren. Immer sollte nach Vorbehandlungen und Selbstbehandlungen gefragt werden sowie nach vorangegangenen Untersuchungen, da die Erfahrung zeigt, dass die meisten Patienten bei chronischen Schlafstörungen schon eine Reihe an Untersuchungen über sich ergehen lassen haben. Die Fremdanamnese mit Gespräch des Bettpartners ist von besonderer Bedeutung. Internistische und neurologische Untersuchungen sollten erfolgen. Bei Verdacht auf körperlich bedingte Schlafstörungen, wie beispielsweise Schlafapnoesyndrom oder Restless-Legs-Syndrom, sollte eine Polysomnographie durchgeführt werden.

■ Einflüsse auf den normalen Schlaf

Der Wechsel von Schlafen und Wachen vollzieht sich wie viele andere Lebensvorgänge in rhythmischen Abläufen. Die **biologische Uhr**, also die „innere Uhr", ist für die Steuerung verantwortlich. Besonders Lichteinwirkung spielt eine große Rolle. Bei heller Lichtquelle können wir auch nachts wach bleiben. Bei Dunkelheit dagegen werden wir eher müde – eine Erfahrung, die uns allen aus abgedunkelten Vortragsräumen bestens bekannt ist. Soziale Kontakte beeinflussen diese „innere Uhr" ebenfalls, bei angeregter Unterhaltung bleiben wir länger wach. Äußere Zeitgeber, wie Dunkelheit, sind immens wichtig. Besonders bei Schichtarbeit treten häufiger Schlafstörungen auf. Die „innere Uhr" wird im Kernareal des Nucleus suprachiasmaticus vermutet. Diese Struktur wird bei der Alzheimer-Erkrankung beeinträchtigt, was zu erheblichen Schlafstörungen mit Tag-Nacht-Umkehr führen kann. Wie bereits erwähnt, kann Schichtarbeit zu hartnäckigen Schlafstörungen führen. Auch beim Wechsel von Zeitzonen, z. B. bei längeren Flugreisen, kann es zu Ein- und Durchschlafstörungen kommen. Auch sonst Schlafgesunde leiden häufig an einem Jet-lag. Dieser entsteht durch die Verschiebung der inneren Uhr und der äußeren Zeitgeber. Die Sonne als Zeitgeber ist für viele Tiere Grund des Winterschlafs. Auch wenn wir Menschen nicht zu den winterschlafenden Murmeltieren gehören, tickt unsere biologische Uhr dennoch im Herbst und im Winter langsamer. Im Sommer bei Sonne reagieren wir anders, wir sind morgens früher wach und schlafen kürzer als im Winter.

■ Ist Mittagsschlaf sinnvoll?

Ein Mittagsschlaf von einer halben Stunde Dauer wirkt sich positiv auf die Reaktionsgeschwindigkeit und die Aufmerksamkeitsspanne am Nachmittag aus. Einige Unternehmen in Japan und Amerika haben dies bereits ausgenutzt und stellen ihren Mitarbeitern Entspannungsräume für die Mittagspause zur Verfügung. In Deutschland sind wir davon weit entfernt.

■ Beeinflussende Umgebungsfaktoren

Die Schlafqualität ist von Umgebungsfaktoren wie Raumtemperatur, Luftfeuchtigkeit, Geräusche, Licht, Abendmahlzeit, Alkohol, Nikotin und Koffeingenuss, aber auch von der Beschaffenheit des Bettes und der Matratze sowie vom Schlafverhalten des Bettpartners abhängig. Die Ausstattung des Schlafzimmers spielt ebenfalls eine große Rolle. Wird das Schlafzimmer zur Abstellkammer umfunktioniert und der Patient bei Betreten des Schlafraums mit unerledigten Akten, Bügelwäsche oder sonstigen unangenehmen Aufgaben konfrontiert, wird ein erholsamer Schlaf mit Ruhe und Entspannung schwierig.

Die Raumtemperatur im Schlafzimmer sollte zwischen 15 °C und 18 °C betragen, das individuelle Wärmebedürfnis ist zu berücksichtigen. Die Raumfeuchtigkeit sollte bei 45–55 % Luftfeuchtigkeit liegen. Ein optimaler Geräuschpegel für den Nachtschlaf liegt zwischen 10 dB und 40 dB, ein Pegel von > 60 dB führt zur Lärmbeeinträchtigung. Lärm von etwa 70 dB reduziert die Tiefschlafphasen.

◄ Raumtemperatur

Diese sollte kleine Portionen umfassen, vollwertig sein, wenig Fett beinhalten und möglichst um 18.00 Uhr eingenommen werden. Letzteres ist bei berufstätigen Menschen häufig nicht möglich. Andererseits sind hier individuelle Gewohnheiten zu berücksichtigen.

◄ Abendmahlzeit

Es gibt Menschen, die für ihr individuelles Schlafritual eine späte Abendmahlzeit benötigen.

Alkohol ▶ Vorsicht ist bei Alkohol geboten. Ein Glas Wein oder ein Glas Bier begünstigt das Einschlafen, es wirkt entspannend. Größere Alkoholmengen führen jedoch zu Veränderungen der Schlafarchitektur. Solange ein Alkoholspiegel vorhanden ist, wird der Tiefschlaf unterdrückt, die REM-Schlaf-Phasen sind verkürzt. Bei fallendem Alkoholspiegel kommt es zur vermehrten Unruhe und zum Auftreten vermehrter Wachperioden. Bei alkoholkranken Menschen ist der Schlaf erheblich gestört. Alkohol sollte nie automatisch am Abend zum Schlafen getrunken werden, es besteht die Gefahr der Missbrauch- und Suchtentwicklung. Bei Schlafapnoesyndrom darf kein Alkohol getrunken werden, da Alkohol die Atemmuskulatur zusätzlich beeinträchtigt.

Nikotin ▶ Dieses wirkt aktivierend und stimulierend, so dass Raucher eine längere Einschlaflatenz haben.
Medikamente wie Antibiotika, aktivierende Antidepressiva (selektive Serotoninwiederaufnahmehemmer), Antihistaminika, Kalziumantagonisten, ACE-Hemmer, Appetitzügler, theophyllinhaltige Präparate, kortisonhaltige Medikamente, Sympathomimetika und Zytostatika können den Schlaf stören.

Stress ▶ Es ist verständlich, dass ein belastendes Tagesgeschehen mit Stress, Konflikten oder Problemen den Nachtschlaf, insbesondere das Einschlafen, erschweren kann. Ein richtiger Umgang mit Stressoren (Termindruck, Konflikte in Familie und Partnerschaft, Sexualstörungen, Ängste und emotionale Spannungen) ist wichtig.

Schmerzen ▶ Liegen Schmerzzustände vor, wie beispielsweise bei rheumatischen Erkrankungen, Nieren- oder Blaseninfektionen, gastrointestinale Ulzera oder Angina pectoris, so sind Schlafstörungen möglich. Herzinsuffizienz, Bronchitis, Asthma bronchiale, Diabetes mellitus, Polyneuropathie, neurologische Erkrankungen – wie Morbus Parkinson, Chorea Huntington, Zustand nach Apoplexie und zerebrale Krampfanfälle – können ebenfalls zu Schlafstörungen führen.
Psychiatrische Erkrankungen, so beispielsweise Depressionen oder Angsterkrankung, gehen mit Schlafstörungen einher.

Empfehlungen zur Schlafhygiene sind:
- ▶ Beachten der individuellen Schlafdauer,
- ▶ Einhalten regelmäßiger Schlafzeiten,
- ▶ Verzicht auf Tagesschlaf,
- ▶ Schaffen angenehmer Schlafbedingungen,
- ▶ ausgeglichene Ernährung,
- ▶ Verzicht auf abendlichen Genuss von koffeinhaltigen Getränken,
- ▶ Verzicht auf Alkohol und Nikotin,
- ▶ regelmäßiges körperliches Training,
- ▶ abendliche Tätigkeiten, die zur Entspannung beitragen,
- ▶ Vermeiden von Aufregungen oder vermehrter Konzentration am Abend,
- ▶ günstig kann das Erlernen der Muskelentspannungstherapie nach Jacobson oder des autogenen Trainings nach Schulz sein.

12.11 Schlafstörungen

Die Schlafstörungen im Einzelnen

Wie bereits erwähnt, werden Ein- und Durchschlafstörungen unterschieden, ferner Hypersomnien (vermehrte Tagesschläfrigkeit mit unerwünschtem Einschlafen am Tag), Störungen des Schlaf-Wach-Rhythmus (vor- oder rückverlagerte Schlafzeit, unregelmäßige oder häufig wechselnde Schlafperioden) und Parasomnien (Störungen während des Schlafens).

Insomnien F51.0

Symptome der Insomnie sind Nicht-einschlafen-Können, häufiges Erwachen, lange Wachphasen in der Nacht, unruhiger, flacher Schlaf, nicht erholsamer Schlaf, Früherwachen, vermehrtes Grübeln, innere Erregung und Anspannung, Herzklopfen und Schwitzen. Es kommt zur Beeinträchtigung der Tagesbefindlichkeit mit Tagesmüdigkeit, Unwohlsein, Erregung, Konzentrationsminderung, vermehrter Erschöpfbarkeit, Leistungsminderung, vermehrter Reizbarkeit, Stimmungsminderung, Ängsten, Schmerzen und Angst vor der Nacht.

Ein- und Durchschlafstörungen bei Schlafapnoesyndrom G47.3

Durch Verschluss der Atemwege kann es zum Schlafapnoesyndrom kommen. Als „Apnoe" wird ein Atemstillstand bezeichnet, der 10 Sekunden oder länger andauert. Infolgedessen kommt es zu Sauerstoffmangel und Anstieg der CO_2-Konzentration im Blut, die schlussendlich eine Weckreaktion auslöst. Die Weckreaktion kann zum Erwachen des schlafenden Patienten führen, sodass Durchschlafstörungen wahrgenommen werden. Sind die Weckreaktionen von kurzer Dauer, werden sie vom Patienten subjektiv nicht wahrgenommen. In der Polysomnographie zeigen sich jedoch kurze Schlafunterbrechungen, sodass das Schlafprofil des Patienten völlig zerstört sein kann. Der Tiefschlaf ist vermindert, und der Erholungswert des Schlafes ist erheblich beeinträchtigt, sodass eine Tagesschläfrigkeit die Folge ist, die zu unwillkürlichen Einschlafattacken, insbesondere bei gleichförmigen Tätigkeitssituationen oder in Ruhe, führt. Der Schlafspnoepatient schläft häufig am Tage ein, er leidet unter seiner krankhaften Müdigkeit.

◄ **Krankheitsbild**

> ! Folge des Schlafapnoesyndroms sind neben der Beeinträchtigung der Tagesbefindlichkeit mit vermehrter Tagesmüdigkeit Kopfschmerzen, Abgeschlagenheit, Konzentrations- und Leistungsminderung, ferner Libido- und Potenzstörungen, Hypertonus, Herzrhythmusstörungen, Rechtsherzinsuffizienz mit pulmonalem Hypertonus, koronare Herzerkrankung sowie vaskuläre Störungen mit vermehrtem Auftreten von Hirninfarkten, Herzinfarkten und plötzlichem Herztod.

Risikofaktoren sind Übergewicht, Alkohol, Rückenlage während des Schlafens, Schnarchen, Rauchen, Schlafmittel und Medikamente, welche die Muskulatur relaxieren. Männer sind häufiger betroffen. Bei Kindern sind vergrößerte Tonsillen und Polypen sowie eine

Verkürzung des Unterkiefers Ursachen eines Schlafapnoesyndroms.

Therapie ▶ Es können nächtliche Beatmungssysteme zur Anwendung kommen, bei Übergewicht sollte eine Gewichtsreduktion durchgeführt werden. Alkoholkarenz und Schlafen in Seitenlage sind wichtige Schlafverhaltensregeln, auf Alkohol und Sedativa sollte verzichtet werden. Bei Menschen mit vergrößerten Tonsillen sind diese operativ zu entfernen. Die wichtigste therapeutische Maßnahme ist die C-PAP-Beatmungstherapie (C-PAP: Continuous positive Airway Pressure). Eine entsprechende Anpassung und die Einstellung des Gerätes erfolgen im Schlaflabor.

Ein- und Durchschlafstörungen bei Restless-Legs-Syndrom G25.8

Krankheitsbild ▶ Es wird zwischen einem idiopathischen Restless-Legs-Syndrom mit häufiger positiver Familienanamnese und einem sekundären Restless-Legs-Syndrom unterschieden. Das sekundäre Restless-Legs-Syndrom kommt bei 20–40% der Dialysepatienten im Rahmen einer Niereninsuffizienz vor, ferner bei Eisenmangel, Hypo- bzw. Hyperthyreose sowie Folsäure- und Vitamin-B_{12}-Mangel. Medikamente wie Antipsychotika der ersten Generation (Neuroleptika) oder Antidepressiva, insbesondere trizyklische Antidepressiva und SSRI, können zum sekundären Restless-Legs-Syndrom führen. Symptomatische Restless-Legs-Syndrome treten bei der rheumatoiden Arthritis und der Borreliose auf. In der Gravidität kann es bei 10–30% der Frauen zur Restless-Legs-Symptomatik kommen, es besteht eine postpartale Reversibilität.

Symptomatik ▶ Der Patient hat oft Schwierigkeiten, die Symptome des Restless-Legs-Syndroms zu beschreiben. Sie werden als „ziehend", „reißend", „juckend", „brennend" oder „kribbelnd" und/oder „krampfartig" oder „schmerzhaft" beschrieben. Die Missempfindungen sind meist in den Beinen lokalisiert. Es besteht ein nicht zu unterdrückender Drang, die Beine zu bewegen, verbunden mit der Anamnese, dass Aufstehen und Umherlaufen oder Fußbäder oder auch Massagen Linderung verschaffen. Die Missempfindungen können unilateral, aber auch bilateral auftreten, sie wechseln manchmal im Verlauf die Seite. Meist sind die Füße und die Unterschenkel, gelegentlich die Knie und die Oberschenkel betroffen, seltener die Arme.

Auslösende Situationen sind eine entspannende Umgebung sowie längeres Sitzen, wie beispielsweise im Theater, bei Konferenzen, im Flugzeug und bei Feiern. Die Patienten meiden oft diese Situationen. Die Beschwerden sind am späten Nachmittag ausgeprägt und erreichen ihr Maximum zwischen Mitternacht und 2.00 Uhr. Gegen Morgen nehmen sie typischerweise ab. Bei ausgeprägter Beschwerdesymptomatik können die Symptome auch tagsüber auftreten, insbesondere bei längeren Autofahrten oder in Konferenzen. Durch Ablenkung oder Konzentration auf andere Dinge gelingt es vielen Patienten am Tage, ihre Restless-Legs-Symptomatik als nicht beeinträchtigend wahrzunehmen.

12.11 Schlafstörungen

Auswirkungen auf den Schlaf

Die Erholsamkeit des Nachtschlafs ist durch die Restless-Legs-Symptomatik wesentlich beeinträchtigt. Im Schlaf kommt es beim Restless-Legs-Syndrom zu unwillkürlichen, das heißt nicht vom Willen gesteuerten **Fuß- und Beinbewegungen** (Periodic Limb Movements in Sleep, PLMS). Die betroffenen Patienten merken dies oftmals nicht, der Bettpartner beklagt jedoch, häufig vom Patienten getreten oder gestoßen zu werden. Infolge dieser Beinbewegungen kommt es zu **kurzfristigen Weckreaktionen**, die der Patient meist selbst nicht wahrnimmt. Diese sekundenkurzen Weckreaktionen stören jedoch die Schlafkontinuität, der Schlaf ist dann nicht mehr erholsam, infolgedessen entsteht eine Tagesmüdigkeit. Aufgrund der Ein- und Durchschlafprobleme wird die Nacht für den Restless-Legs-Patienten zur Qual. Verlängerte Einschlaflatenz, häufige Weckreaktionen, Aufwachen durch die unwillkürlichen Beinbewegungen sowie verminderte Tief- und REM-Schlafphasen führen zu gravierenden Schlafstörungen, die einen Leistungsabfall und Konzentrationsstörungen sowie vermehrte **Tagesmüdigkeit** zur Folge haben.

Vorkommen

Meist tritt die Restless-Legs-Symptomatik zwischen dem 20. und dem 30. Lebensjahr auf, die Prävalenz ist mit 5% in der Allgemeinbevölkerung relativ hoch. Die Restless-Legs-Symptomatik wird jedoch häufig nicht erkannt. Selbst Kinder können schon betroffen sein. Es kommt dann häufig zu Fehldiagnosen, wie beispielsweise Aufmerksamkeitsdefizit-Hyperaktivitäts-Syndrom, weil die Kinder am Tage unruhig-unkonzentriert erscheinen.

Differenzialdiagnostik

Die Differenzialdiagnose der Restless-Legs-Symptomatik umfasst insbesondere den Ausschluss einer Polyneuropathie (beispielsweise diabetische oder alkoholtoxische Polyneuropathie). Arterielle und venöse Durchblutungsstörungen können ähnliche Beschwerden bereiten und müssen abgegrenzt werden, auf venöse Insuffizienzzeichen ist deshalb zu achten. Wichtigste anamnestische Angabe ist, dass die Restless-Legs-Beschwerden sich bei Bewegung bessern. Bei den arteriellen oder venösen Durchblutungsstörungen stehen die Schlafstörungen nicht so sehr im Vordergrund. Neben der typischen Schilderung und dem Sistieren der Beschwerden durch Bewegung ist die Polysomnographie charakteristisch: Sie zeigt periodische Beinbewegungen, im EMG sind Muskelkontraktionen des M. tibialis anterior zu erfassen, und im EEG sind Weckreaktionen erkennbar.

Therapie

Sekundäre und primäre Restless-Legs-Syndrome sind unabhängig von der Ätiologie zu behandeln. Zum einen wird **L-Dopa**, zum anderen **Dopaminagonisten** eingesetzt. Auf mögliche Nebenwirkungen, wie Übelkeit und Brechreiz, ist zu achten, sodass meist zu Beginn eine einschleichende Dosierung notwendig ist sowie die zusätzliche Gabe von Domperidon. Auf Antiemetika wie Metoclopramid sollte verzichtet werden, da sie ihrerseits die Restless-Legs-Symptome verstärken können. Unter L-Dopa-Therapie kann es zur Ausbreitung der Beschwerden auf die andere Seite oder auf die obere Extremität kommen (Augmentationsphänomen). Wie auch bei der Parkinson-Erkrankung, kann die L-Dopa-Therapie mit einem Wirkungsverlust einhergehen, gelegentlich tritt unter Wirk-

Tabelle 12.4 L-Dopa und Dopaminagonisten (Übersicht)

Medikamente	Wirkstoff
L-Dopa	
Restex, Restex ret.	L-Dopa
Nacom 100/250	
Nacom ret 100/200	
Madopar 62,5/125/125 T/250	
Madopar Depot, Madopar LT	
Striaton 200	
isicom 250	
isicom mite 100	
Dopaminagonisten	
Cabaseril 1/2/4	Cabergolin
Parkotil 0,05/0,25/1	Pergolid
Requip 0,25/0,5/1/2/5	Ropinirol
Almirid 5/20	α-Dihydroergocryptin
Pravidel 5/10	Bromocriptin
Dopergin	Lisurid
Sifrol 0,088/0,18/0,7	Pramipexol
Kirim 5/10	Bromocriptin

verlust auch ein Rebound-Effekt auf (die Restless-Legs-Symptomatik wird nach Nachlassen der L-Dopa-Wirkung noch stärker). Eine therapeutische Alternative stellt der Einsatz der Dopaminagonisten dar. Auch hier ist immer eine einschleichende Dosierung notwendig. Gerade zu Beginn kommt es häufig zu Übelkeit, weswegen Domperidon initial mitgegeben werden kann. Auf mögliche Kontraindikationen für Dopaminagonisten ist zu achten, insbesondere Herz-Kreislauf-Erkrankungen. Eine Übersicht über L-Dopa und Dopaminagonisten ist in Tabelle 12.4 dargestellt.

Sind Levodopa und Dopaminagonisten als Therapie der ersten Wahl nicht wirksam, so können ausnahmsweise Benzodiazepine oder Opiate eingesetzt werden. Zuvor sollte jedoch immer die Therapie der ersten Wahl mit L-Dopa oder einem Dopaminagonisten durchgeführt werden, gegebenenfalls auch in Kombination. Medikamente der dritten Wahl sind Antiepileptika wie Carbamazepin, Valproat oder Gabapentin. Grundsätzlich ist an dieser Stelle anzumerken, dass in Deutschland bisher ein L-Dopa-Präparat (Restex) zur Behandlung des Restless-Legs-Syndroms zugelassen ist. Die Verordnung der Dopaminagonisten geschieht derzeit „off label". Die Behandlung des sekundären Restless-Legs-Syndroms erfolgt wie diejenige des primären, die ursächliche Behandlung der auslösenden Erkrankung vorausgesetzt.

Ein- und Durchschlafstörungen bei periodischen Bewegungen im Schlaf

Bei Patienten, die nicht an einem Restless-Legs-Syndrom leiden, kann es auch zu unwillkürlichen Fuß- und Beinbewegungen kommen, die besonders häufig im Schlaf auftreten. Die Betroffenen bemerken diese Bewegungen meist nicht, während der Bettpartner klagt, nachts getreten oder gestoßen zu werden. In der Polysomnographie lassen sich die PLMS (Periodic Limb Movements in Sleep) nachweisen. Selten sind auch die Arme betroffen. Diese periodischen Beinbewegungen führen zum Aufwachen, die Schlafqualität ist gemindert, da es durch diese periodischen Beinbewegungen zu immer wiederkehrenden kurzzeitigen Weckreaktionen kommt. Periodische Beinbewegungen treten häufig in Kombination mit dem Restless-Legs-Syndrom auf, sie können aber bei Morbus Parkinson, bei Patienten mit Urämie sowie bei Patienten mit Narkolepsie und Schlafapnoesyndrom komorbid auftreten. In der Polysomnographie ist im M. tibialis anterior die Muskelkontraktion erkennbar, im EEG die Weckreaktionen. Der Schlaf wird fraktioniert, die Tiefschlafphasen III und IV treten selten oder gar nicht mehr auf. Die Folge ist eine Tagesmüdigkeit. Die Therapie der periodischen Beinbewegungen entspricht der Behandlung des Restless-Legs-Syndroms.

Schlafstörungen bei internistischen und neurologischen Erkrankungen

Wie bereits erwähnt, führen eine Reihe somatischer Beschwerden zu Schlafstörungen. Die Therapie dieser Schlafstörungen besteht in der Behandlung der Grunderkrankung. Beispielhaft seien einige Erkrankungen, die gehäuft zu Schlafstörungen führen können, erwähnt.

- gestörter Schlaf-Wach-Rhythmus bei Glaukom oder Erblindung,
- Ein- und Durchschlafstörungen bei Atemwegserkrankungen, wie Asthma und Bronchitiden,
- Umkehr des Schlaf-Wach-Rhythmus bei degenerativen Erkrankungen des Zentralnervensystems, z. B. Morbus Parkinson, Morbus Alzheimer, Multiinfarktdemenz,
- Ein- und Durchschlafstörungen bei hormonellen Erkrankungen und Stoffwechselstörungen, wie Hypo- oder Hyperthyreose,
- Durchschlafstörungen bei nächtlichen Hypoglykämien im Rahmen eines Diabetes mellitus, bei Polyurie bei Diabetes mellitus oder bei Symptomen der diabetischen Polyneuropathie,
- Ein- und Durchschlafstörungen infolge erhöhter Kortisonspiegel, beispielsweise bei Morbus Cushing oder bei hochdosierter Kortisonbehandlung,
- Durchschlafstörungen bei Hypokaliämie mit nächtlichen Wadenkrämpfen,
- Durchschlafstörungen bei Herzinsuffizienz mit nächtlichem Husten, Wasserlassen und vermehrter Luftnot sowie Angina pectoris mit nächtlichen Anfällen,
- plötzliches Aufwachen bei Herzrhythmusstörungen und hypertensiven Krisen,

- Ein- und Durchschlafstörungen bei hormonellen Störungen im Rahmen hormoneller Umstellungsphasen, beispielsweise in der Gravidität, in der Menopause, postpartal oder bei prämenstruellen Syndromen,
- Infektionskrankheiten, dermatologische Erkrankungen mit Pruritus oder Pruritus aus internistischen Gründen, wie beispielsweise bei Leberzirrhose oder Niereninsuffizienz,
- Ein- und Durchschlafstörungen bei Schmerzzuständen unterschiedlichster Art,
- Durchschlafstörungen beim häufigen Karpaltunnelsyndrom mit nächtlichem Einschlafen der Finger und Schmerzen im betroffenen Arm.

Die Therapie besteht in der Behandlung der jeweiligen Grunderkrankung.

Schlafstörungen infolge exogener Einflüsse

Außeneinflüsse können unterschiedlichster Natur sein, z.B. umweltbedingt, akute psychische Stresssituationen und Belastungssituationen, belastende Lebensereignisse, laute Umgebung, schädigender Gebrauch oder Missbrauch von Genussmitteln, Alkohol- und/oder Drogenentzug und unerwünschte Arzneimittelwirkungen vieler Medikamente. Eine Rebound-Schlafstörung kann durch zu schnelles Absetzen von Schlafmitteln verursacht werden. Schlafstörungen können auch auftreten, wenn es zu einem Wirkverlust im Rahmen einer Toleranzentwicklung bei Schlafmitteln kommt.

Schlafstörungen bei psychiatrischen Erkrankungen

Wie bereit erwähnt, sind Schlafstörungen Symptome bei Depressionen, Manien, Schizophrenien, Angst- und Zwangserkrankungen, Essstörungen, Suchterkrankungen und emotionalen Belastungsreaktionen. Die Behandlung der jeweiligen psychiatrischen Grunderkrankung sollte im Vordergrund stehen. Schlafstörungen bei Demenzerkrankungen mit Störungen des Schlaf-Wach-Rhythmus, nächtlichen Verwirrtheits- und Erregungszuständen sowie Tagesschläfrigkeit sind häufig (s. Kap. 12.16).

Primäre Insomnie, primär psychophysiologische Insomnie F51.0

Ätiologie ▶ Unter der primären Insomnie wird ein gestörter Schlaf verstanden, dem weder eine organische noch eine psychiatrische Erkrankung zugrunde liegt. Die psychophysiologische Schlafstörung entsteht einerseits aus einem gelernten Fehlverhalten und andererseits aus einem psychophysiologisch gestörten Erregungsverhalten, einer gestörten Erregungsbalance. Gründe für die vermehrte Erregbarkeit können körperlicher, kognitiver oder emotionaler Art sein. Ein Nicht-abschalten-Können oder die gedankliche Fixierung auf ein Nicht-schlafen-Können, vermehrte Ängstlichkeit und unzureichende Stressverarbeitungsmöglichkeiten bedingen die Schlafstörung. Die Angst vor der Schlafstörung führt zu deren Verstärkung. Ein Teufelskreis entsteht. Zusätzlicher Missbrauch von Alkohol und

12.11 Schlafstörungen

Schlafmitteln führt zur Verschlechterung der Schlafstörung. Tagesmüdigkeit und Leistungsschwäche am Tag führen wiederum dazu, dass der Patient den Schlaf „erzwingen" will. Das verzweifelte und angespannte Suchen des Schlafes erhöhen wiederum die Erregbarkeit (Arousal) und verhindern die schlaffördernde Entspannung.

> Der Teufelskreis der Schlafstörung mit Angst vor der Schlafstörung, Angst vor dem Leistungsversagen am Tag, Erzwingenwollen des Schlafes, vermehrtem Grübeln, hoher Erwartungshaltung, Ärger, Wut und körperlicher Anspannung mit Folge des erhöhten Erregungsniveaus verselbstständigt sich zunehmend. Oft lassen sich nach Jahren der bestehenden Schlafstörung auslösende belastende Lebensereignisse nicht mehr eruieren.

◄ **Diagnostik**

Im Schlafprofil sind Schlafverflachung und Schlafunterbrechungen zu finden.

◄ **Therapie**

Es kommt ein multimodales Konzept zum Einsatz: verhaltenstherapeutische Maßnahmen und Verbesserung der Schlafhygiene, Stimuluskontrolle, Erlernen von Entspannungsverfahren und Psychotherapie. Nichtmedikamentöse Maßnahmen sind:
- Aufklärung, Beratung und Information,
- Schlafhygiene,
- Rituale,
- Führen von Schlafprotokoll und Tagebuch,
- Stimuluskontrolle,
- Schlafrestriktion,
- Gedankenstopp,
- Entspannungstherapie,
- Verhaltenstherapie,
- aufdeckende Psychotherapie,
- Traumbeeinflussungstherapie.

Schlafhygienische Maßnahmen sind:
- Der Patient sollte nicht länger im Bett sein als notwendig, er sollte aufstehen, wenn er wach ist und nicht wach im Bett liegen bleiben.
- Der Patient sollte angehalten werden, immer zur gleichen Zeit ins Bett zu gehen und morgens zur gleichen Zeit aufzustehen, auch wenn er sich müde fühlt.
- Er sollte tagsüber nicht schlafen, auch nicht ein Mittagsnickerchen machen.
- Das Schlafzimmer sollte so angenehm und gemütlich eingerichtet sein wie möglich. Störende, an Arbeit erinnernde Dinge sind aus dem Schlafzimmer zu entfernen.
- Abends sollte eine leichte Mahlzeit eingenommen werden, koffeinhaltige Getränke, wie Kaffee oder Cola, sind zu meiden. Schwarzer Tee sollte nach 17.00 Uhr nicht mehr getrunken werden. Auf abendlichen Alkoholgenuss ist zu verzichten, das Rauchen ist soweit möglich einzuschränken.
- Sport sollte regelmäßig getrieben werden, jedoch nicht mehr unmittelbar vor dem Schlafengehen, sondern 4–6 Stunden zuvor.

Einzelne Störungsbilder

	✸ Bitte am Morgen ausfüllen. ✸ Beurteilen Sie die vergangene Nacht.					
Datum:	Wie haben Sie geschlafen (gut – mittel – schlecht)?	Von wann bis wann waren Sie im Bett?	Wie viele Stunden haben Sie tatsächlich geschlafen?	Wie oft sind Sie nachts aufgewacht?	Welche Schlafmittel haben Sie eingenommen?	Wie geht es Ihnen jetzt (gut – mittel – schlecht)?

Abb. 12.**3a** Schlafprotokoll (nach: 2004, Schäfer U, Rüther E. Gut schlafen – fit am Tag: ein Traum? ABW Wissenschaftsverlag, Berlin).

	✸ Bitte am Abend ausfüllen. ✸ Beurteilen Sie den abgelaufenen Tag.					
Datum:	Haben Sie etwas erlebt, was Sie seelisch belastet (nein – wenig – viel – sehr viel)?	Waren Sie geistigen Anforderungen ausgesetzt (nein – wenig – viel – sehr viel)?	Hatten Sie körperliche Anstrengungen (nein – wenig – viel – sehr viel)?	Wie fühlen Sie sich gesundheitlich? (schlecht – eher schlecht – gut – sehr gut)?	Sind Sie mit dem Tag zufrieden (nein – teilweise – ja – voll und ganz)?

Abb. 12.**3b** Tagebuch (nach: 2004, Schäfer U, Rüther E. Gut schlafen – fit am Tag: ein Traum? ABW Wissenschaftsverlag, Berlin).

12.11 Schlafstörungen

- Eine entspannende Abendgestaltung ist hilfreich, aufregende Tätigkeiten sollten gemieden und Probleme in einem Tagebuch aufgeschrieben werden.
- Zusätzlich sollten ein Schlafritual eingeführt, der Arbeitstag bewusst abgeschlossen und der Patient zu einer entspannenden Tätigkeit am Abend angeregt werden, beispielsweise ein angenehmes Buch lesen, Übungen aus der Entspannungstherapie durchführen und jeden Abend vor dem Schlafengehen das gleiche Einschlafritual ausführen. Dies könnte beispielsweise so aussehen:
  - Letzte Eintragung in den Terminkalender und führen des Tagebuchs, Probleme werden dort festgehalten, so muss nicht vor dem Einschlafen im Bett gegrübelt werden.
  - Es sollte dann ein kleiner Abendspaziergang erfolgen, anschließend ein Schlummertrunk getrunken werden (z. B. ein Glas Milch oder *ein* Glas Bier), z. B. in einem bequemen Sessel sitzend. Bei Alkohol ist zu berücksichtigen, dass wirklich nur *ein* Glas getrunken wird. Anschließend könnte der Patient noch ein wenig Musik hören oder eine entspannende Geschichte lesen.
  - Dann sollte die Abendtoilette erfolgen, kalte oder heiße Duschen oder Bäder sind zu meiden.
  - Im Bett sollten an schöne, für den Patienten angenehme und beruhigende Situationen gedacht werden (z. B. Strandspaziergang, Opernbesuch, Wanderung).

Bei der **Stimuluskontrolle**, die zu den effektivsten Techniken bei Schlafstörungen gehört, muss der Patient das Bett verlassen, wenn er nicht einschlafen kann. Die Stimuluskontrolle setzt eine engmaschige Betreuung des Patienten vom Arzt/Therapeuten voraus. Viele Patienten fürchten, wenn sie nicht lange genug im Bett liegen können, keine ausreichende Erholung zu finden. Die Stimuluskontrolle hat die Überlegung zur Grundlage, dass der Patient durch die Schlafstörung in einen Teufelskreis geraten ist. Durch Ärger (darüber, nicht schlafen zu können) und Erregung wird er immer wacher, sodass das Einschlafen immer weniger gelingt. Das Bett wird zum Ort der Wachheit. Dieser Mechanismus führt zur Verselbstständigung der Schlafstörung. Die Stimuluskontrolle versucht, diesen Teufelskreis zu durchbrechen. Die Regeln der Stimuluskontrolle könnten wie folgt lauten:

- Das Bett ist nur aufzusuchen, wenn der Patient müde ist und glaubt, einschlafen zu können.
- Das Bett ist ausschließlich zum Schlafen da.
- Bis auf sexuelle Aktivitäten sind keine anderen Tätigkeiten im Bett erlaubt.
- Bei Einschlafproblemen muss das Bett verlassen werden, der Patient sollte ein anderes Zimmer aufsuchen.
- Ziel ist es, den Anblick „Bett" (Stimulus) mit dem Gedanken, „hier kann ich schnell einschlafen", zu verbinden.
- Der Patient sollte so lange aufbleiben, bis er wieder müde ist. Wenn sich der Schlaf dann immer noch nicht einstellt, so muss der Patient angehalten werden, erneut aufzustehen und das Schlafzimmer zu verlassen.

- Das Aufstehen am Morgen sollte zur gleichen Zeit erfolgen, unabhängig davon, wie gut oder wie schlecht oder wie lange der Patient geschlafen hat.
- Am Tag ist kein Schlafen erlaubt.

! Nur das konsequente Anwenden dieser Regeln führt zu Erfolgen. Geduld ist allseits erforderlich. Es muss ein engmaschiger Kontakt zum Arzt/Therapeuten bestehen, damit der Patient die Stimuluskontrolle durchführt.

Schlafrestriktion ▶ Dies bedeutet, dass der Patient nur die Zeit im Bett verbringen darf, von der er annimmt, wirklich zu schlafen. Vor Anwendung der Schlafrestriktion muss der Patient ein Schlafprotokoll führen, um die Schlafzeit ermessen zu können. Dieses für den Patienten belastende und anstrengende Verfahren funktioniert nur bei ausgesprochen motivierten Patienten. Meist sind diese Maßnahmen nur in arbeitsfreien Zeiten möglich, da die Tagesbefindlichkeit initial beeinträchtigt werden kann.

Tagesaktivitäten – guter Nachtschlaf ▶ Befriedigende Aktivitäten am Tag sorgen für einen besseren Schlaf. Es sollten bei chronischen Schlafstörungen nicht nur schlaffördernde Maßnahmen ergriffen werden, sondern der Patient ist anzuhalten, die Lebensqualität am Tag zu verbessern. Dafür ist ausreichend körperliche Bewegung – insbesondere Konditionssport, wie Jogging, Walking, Schwimmen, Fahrradfahren – wichtig. Der Patient sollte angehalten werden, ein für ihn befriedigendes Hobby zu finden, das er als Ausgleich zu Arbeit und Anspannung für seine Entspannung pflegen sollte. Eine gesunde Ernährung mit Mahlzeiten zu festen Tageszeiten mit leicht verdaulichen Abendmahlzeiten ist ein weiterer Baustein. Befriedigende soziale Kontakte, eine Partnerschaft und das Pflegen des Familien- und Freundeskreiszusammenhalts sowie eventuell die Betätigung in einem Kultur- oder Sportverein, ehrenamtliche Tätigkeiten oder Aufgaben in anderen sozialen Bereichen können zur befriedigenden Grundstimmung beitragen.

Kognitive Verhaltenstherapie ▶ Bei dieser Technik werden Patienten angehalten, ihre Konzentration auf angenehme und beruhigende Gedanken zu lenken. Es wird ein Gedankenstopp trainiert: Sobald das nächtliche Grübeln oder das Gedankenkreisen einsetzt, soll der Patient dies durch einen Gedankenstopp durchbrechen. Der Patient soll in der Therapie seine verzerrten Gedanken im Bezug zu seinem Schlaf aufdecken und Alternativgedanken erlernen (kognitive Umstrukturierung). Ziel ist es, den Patienten aus der Ohnmachtsposition und der Hilflosigkeit bezüglich seines gestörten Schlafes zu befreien. Ängstliche und grüblerische Gedanken sollten durch positive Gedanken ersetzt werden. Ergänzend können **Entspannungstherapien**, wie Muskelrelaxation nach Jacobson oder autogenes Training, zur Anwendung kommen. Andere Entspannungstechniken, wie Biofeedback, Yoga, Meditation und Hypnose, werden ebenfalls eingesetzt. Liegen der Schlafstörung psychodynamische Konflikte zugrunde, so kann eine **aufdeckende Psychotherapie** angewandt werden, insbesondere auch dann, wenn der schlafgestörte Patient zusätzlich eine Angststörung hat.

12.11 Schlafstörungen

Wenn psychische Belastungen zu Schlafstörungen geführt haben, so kann die Traumbeeinflussungstherapie zur Anwendung kommen. In den Träumen werden Eindrücke der Realität verarbeitet. Es treten in den Träumen Gefühle zutage, die in der Wirklichkeit verborgen bleiben, beispielsweise Ängste, Zurückweisungen und Verlusterfahrung. Mithilfe der Gefühle des Traumes ist es möglich, zu überlegen, in welcher Beziehung diese Gefühle zur Befindlichkeit der Realität stehen. Anhand der Träume kann geklärt werden, welche Affekte diese auf den Wachzustand haben. Lösungswege, alternative Handlungsweisen und mögliche Veränderungen können dem Patienten im Traum angeboten werden. Im Laufe der Therapie wird versucht, dass der Patient Einfluss auf seine Gefühle im Traum nimmt. Ihm werden neue Möglichkeiten der Affekte zur Verfügung stehen können. Unterstützend kann das Führen eines Traumtagebuchs sein, wobei Beziehungen der Affekte im Traum zu den Gefühlen des Alltags herzustellen sind.

◄ Traumbeeinflussungstherapie

Ergänzend zu den bereits aufgeführten Therapien kommen biologische Therapien, wie Lichttherapie und Chronotherapie, zum Einsatz. Im Rahmen der Chronotherapie wird der Patient angehalten, seine Schlafperiode zu verlagern. Beispielsweise werden Patienten mit einer späten Einschlafzeit gebeten, ihre Einschlafzeit jeden zweiten oder dritten Tag um 1–2 Stunden später festzusetzen. Dies wird so lange fortgesetzt, bis der gewünschte Zeitpunkt des Zubettgehens erreicht ist.

◄ Biologische Therapien

■ Medikamentöse Behandlung

Medikamentöse Behandlungen bei Schlafstörungen werden mit dem Ziel angewandt, eine Grunderkrankung zu behandeln, z. B. bei Restless-Legs-Syndrom oder bei psychiatrischen Erkrankungen, wie Depressionen oder Schizophrenie. Eine symptombezogene Therapie richtet sich gegen das Symptom der Schlafstörung. Es kommen sedierende und schlafanstoßende Medikamente zum Einsatz.

◄ Ursächliche/symptomatische Therapie

> Vor Einsatz einer medikamentösen Behandlung ist eine Diagnostik, wie oben beschrieben, durchzuführen.

Vorteile des Schlafmitteleinsatzes sind schnelle Beschwerdelinderung, sicherer Wirkungseintritt, Reduktion der Angst und somit Durchbrechen des Teufelskreises sowie eine Verbesserung der Compliance des Patienten, andere nichtmedikamentöse Therapien anzuwenden.

> Grundsätzlich sollte die medikamentöse Behandlung in einen Gesamtbehandlungsplan integriert werden.

Bei der Auswahl des Schlafmittels sind individuelle Besonderheiten zu berücksichtigen, insbesondere Wirkungs- und Nebenwirkungsprofile. Je nach Schlafstörungstyp sind entsprechende Präparate auszuwählen. Auf mögliche unerwünschte Arzneimittelwirkungen ist zu achten, bei Tranquilizern besteht die große Gefahr des Miss-

◄ Medikamentenauswahl

brauchs und der Abhängigkeit. Schlafstörungen im Rahmen von akuten Belastungssituationen und Depressionen sowie chronifizierte Schlafstörungen erfordern oft den Einsatz medikamentöser Therapien. Schlafmittel, die ein Abhängigkeitspotenzial haben, dürfen nur kurzfristig eingesetzt werden. Dies ist von vornherin mit dem Pateinten zu besprechen. Nicht-Benzodiazepin-Hypnotika, wie Zolpidem oder Zopiclon, können längerfristig eingesetzt werden. Die Gefahr der Abhängigkeitsentwicklung ist geringer als bei Benzodiazepinen, aber in Einzelfällen möglich, sodass vorzugsweise eine **Intervallbehandlung** durchgeführt werden sollte. Unter einer Intervalltherapie wird verstanden, dass mit dem Patienten besprochen wird, dass er die regelmäßige tägliche Einnahme auf maximal 4 Wochen beschränkt. Dann muss das Medikament abgesetzt werden. Nach mehreren medikamentenfreien Wochen kann es bei Bedarf wieder für einen fest definierten Zeitraum angesetzt werden. Alternativ kommt eine **intermittierende Gabe** von Schlafmitteln zur Anwendung. Der Patient überlegt von vornherein, an welchen 2 oder 3 Abenden der Woche er das Schlafmittel nehmen möchte, er legt vor Beginn der Arbeitswoche fest, an welchen Tagen er besonders gut ausgeschlafen sein möchte. Grundsätzlich muss er sich für 2–3 Tage pro Woche entscheiden. Eine Bedarfsmedikation (der Patient nimmt nur etwas zum Schlafen, wenn er merkt, dass er nicht schlafen kann) sollte unbedingt vermieden werden. Die Verschreibung des Schlafmittels sollte für einen Zeitraum von 3 Wochen höchstens 10 Tabletten beinhalten.

> ! Eine Einnahme über mehr als 4 Wochen sollte nicht erfolgen, da es zu einem Wirkungsverlust und bei längerfristiger Einnahme zur Abhängigkeitsentwicklung kommen kann. Entzugserscheinungen können auftreten. Hat der Patient über eine längere Zeit ein Schlafmittel angewandt, so muss über eine entsprechend lange Zeit das Ausschleichen bis zum Absetzen erfolgen. Die Absetzzeit beträgt mindestens $\frac{1}{10}$ der Einnahmedauer (hat der Patient z. B. bis zu einem Jahr ein Schlafmittel genommen, so ist dies über 3–6 Monate auszuschleichen).

Am häufigsten werden Beruhigungs- und Schlafmittel aus der Benzodiazepingruppe eingesetzt, ferner sedierende Antidepressiva, Antipsychotika und Antihistaminika. Naturpräparate werden oft in Eigenregie vom Patienten eingenommen.

Die medikamentöse Behandlung von Schlafstörungen ist beispielhaft in Tabelle 12.**5** dargestellt.

Benzodiazepin-Hypnotika

Es werden das kurz wirksame Triazolam (Halcion), das mittellang wirksame Tremazepam (Remestan), Lormetazepam (Noctamid) Nitrazepam (Mogadan, Imeson) und das lang wirksame Flurazepam (Dalmadorm) sowie Diazepam (Valium) unterschieden. Bei den Benzodiazepinen besteht ein hohes Abhängigkeits- und Suchtpotenzial. Ferner kann es zu paradoxen Reaktionen kommen – zusätzlich zur Atemdepression, deswegen besteht eine absolute Kontraindikation beim Schlafapnoesyndrom. Bei älteren Menschen kann es zu Verwirrtheitszuständen kommen. Die Wirkung der Ben-

12.11 Schlafstörungen

Tabelle 12.5 Medikamentöse Behandlung von Schlafstörungen (Beispiele)

Wirkstoffe	Handelsnamen (Beispiele)	Übliche Dosierung (mg)	Vorteile	Nachteile
Benzodiazepine				
Triazolam	Halcion	0,125 – 0,25 kurz wirksam	gute und schnelle Wirksamkeit, geringe Toxizität	hohes Abhängigkeitsrisiko, Rebound-Phänomene, Muskelschwäche, Atemdepression, paradoxe Reaktionen, Hangover mit Konzentrationsstörungen
Tremazepam	Remestan	10 – -40		
Lormetazepam	Noctamid	0,5 – 2		
Nitrazepam	Mogadan	5 – 10 mittellang wirksam		
Flunitrazepam	Rohypnol	0,5 – 1		
Flurazepam	Dalmadorm	15 – 30		
Diazepam	Valium	5 – 20 lang wirksam		
Cyclopyrrolone				
Zopiclon	Ximovan	3,75 – 7,5	gute Wirkung, kurze Wirkdauer	in Einzelfällen Abhängigkeitsentwicklung möglich
Imidazopyridine				
Zolpidem	Stilnox®	10 – 20	geringe Suchtentwicklung, geringe Toxizität	
Antidepressiva				
Opipramol	Insidon	50 – 150	geringere Nebenwirkungen, keine Abhängigkeitsentwicklung, kaum Absetzprobleme, angstlösende Wirkung	relativ hohe Toxizität, Nebenwirkungen auf Herz, Leber und Blutbild (regelmäßige Kontrollen erforderlich: Blutbild, EKG), Gewichtszunahme
Doxepin	Aponal	5 – 50		
Amitryptilin	Saroten	5 – 50		
Trimipramin	Stangyl	5 – 50		
Mianserin	Tolvin	5 – 20		
Trazodon	Thombran	25 – 50		
Mirtazapin	Remergil	15	keine Abhängigkeitsentwicklung, gute Wirkung	

Fortsetzung nächste Seite

Tabelle 12.5 Medikamentöse Behandlung von Schlafstörungen (Beispiele) *Fortsetzung*

Wirkstoffe	Handelsnamen (Beispiele)	Übliche Dosierung (mg)	Vorteile	Nachteile
Antipsychotika				
Melperon	Eunerpan	25–75	kein Abhängigkeitsrisiko, geringe Nebenwirkung auf Herz und Kreislauf	anticholinerge Wirkung (Sehstörungen, Mundtrockenheit), Spätdyskinesien, blutdrucksenkende Wirkung, Blutbildveränderungen
Pipamperon	Dipiperon	20–60		
Promethazin	Atosil	10–50		
Chlorprothixen	Truxal	15–50		
Levomepromazin	Neurocil	10–50		
Antihistaminika				
Diphenhydramin	Dolestan	50–100	geringe Toxizität	geringe Wirkung, erhöhtes Abhängigkeitsrisiko
Doxylamin	Hoggar N	25–50		
Alkoholderivate				
Chloralhydrat	Chloraldurat	250–1000	schnelle Wirkung	Abhängigkeitsrisiko, schneller Wirkverlust
Thiazolderivate				
Clomethiazol	Distraneurin	200–400	gute, schnelle Wirkung	hohes Abhängigkeitsrisiko, nicht ambulant einsetzbar
Naturpräparate				
Baldrian	Euvegal	keine genauen Dosierungen	keine Abhängigkeitsentwicklung	geringe Wirkung
Hopfen	Valdispert			

In Anlehnung an: Abbildung „Schlafmittel", aus: 2004, Schäfer U, Rüther E. Gut schlafen – fit am Tag – ein Traum? ABW Wissenschaftsverlag, Berlin.

zodiazepine ist sicher. Das Einschlafen erfolgt schnell, nächtliches Aufwachen reduziert sich, die Gesamtschlafzeit wird länger. Eine unerwünschte Arzneimittelwirkung unter Benzodiazepinen ist insbesondere der Hang-over mit vermehrter Müdigkeit am Tage, Konzentrationsminderung, Beeinträchtigung der Leistungsfähigkeit sowie Verminderung des Reaktionsvermögens und damit erhöhte Unfallgefahr beim Führen eines Fahrzeuges. Allen voran ist die größte Gefahr die Abhängigkeitsentwicklung. Ferner kann es zur Muskelschwäche kommen, weshalb Stürze bei nächtlichem Aufstehen möglich sind, insbesondere bei älteren Menschen.

> Entscheidet man sich für den Einsatz von Benzodiazepinen, so muss von vornherein allen Beteiligten klar sein, dass es nur zu einer zeitlich begrenzten Einnahme kommen kann. Über die eingeschränkte Verkehrstauglichkeit sowie die Wirkverstärkung durch Alkohol muss ausführlich aufgeklärt werden.

Nicht-Benzodiazepin-Hypnotika: Cyclopyrrolone (Zopiclon) und Imidazopyridine (Zolpidem)

Mittel der ersten Wahl zur Behandlung der Schlafstörung sind Zolpidem(z.B. Stilnox) und Zopiclon (z.B. Ximovan). Sie sind kurz wirksam, es kommt nicht zu einem Hang-over, sie haben gute schlaffördernde Eigenschaften, die Einschlafzeiten werden verkürzt, die Schlafqualität wird verbessert. In Einzelfällen sind jedoch auch hier Abhängigkeitsentwicklungen möglich.

Antidepressiva

Sedierende Antidepressiva kommen insbesondere bei Depressionen zum Einsatz, beispielsweise Amitryptilin (Saroten), Trimipramin (Stangyl), Mianserin (Tolvin), Trazodon (Thombran), Doxepin (Aponal), Opipramol (Insidon) sowie Mirtazapin (Remergil). Sie führen zu einer verbesserten Schlafqualität, die Einschlafzeit wird kürzer, der Tiefschlaf ist verlängert. Vorteil ist die fehlende Abhängigkeitsentwicklung. Unerwünschte Arzneimittelwirkungen können Mundtrockenheit, vermehrtes Schwitzen, Blasenstörungen, Obstipation und Akkomodationsstörungen sein. Meist bestehen die unerwünschten Arzneimittelwirkungen nur zu Beginn der Therapie, sie sistieren nach 2–3 Wochen. Bei Herzrhythmusstörungen oder Herzvorschädigung ist größte Vorsicht bei Einsatz trizyklischer Antidepressiva geboten, regelmäßige EKG-Kontrollen sind vor Beginn der Behandlung und unter der Therapie notwendig. Bei Glaukom oder zerebralen Anfällen sind sedierende Antidepressiva zu meiden. Unter trizyklischen Antidepressiva sind regelmäßige Transaminasenaktivitäts- und EKG-Kontrollen notwendig. Antidepressiva werden vorzugsweise bei Schlafstörungen infolge von Depressionen und Ängsten eingesetzt.

> Grundsätzlich sollte bei sedierenden trizyklischen Antidepressiva mit möglichst niedrigen Dosierungen begonnen werden (z.B. 10–15 mg Doxepin oder 10–15 mg Amitryptilin).

Antipsychotika

Antipsychotika (früher „Neuroleptika" genannt) werden ebenfalls bei Schlafstörungen eingesetzt, insbesondere die niederpotenten Antipsychotika, wie beispielsweise Melperon (Eunerpan), Pipamperon (Dipiperon), Promethazin (Atosil), Chlorprothixen (Truxal) und Levomepromazin (Neurocil). Die Antipsychotika der zweiten Generation, die insgesamt weniger unerwünschte Nebenwirkungen haben, können ebenfalls eine gute schlaffördernde Wirkung aufweisen, beispielsweise Quetiapin (Seroquel). Unerwünschte Arzneimittelwirkungen – insbesondere bei den Antipsychotika der ersten Generation – sind orthostatische Dysregulation, Gewichtszunahme, Blutbildveränderungen, Spätdyskinesien sowie extrapyramidale Bewegungsstörungen, wie Zungen-Schlund-Krämpfe, Blickkrämpfe, Tremor und Akathisie. Regelmäßige Laborkontrollen sind erforderlich. Es bestehen eine eingeschränkte Verkehrstüchtigkeit und eine Wirkungsverstärkung durch Alkohol. Entsprechende Informationen sind dem Patienten zu vermitteln.

Weitere Medikamente zur Behandlung von Schlafstörungen sind Alkoholderivate (Chloralhydrat [Chloraldurat]). Die Anwendung im ambulanten Bereich verbietet sich wegen der hohen Toxizität, bereits kleine Mengen können tödlich sein. Antihistaminika, wie beispielsweie Diphenhydramin (Dolestan) und Doxylamin (Hoggar N), sollten eigentlich nicht als Schlafmittel eingesetzt werden. Nachteil ist, dass sich nach mehr oder weniger langem Gebrauch ein Wirkungsverlust einstellt.

Clomethiazol (Distraneurin) wird überwiegend zur Therapie des Alkoholdelirs eingesetzt. Da es selbst ein ausgeprägtes Abhängigkeitsrisiko hat, schränkt sich die Einnahme auf wenige Tage ein und ist lediglich im stationären Behandlungssetting möglich.

Naturpräparate

Naturpräparate haben wenig unerwünschte Arzneimittelwirkungen, sie zeigen aber insgesamt weniger Wirkungen. Zum Einsatz kommen Baldrian, Hopfen, Melisse sowie verschiedene Kombinationen aus diesen genannten Substanzen, zudem Johanniskrautextrakt. Oft nehmen die Patienten in Eigenregie diese Medikamente. Vorsicht ist geboten, wenn sie in alkoholhaltiger Lösung verabreicht werden.

L-Tryptophan

L-Tryptophan hat eine schlafanstoßende Wirkung.

Melatonin

Das Schlafhormon Melatonin hat eine schlafanstoßende und schlaffördernde Wirkung. Insbesondere bei Jet-lag kommt es zum Einsatz. In Deutschland ist diese Substanz nicht im Handel, aber über die internationale Apotheke erhältlich. Es werden 3 mg Melatonin eine halbe Stunde vor dem Schlafengehen gegeben. Die Wirkung stellt sich meist erst nach einigen Wochen ein. Beim Jet-lag ist eine sofortige Wirkung nachweisbar.

12.11 Schlafstörungen

Obsolete Schlafmittel

Nicht mehr angewandt werden Barbiturate, Bromsalze und Bromureide sowie Aldehyde und Glykolderivate.

■ Schlafstörungen als Begleitsymptom anderer Störungen

Schlafstörungen können bei Schlaf-Wach-Rhythmus-Störungen, beim Jet-lag, infolge von Schichtarbeit oder im Rahmen von Schlafphasenvorverlagerung bzw. beim Syndrom der verzögerten Schlafphase und bei Parasomnien und Hypersomnien auftreten.

Schlaf-Wach-Rhythmus-Störungen F51.2

Schlafstörungen bei Jet-lag und Nacht- und Schichtarbeit sowie Schlafstörungen durch das Syndrom der verzögerten Schlafphase sind dadurch gekennzeichnet, dass die absolute Menge des Schlafes nicht vermindert, der Schlaf aber zeitlich entweder in den Tag oder in den Abend verschoben ist. Die Behandlung der Schlafphasenverzögerung kann durch Vorverlegung der Einschlafzeit, Schlafentzug oder Lichttherapie erfolgen.

Parasomnien F51.3, F51.4

Abnorme Ereignisse während des Schlafes, die zu einem Erwachen führen können, führen sekundär zu Schlafstörungen. Es wird zwischen Schlafwandeln F51.3, Schlaftrunkenheit, Pavor nocturnus (nächtliches Aufschrecken; F51.4), Angstträumen, Schlafparalyse, REM-Schlaf-Verhaltensstörung und Bruxismus (Zähneknirschen) unterschieden. Die Differenzialdiagnostik, insbesondere eine Abgrenzung nächtlicher zerebraler Anfälle, muss sorgfältig durchgeführt werden. Die Behandlung dieser abnormen Schlafereignisse ist nur dann notwendig, wenn es zu einer erheblichen Beeinträchtigung der Schlaffunktion kommt.

Narkolepsie G47.4

Bei der Narkolepsie kommt es zur vermehrten Tagesschläfrigkeit und zu unwillkürlichen Einschlafattacken am Tag. Ein- und Durchschlafstörungen können zusätzlich auftreten. Wegen der erhöhten Tagesschläfrigkeit sind die Patienten in hohem Maße gefährdet, Unfälle zu erleiden. Die häufigsten Ursachen einer vermehrten Tagesschläfrigkeit sind die Narkolepsie und das Schlafapnoesyndrom. Die Narkolepsie ist dadurch gekennzeichnet, dass die Patienten einen für wenige Sekunden anhaltenden Muskeltonusverlust aufweisen (Kataplexien). Häufig wird dies durch starke Gefühle, wie beispielsweise Lachen, ausgelöst. Die Patienten sacken in sich zusammen, lassen Gegenstände fallen, fallen in plötzlichen Schlaf. Neben der erhöhten Unfallgefahr sind die sozialen Beeinträchtigungen immens. Der Nachtschlaf dieser Patienten ist gestört. Die Ursache der Narkolepsie ist bisher nicht geklärt. Genetische Faktoren scheinen eine Rolle zu spielen. Bei Verdacht auf Narkolepsie sollte eine Polysomnographie erfolgen. Therapie der Wahl sind

Psychostimulanzien, z. B. Modafinil, Ephedrin, Fenetyllin und Methylphenidat. Die Narkolepsie wird häufig verkannt. Das durchschnittliche Erkrankungsalter liegt im zweiten Lebensjahrzehnt. Berufliche und schulische Konflikte sind bei Vorliegen einer Narkolepsie häufig. Die Narkolepsie tritt komorbid mit dem Restless-Legs-Syndrom und dem Schlafapnoesyndrom auf.

Hypersomnie F51.1

Bei der saisonal bedingten Depression, der Winterdepression, kommt es zur vermehrten Tagesschläfrigkeit. Zusätzlich besteht eine Hyperphagie, insbesondere ein Heißhunger auf Kohlenhydrate. Neben den depressiven Symptomen ist die Anamnese wegweisend: Die Depression tritt in den Wintermonaten auf. Therapeutisch spricht sie gut auf eine Lichttherapie an. Vermehrte Tagesmüdigkeit kann es auch im Rahmen von Hypo- oder Hyperthyreosen geben, ferner bei Vorliegen eines Chronic-Fatigue-Syndroms, beim Restless-Legs-Syndrom und beim Schlafapnoesyndrom. Polysomnographische Aufzeichnungen sind bei der Differenzialdiagnostik hilfreich.

Fehlwahrnehmung des Schlafzustandes

Die Patienten klagen über schlechten Schlaf, obwohl die Schlaflaboruntersuchungen zeigen, dass der Patient schläft; auch der Bettpartner berichtet meist, dass der Patient schläft. Der Patient selber nimmt seine Schlafstörung subjektiv wahr. Auch sind kurzfristige Wachzeiten (Mikroaufwachvorgänge) während der Nacht zu beobachten. Die Wachzeiten werden vom Patienten nicht wahrgenommen, verhindern jedoch, dass der Patient den übrigen Schlaf als Schlaf empfindet. Bei den Patienten bestehen eine beeinträchtigte Leistungsfähigkeit am Tag sowie Tagesmüdigkeit. Die Gefahr der Chronifizierung dieser Schlafstörung ist gegeben.

Schlafstörungen bei Kindern

Krankheitsbild ▶ Schlafstörungen sind bei Kindern ein häufiges Phänomen. Bis zu 30 % aller Kinder im Vorschulalter haben Ein- oder Durchschlafstörungen. Meist handelt es sich um vorübergehende Schlafstörungen. Aufklärendes Gespräch, Elternberatung, Verbesserung der Schlafhygiene sowie Einführung eines Schlafrituals sind oft ausreichend.

Vorgehen ▶ Psychiatrische Grunderkrankungen müssen ausgeschlossen werden. Eltern sollten unbedingt über individuelle Besonderheiten des Schlafes informiert werden. Die Schlafdauer ist bei Kindern – ähnlich wie bei Erwachsenen auch – großen individuellen Schwankungen unterworfen, sodass die Schlafdauer im Einzelfall differieren kann. Oft hilft das Führen eines Schlafprotokolls, den individuellen Schlafbedarf des Kindes festzustellen, und die Verweildauer im Bett sollte dem Schlafbedürfnis angepasst werden. Ebenso ist das Bedürfnis nach Tagesschlaf individuell unterschiedlich. Einige Kinder schlafen bis zum Grundschulalter, andere geben den Tagesschlaf schon im zweiten Lebensjahr auf.

12.11 Schlafstörungen

Im Säuglingsalter ist noch auf die besondere Schlafposition hinzuweisen. Säuglinge sollten grundsätzlich in Rückenlage zum Schlafen gelagert werden, eine rauchfreie Wohnung ist zu fordern sowie Schutz vor Überwärmung. Dies stellt eine wichtige vorbeugende Maßnahme gegen den plötzlichen Kindstod dar.

◀ Säuglinge

Die Einteilung der Schlafstörungen im Kindesalter entspricht derjenigen im Erwachsenenalter (Einschlaf- und Durchschlafstörungen, Insomnie, Störung des Schlaf-Wach-Rhythmus, Parasomnien und Hypersomnien).

◀ Einteilung

> ❗ Schlafstörungen sind im Kindesalter ein vorübergehendes Phänomen im Rahmen von Anpassungsproblemen, z. B. bei Beginn des Kindergartenbesuchs, bei der Einschulung oder bei anderen einschneidenden Veränderungen im sozialen Umfeld. Wie bereits erwähnt, können Depressionen, die bereits im Kindes- und Jugendalter beginnen, ein begleitendes Symptom sein.

Frühgeborene haben häufig Probleme, einen regelmäßigen Schlaf-Wach-Rhythmus zu entwickeln.

Bei Pavor nocturnus, Parasomnien und Somnambulismus (Schlafwandeln) sind differenzialdiagnostisch kindliche Epilepsien – insbesondere die Rolando-Epilepsie, das Landau-Kleffner-Syndrom und das Pseudo-Lennox-Syndrom – als schlafbezogene Epilepsieformen in Erwägung zu ziehen. Wie bereits erwähnt, gibt es auch bei Kindern das Schlafapnoesyndrom. Schlafstörungen im Rahmen anderer kinderpsychiatrischer Störungen – wie autistische Entwicklung, Aufmerksamkeitsdefizit-Hyperaktivitäts-Störung, Rett-Syndrom, Angststörungen, insbesondere Trennungsangststörungen, posttraumatische Belastungsstörungen, Tourette-Syndrom, geistige Behinderung und vieles mehr – kommen vor.

◀ Differenzialdiagnostik

■ Nützliche Adressen

Deutsche Gesellschaft für Schlafforschung und Schlafmedizin (DGSM)
Hephata-Klinik
Schimmelpfengstraße 2
34613 Schwalmstadt-Treysa
Telefon: 06691/2733
Fax: 06691/2823
www.dgsm.de

Deutsche Akademie für Gesundheit und Schlaf (DAGS)
Universitätsstraße 84
93053 Regensburg
Telefon: 0941/942871
Fax: 0941/941505
E-Mail: info@dags.de
www.dags.de

Deutsche Narkolepsie-Gesellschaft (DNG)
Postfach 1107
42755 Haan
www.dng-ev.de

Deutsche Restless-Legs-Vereinigung
Schillerstraße 3 a
80336 München
Telefon: 0 89/55 02 88 80
Fax: 0 89/55 02 88 81
www.restless-legs.org

Fachverband Schlafapnoe
Wurzerstraße 4 a
53175 Bonn
Telefon: 02 28/82 09 30
www.vdk.de/Fachverband-schlafapnoe

Schlafapnoe e. V.
Am Burgholz 6
42349 Wuppertal
Telefon: 02 02/40 876 42

Fachverband der Selbsthilfegruppen Schlafapnoe/
Chronische Schlafstörungen
Nehringskamp 9
44879 Bochum
Telefon: 02 34/4 94 42 45
Fax: 02 34/49 44 24

Weitere Internet-Adressen: www.schlaf-medizin.de.

12.12 Aufmerksamkeitsdefizit-Hyperaktivitäts-Störung (ADHS) F90.0

- **Symptome:** Aufmerksamkeitsstörung, vermehrte Ablenkbarkeit, Desorganisation, motorische Unruhe, impulsives Verhalten, rascher Stimmungswechsel, gestörtes Sozialverhalten
- **Diagnostik:** Anamnese, Fremdanamnese, Informationen aus der Schule/Zeugnisse, testpsychologische Untersuchungen, Fragebögen zur Selbst- und Fremdbeobachtung
- **Therapie:** medikamentöse Behandlung (Stimulanzien, Antidepressiva), Psychotherapie

Krankheitsbild ▶ Die ADHS ist eine in der Kindheit (vor dem 7. Lebensjahr) auftretende Störung der Aufmerksamkeit, die mit Impulsivität und fakultativ motorischer Unruhe (Hyperaktivität) auftritt. Es wird davon ausgegangen, dass mindestens bei 30 % der Betroffenen eine Persistenz bis in das Erwachsenenalter hinein vorliegt.

12.12 Aufmerksamkeitsdefizit-Hyperaktivitäts-Störung (ADHS)

Die ICD-10 unterscheidet:
- einfache Aktivitäts- und Aufmerksamkeitsstörung,
- Aufmerksamkeitsstörung ohne Hyperaktivität,
- hyperkinetische Störung des Sozialverhaltens.

◄ **Klassifizierung**

Die amerikanische Klassifikation nach DSM-IV unterteilt:
- ADHS im Sinne eines Mischtyps, bei dem Aufmerksamkeitsstörungen und motorische Unruhe gleichermaßen vorliegen,
- Aufmerksamkeitsstörung mit fehlender Hyperaktivität,
- ADHS mit überwiegender Hyperaktivität und Impulsivität.

Die ADHS mit den Kernsymptomen „Aufmerksamkeits- und Konzentrationsstörung", „impulsives Verhalten" und „Hyperaktivität" beginnt im Kindesalter. Auf Einzelheiten des Störungsbildes im Kindes- und Jugendalter wird im kinder- und jugendpsychiatrischen Kapitel eingegangen. Wie bekannt ist, kann die Störung bis in das Erwachsenenalter hinein persistieren. Die Symptomatik ändert sich im Erwachsenenalter. Im Vordergrund steht bei den Betroffenen eine schnelle Ablenkbarkeit, sie verlieren leicht den „roten Faden", können ihre Arbeit nicht organisieren, haben Probleme zu planen und zu strukturieren. Unordnung und das Unvermögen zu Organisieren sind im Erwachsenenalter typisch. Schreibtische mit Stapeln unerledigter Dinge, eine „vermüllte Wohnung", viele begonnene Arbeiten – sei es im Haushalt, sei es bei der Arbeit – sind typisch. Zuhören, Termine einhalten, Arbeiten, die eine längere Konzentration und eine größere Aufmerksamkeitsspanne erfordern, schaffen die betroffenen Erwachsenen nicht. Die Impulsivität zeigt sich im Erwachsenenalter durch schnelles Reden, aber auch Gefährdung durch risikoreiches Verhalten im Straßenverkehr. Patienten mit ADHS haben eine erhöhte Unfallrate. Spontane Handlungen, wie plötzliche Kündigungen, rasche Trennungen oder wechselnde Partnerschaften, sind typisch. Im Erwachsenenalter treten meist infolge der jahrelang bestehenden ADHS-Probleme weitere psychiatrische Störungen hinzu, wie Depressionen, Ängste, herabgesetztes Selbstwertgefühl, Selbstzweifel, chronische Beziehungskonflikte, Alkohol- und/oder Drogenprobleme. Infolgedessen werden häufig Fehldiagnosen gestellt, beispielsweise wird die chronische Beziehungsstörung als Ursache der anderen Beschwerden angenommen und nicht umgekehrt. Die wichtigsten Symptome bei ADHS sind:

◄ **Symptomatik**

- Aufmerksamkeitsstörung,
- vermehrte Ablenkbarkeit,
- Desorganisation,
- fehlende Strukturierungsfähigkeit,
- motorische Unruhe,
- verträumte Erscheinung,
- impulsives Verhalten,
- rascher Stimmungswechsel,
- schnell wütend oder jähzornig werden,
- herabgesetztes Selbstwertgefühl,
- verminderte Selbstachtung,
- gestörtes Sozialverhalten,
- verminderte Gruppenanpassung,
- Außenseiterrolle.

Folgen der ADHS

Menschen mit ADHS-Problemen haben eine Beeinträchtigung im Bereich der schulischen Entwicklung und der Ausbildung sowie im Bereich ihrer emotionalen Entwicklung mit herabgesetztem Selbstwertgefühl, Partnerschaftskonflikten und fehlender Selbstorganisation mit Problemen im Zeit- und Finanzmanagement. Da Menschen mit ADHS bereits im Schulalter erhebliche **Schulleistungsprobleme** haben, in die Sündenbockrolle geraten und sozial ausgegrenzt werden sowie nicht entsprechend ihrer Intelligenz einen adäquaten Schulabschluss oder eine entsprechende **Berufsausbildung** erlangen, ist im Erwachsenenalter auch die soziale Integration, sei es im Beruf, sei es in der Familie, beeinträchtigt. Zusätzlich kann es zu **Alkohol- und Drogenabhängigkeit** kommen. Die sexuelle Entwicklung ist durch die emotionale Impulsivität mit häufigem Partnerwechsel, voreiligen sexuellen Tätigkeiten und gehäuften Teenagerschwangerschaften kompliziert. In der emotionalen Entwicklung sind erhebliche Beeinträchtigungen mit Depressivität und Ängsten sowie herabgesetztem Selbstwertgefühl zu finden. Infolge von Impulsivität, Launenhaftigkeit und Wutausbrüchen kommt es zu häufigen **Partnerschaftskonflikten**. Wegen der sozialen Probleme ist auch eine delinquente Entwicklung möglich. Je nach Studienlage bleiben die ADHS-Symptome in 30–75 % der Fälle mehr oder weniger stark auch noch im Erwachsenenalter bestehen. Als Prävalenz wird eine Häufigkeit von 1–6 % aller Erwachsenen angenommen. Wie bereits erwähnt, kommt es häufig zu Fehldiagnosen. Komorbide psychiatrische Störungen, wie Depressionen und Ängste oder Alkohol- und Drogenabhängigkeit, lenken von der Diagnose der Aufmerksamkeitsstörung ab. Neben Depressionen, Angststörungen und Suchterkrankungen sind auch Tic-Erkrankungen, Zwänge und Persönlichkeitsstörungen im Erwachsenenalter komorbid vorhanden.

Ätiologie

Ursächlich werden multifaktorielle, verschiedene, in vielfältigen Wechselbeziehungen zueinander stehende Bedingungen und Verzahnungen psychologischer und biologischer Faktoren angenommen.

Neurophysiologie ▶ Aus umfangreichen neurophysiologischen Untersuchungen ist bekannt, dass Daueraufmerksamkeit und Konzentration auf das Wesentliche, Planung und Steuerung von Verhalten, Lernen sowie Abrufen und Vergleichen von Erfahrungen ein intaktes Zusammenspiel verschiedenster Hirnstrukturen voraussetzen; insbesondere kommt dem **Frontalhirn** eine immense Bedeutung zu. Aufmerksamkeitsgestörte Kinder haben beispielsweise eine Minderperfusion in dieser Hirnregion. Zusätzlich ist von einer **Neurotransmitterdysfunktion**, besonders des Dopamin-, aber auch des Noradrenalinstoffwechsels, auszugehen. Ein **Dopamintransporterprotein** findet sich bei ADHS-Patienten in erhöhter Konzentration. Infolge des relativen Dopaminmangels kommt es zu Impulskontrolldefiziten, da Dopamin besonders das Frontalhirn steuernde und kontrol-

12.12 Aufmerksamkeitsdefizit-Hyperaktivitäts-Störung (ADHS)

lierende Verhaltensweisen reguliert. Noradrenalin ist besonders für die Aufrechterhaltung von Aufmerksamkeit zuständig. Aus den Funktionsstörungen des Dopamin- und Noradrenalinsystems lassen sich die Symptome der ADHS erklären: Beeinträchtigung der Verarbeitung von Informationen, unzureichende kontinuierliche Aufmerksamkeit und fehlende Impulskontrolle.

Dopamin- und Noradrenalinfunktionen werden genetisch festgelegt. Der genetische Einfluss ist aus großen Zwillings- und Adoptionsstudien bekannt. Konkordanzraten bei eineiigen Zwillingen liegen bei 70–80%. Viele Studien zeigen eine Erblichkeit der ADHS. Nicht ein Gen ist verantwortlich zu machen, sondern verschiedene Gene scheinen eine Rolle zu spielen, so beispielsweise das Dopamintransportergen (Chromosom 5), das Dopamin-4-Rezeptor-Gen (Chromosom 11) und das Dopaminrezeptorgen (Chromosom 4). Aber auch Beeinträchtigungen im Bereich des Serotoninstoffwechsels sowie Veränderungen im GABA-System sind anzunehmen.

◂ **Genetik**

Weitere hirnorganische Befunde zeigen eine Abnahme des Gehirnvolumens im Frontalhirnbereich (betont rechts), eine verminderte Aktivität im rechtsseitigen Frontalhirn sowie einen verminderten Glukoseumsatz im Frontalhirnbereich (nachgewiesen mittels PET). Im SPECT zeigt sich eine Minderperfusion in Frontalhirn und Striatum.

◂ **Neuronale Veränderungen**

> Zusammenfassend ist davon auszugehen, dass bei der ADHS eine Störung des Dopamin- und Noradrenalinstoffwechsels vorliegt.

Weitere Risikofaktoren sind:
- Nikotin, Alkohol und Drogen während der Schwangerschaft,
- Frühgeburten mit einem Geburtsgewicht von < 1500 g,
- Broken-Home-Situation, insbesondere alleinerziehende Mütter in finanziell wirtschaftlich schlechtgestellter Situation,
- niedriges Einkommen,
- beengter Lebensraum,
- frühere psychiatrische Erkrankungen/Behandlungen,
- väterlicher Alkoholismus.

Viele **Irrtümer und Mythen** sind mit der ADHS verbunden. Zusammengefasst lässt sich Folgendes sagen: Die ADHS ist keine Modekrankheit und nicht Folge übermäßigen Medienkonsums. Sie ist nicht von der Ernährung abhängig, sie ist keine Hormonstörung, sie wird nicht durch Pilzinfektionen ausgelöst, und sie ist kein Erziehungsfehler – wenngleich die Erziehung einen sicherlich verlaufbestimmenden Einfluss hat, aber keinen ursächlichen.

Mögliche körperliche Erkrankungen, die mit Unruhe und Aufmerksamkeitsstörungen einhergehen können, müssen ausgeschlossen werden, wie beispielsweise:
- Schilddrüsendysfunktion,
- Restless-Legs-Symptomatik,
- Narkolepsie,
- Schlafapnoesyndrom,

◂ **Differenzialdiagnostik**

- Tic-Erkrankungen,
- Hirntumoren,
- Epilepsie,
- Alkoholembryopathie,
- Allergien.

Psychische Störungen und Erkrankungen, die mit Unruhe und Aufmerksamkeitsstörungen einhergehen können, müssen eruiert werden, wie
- Minderbegabung,
- Hochbegabung,
- Teilleistungsschwächen,
- Suchterkrankung,
- Angststörungen,
- Zwangsstörungen,
- Depressionen,
- bipolare affektive Störungen,
- Persönlichkeitsstörungen,
- Borderline-Störungen,
- posttraumatische Belastungsstörung,
- dissoziale Entwicklung.

■ Diagnose

Anamnese ▶ Das Gespräch mit dem Betroffenen und ihm nahestehenden Familienangehörigen, wenn möglich auch bei Erwachsenen noch die Fremdanamnese durch die Eltern, ist Kernbereich der Diagnostik. Die Erhebung der Vorgeschichte umfasst detaillierte Angaben zur Kindheitsentwicklung, insbesondere Auffälligkeiten im Kindergarten, in der Schule und im Bereich der Freizeitaktivitäten, Schullaufbahn mit Leistungsschwächen, Hinweise auf Teilleistungsschwächen, berufliche Entwicklung, Abbrüche von Schul- oder Berufsausbildungen, häufige Stellenwechsel, Einblick in Arbeitszeugnisse sowie Angaben zu Vorerkrankungen, Schwangerschafts- und Geburtskomplikationen, Hinweise zu Suchtstoffmissbrauch und Allergien. Die Familienanamnese ist insbesondere dahingehend zu überprüfen, ob andere Familienmitglieder ebenfalls von ADHS-Symptomen betroffen sind, ob es andere psychiatrische Erkrankungen in der Familie gibt und wie der Umgang der Familie mit dem ADHS-Betroffenen ist. Die aktuelle Anamnese mit im Vordergrund stehenden Beschwerden und den sich daraus ergebenden Folgen für den Betroffenen, für seine Familie und für seine berufliche Entwicklung sollte genauestens erhoben werden. Andererseits ist auch bereits im Gespräch darauf zu achten, welche Stärken und Ressourcen der Betroffene oder die Familie hat, um einen adäquaten Umgang mit dem Störungsbild zu lernen.

! Die Diagnose stützt sich in erster Linie auf Anamnese und Fremdanamnese, die Erhebung der ausführlichen Vorgeschichte sowie den Einblick in Schulzeugnisse und Arbeitszeugnisse mit den typischen Beschreibungen wie „häufig unkonzentriert", „bringt angefangene Dinge nicht zu Ende", „schneller Stimmungswechsel", „rasch wütend", „jähzornig", „gerät häu-

12.12 Aufmerksamkeitsdefizit-Hyperaktivitäts-Störung (ADHS)

fig in Streitsituationen", „bleibt nicht bei der Sache", „verliert den roten Faden" etc.

Ergänzend können testpsychologische Untersuchungen zur Frage der Intelligenz, bestehender Teilleistungsschwächen sowie der Aufmerksamkeit und der Konzentration eingesetzt werden. Ferner ist der Einsatz von Fragebögen zur Selbst- und Fremdbeurteilung möglich, so beispielsweise die Wender Utah Rating Scale für Erwachsene zur nachträglichen Einschätzung der ADHS-Symptome in der Kindheit sowohl für den Betroffenen als auch für Angehörigen. Ergänzt werden die Untersuchungen durch körperliche und neurologische Untersuchungen sowie eventuell Bildgebung und Ableitung eines EEG.

◄ Weiterführende Untersuchungen

■ Therapie im Erwachsenenalter

Erster Schritt ist die Diagnosestellung. Oft kann die Tatsache, dass der Patient nach jahrelangen Zweifeln und jahrzehntelangen Problemen nun endlich eine Diagnose erfährt, eine Erleichterung sein. Meist sind jedoch Gefühle von Verzweiflung, Trauer, Wut und Zorn vorhanden, insbesondere durch die Tatsache, dass dem Patienten schmerzlich bewusst wird, welche Chancen er in seinem Leben vertan und welche Ressourcen er bisher nicht genutzt hat. Neben der ausführlichen Information über das Störungsbild ist ein multimodales Behandlungskonzept erforderlich, und zwar zum Erlernen von Selbststrukturierung und Selbstorganisation, um dem „Chaos" entgegenzuwirken. Begleitende psychiatrische Erkrankungen, wie Depressionen, Ängste, Zwänge oder Sucht, müssen natürlich mitbehandelt werden. Information und Aufklärung des Patienten sollte Folgendes beinhalten:

◄ Information

- ▶ Die ADHS kann bis in das Erwachsenenalter hinein als persistierendes ADHS des Kindesalters vorkommen.
- ▶ Die Symptome beginnen typischerweise in der Kindheit und haben die schulische Entwicklung und die Berufsausbildung in erheblichem Maße beeinträchtigt.
- ▶ Die ADHS ist eine vererbte Erkrankung.
- ▶ Es liegt eine Hirnstoffwechselstörung vor.
- ▶ Psychotherapie und/oder medikamentöse Behandlung sind notwendig.

> Eine Therapie im Erwachsenenalter ist dann notwendig, wenn der Arbeitsplatz bedroht ist, die Patienten Angst haben, wegen ihrer inneren Unruhe verrückt zu werden, Depressionen vorliegen, eine Isolation entstanden ist, die motorische Unruhe dauerhaft besteht, es zu übermäßigem Alkohol-, Nikotin- oder Cannabisabusus gekommen ist, das Alltagsleben nicht mehr organisiert werden kann, selbstgefährdendes Verhalten vorkommt oder eine dauerhafte Angst besteht, den Überblick zu verlieren.

Eine Psychotherapie ist meist zur Bearbeitung der psychischen Störungen, wie Ängste oder Depressionen, aber auch zur Verarbeitung (Coping) der Erkrankung erforderlich. Ferner wird es in der Psycho-

◄ Psychotherapie

therapie um den Abbau der depressiven Beschwerden und der Ängste sowie den Aufbau alternativer neuer Verhaltensweisen gehen. Tiefenpsychologische interaktionelle Formen der Psychotherapie und verhaltenstherapeutische Elemente ergänzen sich. Oft ist der Einbezug des Partners notwendig. Erlernen des Selbstmanagements, Verbesserung der Strukturierungsmöglichkeiten, Vermittlung von Lernstrategien, Chaosmanagement, Erlernen von Entspannungsmethoden und Bearbeitung aktueller Konflikte sind Inhalte der Therapie. Zu Fehlbeurteilungen kommt es oft, wenn die ADHS nicht als solche erkannt oder als neurotische Fehlentwicklung fehldiagnostiziert wird.

Stimulanzien ▶ Eine medikamentöse Behandlung ist oft nicht zu umgehen. Die meisten Erfahrungen liegen mit Stimulanzien vor, z. B. Methylphenidat. Alternativ können Antidepressiva eingesetzt werden, insbesondere Reboxetin. Sämtliche Medikation im Erwachsenenalter geschieht „off label". Die medikamentöse Behandlung mit Stimulanzien ist vielen ideologischen Einflüssen und verzerrten Darstellungen in Medien unterworfen. Bei sorgfältiger Diagnosestellung sind Stimulanzien für den betroffenen Patienten oft eine wertvolle Hilfe, um eine verbesserte Steuerungsfähigkeit und ein erhöhtes Konzentrationsvermögen zu erhalten. Eine positive Wirksamkeit von Methylphenidat ist klar belegt. Unretardierte Präparate, wie Equasym, Ritalin oder Medikinet, haben eine Wirkzeit von 3–4 Stunden, weshalb die Patienten oft mehrere Dosen pro Tag benötigen. Alternativ können Retardpräparate eingesetzt werden, sofern die 24-Stunden-Dosis bekannt ist. Hier bietet Concerta als retardiertes Methylphenidat eine sinnvolle Alternative. Unerwünschte Arzneimittelwirkungen unter Stimulanzientherapie können Schlafstörungen, Übelkeit, Bauchschmerzen, Kopfschmerzen, dysphorische Verstimmung, Blutdruckanstieg und Herzfrequenzbeschleunigung sein. Entsprechende Kontrolluntersuchungen sind notwendig. Eine vorübergehende Appetitminderung mit Gewichtsabnahme erfordert regelmäßige Gewichtskontrollen. Problematisch ist der Einsatz von Stimulanzien bei Vorliegen einer begleitenden Suchterkrankung. Die Daten sind widersprüchlich. Kinder und Jugendliche, die mit Methylphenidat behandelt worden sind, haben ein geringeres Suchtpotenzial als unbehandelte Kinder und Jugendliche mit ADHS. Umstritten ist auch der Einsatz von Stimulanzien bei vorbestehender Tic-Erkrankung. Einige Untersucher haben eine Verstärkung der Tics gefunden, andere meinen, dass Stimulanzien die Tic-Erkrankung nicht wesentlich beeinflussen. Letzteres wird in der aktuellen Literatur eher vertreten.

Antidepressiva ▶ Die Wirksamkeit einiger Antidepressiva bei der Behandlung der ADHS konnte belegt werden, wie beispielsweise Moclobemid (Aurorix), Desipramin und Imipramin, Venlafaxin (Trevilor) und Reboxetin (Edronax). Da bei erwachsenen Patienten oft komorbid eine depressive Verstimmung vorliegt, empfiehlt sich die Kombinationsbehandlung mit Antidepressiva und Stimulanzien.

Atomoxetin ▶ Eine andere Substanz zur Behandlung von ADHS ist Atomoxetin (Strattera). Atomoxetin ist ein selektiver Noradrenalinwiederaufnahme-Inhibitor. Vorteile gegenüber Methylphenidat bestehen darin, dass es nicht betäubungsmittelrezeptpflichtig ist und dass die Wirkung 24 Stunden lang anhält, somit eine Einmalgabe ausreichend ist. Vorteilhaft ist insbesondere, dass noch am Morgen vor der erneuten Einnahme eine Wirkung vorhanden ist. Bezüglich der Wirksamkeit hinsichtlich der Abnahme der Impulsivität und der Unruhe sowie einer Verbesserung der Aufmerksamkeit ist Atomoxetin mit Methylphenidat vergleichbar. Eine individuelle Dosierung ist erforderlich. Bei Erwachsenen ist eine Dosis von 40–80 mg anzunehmen.

12.13 Suchterkrankungen F10–19

- **Alkoholabhängigkeit:**
  - **Symptome:** starkes Verlangen oder Zwang zum Konsum, Kontrollverlust, Erhöhung der Leberwerte, des mittleren Erythrozytenvolumens und der Konzentration des CDT (Carbohydrate-deficient Transferrine)
  - **Diagnostik:** Anamnese, Fremdanamnese, neurologische Untersuchung (Ataxie? Tremor? Nystagmus?), Laboruntersuchungen, Bildgebung (kortikale Atrophie?), Alkoholfolgekrankheiten?
  - **Therapie:** Entzug, Entwöhnungsbehandlung, Selbsthilfegruppen, eventuell medikamentöse Therapie (Acamprosat)
- **Drogenbedingte Störungen:**
  - **Symptome:** je nach Droge euphorisierende Symptome, Angst, sozialer Rückzug, Wahrnehmungsstörungen
  - **Diagnostik:** Anamnese, Drogenscreening
  - **Therapie:** Entzugsbehandlung, eventuell Substitutionsbehandlung, Rehabilitationsmaßnahmen, Selbsthilfegruppen
- **Medikamentenabhängigkeit, besonders Benzodiazepine:**
  - **Symptome:** neurologische Störungen (Ataxie, Dysarthrie, Nystagmus, Stimmungslabilität, Verlangsamung, Depression, Gedächtnisstörungen); im Entzug: Unruhe, Schlaflosigkeit, Schwitzen, Tachykardie, Tremor, Erbrechen, Krampfanfälle, Delir
  - **Therapie:** Entzug, eventuell Carbamazepin, eventuell Antipsychotika, eventuell Antidepressiva
  - **Prävention:** strenge Indikationsstellung und nur kurzfristige Gabe von Benzodiazepinen und Barbituraten

◄ **Krankheitsbild**

Nach der ICD-10 sind Suchterkrankungen „psychische und Verhaltensstörungen durch psychotrope Substanzen" bzw. bei Vorliegen der Kriterien der Abhängigkeit ist ein Abhängigkeitssyndrom zu verschlüsseln. Ferner werden unterschieden: schädlicher Gebrauch, akute Intoxikation und Entzugssyndrome. Unterschiedliche psychotrope Substanzen werden differenziert, wie Alkohol, Opioide, Canabinoide, Sedativa oder Hypnotika, Kokain, andere Stimulanzien einschließlich Koffein, Halluzinogene, Tabak und flüchtige Lösungsmittel sowie multipler Substanzgebrauch und Konsum anderer psychotroper Substanzen.

Einzelne Störungsbilder

■ Diagnose

Abhängigkeit ▶ Die Diagnose Abhängigkeit wird dann gestellt, wenn:
- ein starker Wunsch oder Zwang besteht, Substanzen oder Alkohol zu konsumieren;
- eine verminderte Kontrollfähigkeit bezüglich des Beginns, der Beendigung und der Menge des Substanz- oder Alkoholkonsums vorliegt;
- ein körperliches Entzugssyndrom besteht;
- Toleranz nachgewiesen werden kann (um die erreichten Wirkungen zu erzielen, sind zunehmend höhere Dosen erforderlich);
- eine fortschreitende Vernachlässigung anderer Vergnügungen oder Interessen zugunsten des Substanzkonsums zu beobachten ist;
- ein anhaltender Substanz- oder Alkoholkonsum trotz Nachweises eindeutiger schädlicher Folgen anhält (Folgen können körperlicher, sozialer oder psychischer Art sein).

Unter **Toleranz** (Gewöhnung) wird das Phänomen bezeichnet, dass die Drogenwirkung bei wiederholter Gabe abnimmt. Unter **körperlicher Abhängigkeit** wird verstanden, wenn sich nach Absetzen der Substanz ein Entzugssyndrom ausbildet. Unter **psychischer Abhängigkeit** versteht man ein Verlangen nach der Droge (Craving).

■ Häufigkeit

Etwa 8% aller Bundesbürger leiden an einer Substanzabhängigkeit (Alkohol: 2,5–4,5 Millionen Betroffene; Medikamente: etwa eine Million Betroffene).

■ Ätiologie

! Entgegen der landläufigen Meinung und vielerlei Vorurteilen gibt es keine definierte prämorbide Persönlichkeitsstruktur.

Man geht von einem multifaktoriellen Geschehen aus, wobei genetische Faktoren im Sinne eines polygenetischen Geschehens, biologische Faktoren durch Aktivierung des internen mesolimbischen Belohnungssystems durch psychotrope Substanzen, psychologische Faktoren, wie familiäre Modellfunktionen (Vorbilder), Lernprozesse durch die Umwelt und psychosoziale Faktoren sich einander bedingen. Soziale Faktoren, wie Kosten und Verfügbarkeit des Suchtmittels, sowie kulturelle Traditionen sind ebenso zu berücksichtigen. Soziale Bedingungen sowie die Lerngeschichte eines Individuums sind bedeutsam für die Entwicklung einer Abhängigkeit.

Alkoholabhängigkeit F10.2

◀ **Diagnostik**

Es werden 3 oder mehr der folgenden Kriterien zur Diagnosestellung gefordert:
- starkes Verlangen oder eine Art Zwang zum Konsum,
- verminderte Kontrolle über den Konsum,
- Alkoholentzugssyndrom,
- Toleranzentwicklung,
- Einengung auf den Alkoholgebrauch,
- anhaltender Alkoholgebrauch trotz eindeutig schädlicher Folgen.

Die **Labordiagnostik** der Alkoholabhängigkeit ist durch eine Erhöhung von Laborwerten wie γ-GT-Aktivität, mittleres Erythrozytenvolumen und Konzentration des CDT (Carbohydrate-deficient Transferrine) möglich.

> Grundsätzlich gilt bei der Diagnostik von Suchterkrankungen, überhaupt an diese Möglichkeit zu denken.

Die weitere Diagnostik umfasst:
- Anamnese, einschließlich Fremdanamnese, mit Angaben zu Konsummenge, bestehenden Entzugssymptomen oder vorangegangenen Entzugsbehandlungen,
- körperliche Untersuchungen, insbesondere die neurologische Untersuchung mit Hinweisen auf Ataxie, Tremor und Nystagmus,
- Laboruntersuchungen, unter Umständen mit Drogenscreening (Polytoxikomanie?),
- gegebenenfalls bildgebende Verfahren, um mögliche kortikale Atrophien oder subdurale Hämatome festzustellen.

Der simpelste Alkoholismustest ist der sogenannte **CAGE-Test**. Dieser einfache Kurztest sollte eingesetzt werden, bevor der Patient gefragt worden ist, wieviel und wie oft er trinkt. Er besteht aus 4 Fragen:
- Haben Sie erfolglos versucht, Ihren Alkoholkonsum zu reduzieren?
- Ärgert Sie die Kritik Ihrer Umgebung wegen Ihres Alkoholkonsums?
- Haben Sie Schuldgefühle wegen Ihres Trinkens?
- Brauchen Sie morgens Alkohol, um richtig leistungsfähig zu werden?

Die Bewertung des CAGE-Tests erfolgt anhand der Anzahl der Ja-Antworten:
- 0 oder 1: Normalbefund;
- 2: Nachdenken über das Trinken ist erforderlich;
- 3: Alkoholismus ist wahrscheinlich;
- 4: Alkoholismus ist sicher.

Alkoholfolgekrankheiten sind ebenfalls zu berücksichtigen, z. B.:
- alkoholische Lebererkrankungen (z. B. alkoholische Fettleber, akute Alkoholhepatitis, Leberzirrhose),

- gastrointestinale Störungen (z. B. Refluxösophagitis, Gastritis, Malory-Weiss-Syndrom),
- alkoholische Pankreaserkrankungen (z. B. akute und chronische Pankreatitis),
- Kreislauferkrankungen (z. B. Hypertonie, Herzrhythmusstörungen, Herzinsuffizienz),
- Malignome (z. B. Leberzellkarzinom, Ösophaguskarzinom),
- Stoffwechselerkrankungen (z. B. Osteoporose, Hämochromatose, Adipositas, Hypokaliämie, Hypomagnesiämie),
- neurologische Folgeerkrankungen (z. B. Polyneuropathie, alkoholische Hirnatrophie, Wernicke-Korsakow-Syndrom, alkoholische Kleinhirnatrophie, Hirninfarkt, intrakranielle Blutungen wie Epiduralhämatom, Subduralhämatom und intrazerebrale Blutungen, Alkoholepilepsie, Alkoholmyopathie),
- Infektionen (z. B. Pneumonien, Tuberkulose, AIDS),
- psychiatrische Alkoholfolgekrankheiten (z. B. Alkoholrausch, pathologischer Rausch, Alkoholmelancholie, Alkoholabusus, Alkoholabhängigkeit, Alkoholentzugssyndrom, Alkoholentzugsdelir, Alkoholentzugshalluzinose, chronische Alkoholhalluzinose, alkoholischer Eifersuchtswahn, Alkoholdemenz, Korsakow-Syndrom, Delirium tremens),
- Störungen der Sexualfunktion (z. B. Impotenz, Zyklusstörungen, Hypo- und Infertilität),
- fetales Alkoholsyndrom bei Kindern alkoholabhängiger Mütter,
- Blutkrankheiten (z. B. hyperchrome Anämie, Thrombozytopenie),
- chirurgische Alkoholfolgekrankheiten und Unfälle (z. B. Rippenserienfrakturen – 70 % aller Rippenserienfrakturen treten bei Alkoholikern auf –, Autounfälle, Arbeitsunfälle, häusliche Unfälle, Ertrinken, Hyperthermie, Unterkühlung, Erfrierungen, Wundheilungsstörungen),
- dermatologische Erkrankungen (z. B. Rosazea, Rhinophym, Ulzera, Pityriasis versicolor, Rubeosis faciei mit Teleangiektasien),
- Zahnerkrankungen (z. B. Karies, Zahnabszesse, Kieferfrakturen).

Alkoholintoxikation

Die akute Alkoholintoxikation oder der akute Alkoholrausch ist gekennzeichnet durch gehobene Stimmung, Abbau von Ängsten und Hemmungen sowie Steigerung des Antriebs und der Motorik. Bei zunehmenden Dosen treten Dysphorie, Gereiztheit, Ermüdung und Bewusstseinsstörungen auf, bis hin zu Benommenheit und Koma. Der **pathologische Rausch** ist durch vergleichsweise geringe Blutalkoholkonzentrationen bestimmt, und es werden Symptome der Desorientiertheit sowie Angst, Wut, Aggressivität bis hin zu Gewalttaten, Dämmerzustand und Terminalschlaf beobachtet. Es besteht eine komplette Amnesie. Der pathologische Rausch kann Minuten bis Stunden anhalten. Er ist besonders für die forensische Beurteilung wichtig.

Alkoholmissbrauch/Alkoholabusus F10.1

Die Kriterien hierfür sind:

12.13 Suchterkrankungen

- deutlicher Nachweis, dass der Substanzgebrauch für körperliche, soziale oder psychische Probleme des Patienten verantwortlich zu machen ist;
- Dauer des Abusus von mindestens einem Monat oder wiederholtes Auftreten während eines Jahres;
- andere substanzbedingte Störungen nicht nachweisbar.

Alkoholentzugsdelir (Delirium tremens)

Die Symptome sind:
- Unruhe,
- Tremor,
- Schwitzen,
- Tachykardie,
- Erbrechen,
- Schlafstörungen,
- vermehrte Schreckhaftigkeit,
- gesteigerte Muskeleigenreflexe,
- enthemmte Fremdreflexe,
- Hyperthermie,
- Hypertonie,
- Desorientiertheit,
- optische Halluzinationen,
- Rhabdomyolyse,
- Grand-mal-Anfälle.

Ohne Behandlung besteht eine Letalität von 20–25 %, mit Therapie von < 1 %. Die Alkoholentzugsymptome fangen 1–4 Tage nach dem letzten Alkoholkonsum an. Eine Therapie unter stationären Bedingungen ist erforderlich, mit Überwachung und gegebenenfalls Gabe von Clomethiazol (Distraneurin), wobei sich die Dosierung nach der Ausprägung der Entzugserscheinungen richtet. Nach Sistieren der Entzugserscheinungen erfolgt das schrittweise Ausschleichen des Clomethiazols über etwa eine Woche. Beim Delirium tremens werden auch Butyrophenone (z. B. Haloperidol) eingesetzt.

Alkoholisches Korsakow-Syndrom F10.6

Die Symptomatik besteht aus:
- gestörtem Kurzzeitgedächtnis,
- Konfabulationen,
- Orientierungsstörungen,
- gestörtem Zeitgefühl.

Wernicke-Enzephalopathie G31.2

Hier liegen neurologische Symptome vor, z. B.:
- okulomotorische Beeinträchtigungen,
- Blickrichtungsnystagmus,
- Blickparese,
- Abduzensparese,
- Okulomotoriusparese,
- Strabismus convergens,

Einzelne Störungsbilder

- internukleäre Ophthalmoplegie,
- zerebelläre Ataxie,
- Rumpf-, Gang-, Standataxie,
- Gedächtnisstörungen,
- Antriebsminderung,
- Vigilanzstörungen bis zum Koma.

> **!** Es handelt sich um eine akute lebensbedrohliche Situation, die eine sofortige Therapie mit Thiamin notwendig macht.

Alkoholdemenz F10.73

Darunter wird eine Demenz verstanden, die durch jahrzehntelangen Alkoholkonsum verursacht ist. Sie ist bei Abstinenz teilreversibel.

Alkoholhalluzinose F10.5

Durch jahrelangen Alkoholmissbrauch entsteht eine Psychose, die überwiegend mit akustischen Halluzinationen einhergeht.

Therapie

> **!** Oberstes Ziel der Behandlung der Alkoholerkrankung ist die Abstinenz. Kontrolliertes Trinken ist nicht möglich.

Hauptproblem ist die **Motivation** des Patienten. Neben dem **körperlichen Entzug**, bei dem sowohl eine somatische als auch eine psychotherapeutische Betreuung erforderlich ist, sind langfristig **Entwöhnungs- und Nachsorgebehandlungen** notwendig. Ein ambulanter Entzug kann nur bei Patienten durchgeführt werden, bei denen bekannt ist, dass der Entzug ohne Delir oder Krampfanfälle vonstatten geht, tägliche Kontakte sind erforderlich, meist muss jedoch ein stationärer Entzug erfolgen. Die Therapie des Entzugs erfolgt, wie bereits erwähnt, mit Clomethiazol (Distraneurin), alternativ und/oder ergänzend kommen zum Einsatz: Clonazepam, Haloperidol bei Unruhe oder Angstzuständen, Clonidin bei zusätzlichen vegetativen Symptomen, Flüssigkeits- und Elektrolytsubstitution, Thiamin, Diazepam bei Vorliegen von Krampfanfällen. Die sich an die Entzugsbehandlung anschließende Entwöhnungsbehandlung erfolgt in der Regel ebenfalls stationär oder teilstationär. Sie dauert mehrere Wochen bis Monate an, nach Möglichkeit sollte eine Einbeziehung des sozialen Umfeldes erfolgen. Neben der psychologischen Betreuung in Form von Einzel- und Gruppentherapie sowie Einbezug der Familie steht eine soziale Betreuung mit dem Ziel der beruflichen Reintegration. Zusätzlich erfolgt eine Kontaktvermittlung zu **Selbsthilfegruppen**. Eine Rückfallprophylaxe kann mit Acamprosat (Campral) erfolgen. In der Nachsorgephase sollte der Patient durch Suchtberatungsstellen und Selbsthilfegruppen unterstützt werden.

Prognose

Hauptprobleme sind die **Motivation** und der Wille zur Abstinenz. Oft sind mehrere Therapien erforderlich. Eine deutlich bessere Prognose ergibt sich bei Besuch einer Selbsthilfegruppe.

■ Tabakabhängigkeit

Eine Tabakabhängigkeit liegt nach den Kriterien der ICD-10 dann vor, wenn mindestens 3 der folgenden Kriterien erfüllt sind:
- zwanghafter Tabakkonsum,
- Toleranzentwicklung,
- körperliche Entzugssymptome bei Abstinenz,
- anhaltender Tabakkonsum trotz Folgeschäden,
- Veränderung der Lebensgewohnheiten, um Tabakkonsum aufrechtzuerhalten,
- eingeschränkte Kontrolle über das Rauchverhalten.

Tabakkonsum ist eine ernstzunehmende Bedrohung der gesamten Volksgesundheit. Sowohl biologische als auch psychologische Faktoren sind bei der Tabakentwöhnungstherapie zu berücksichtigen. Nichtmedikamentöse Strategien, wie Verhaltenstherapie und Selbsthilfemanuale, aber auch medikamentöse Behandlungsverfahren, wie Nikotinersatztherapie oder Bupropionbehandlung, werden eingesetzt.

■ Drogen- und medikamentenbedingte Störungen

Illegale Drogen – wie Heroin, Kokain, Amphetamin und LSD – sind weltweit verbreitet. Cannabis steht als weiche Droge weltweit an Platz 1, als harte Droge Heroin. Designerdrogen, wie Ecstasy und Kokain, erlangen zunehmende Bedeutung. Die Wirkungen der Drogen auf das Gehirn, die klinische Symptomatik und die Verhaltensauffälligkeiten sind je nach Droge, Konsument und situativen Bedingungen variabel. Cannabis (Cannabisgebrauch: F12x) führt meist zur euphorisierenden Wirkung. Vegetative Symptome, wie Angstzustände, sozialer Rückzug und Wahrnehmungsstörungen, können aber auftreten. Zu den Halluzinogenen (Halluzinogengebrauch: F16.x) zählen LSD, Mescalin und Ecstasy, die neben euphorisierenden und vegetativen Wirkungen eine schnelle Toleranzentwicklung aufweisen. Ausgeprägte Angst oder Depressionen, Beziehungsideen, Wahnideen sowie die Beeinträchtigung der Erfüllung sozialer oder beruflicher Aufgaben sind die Symptome einer Halluzinogenintoxikation. Auf körperlicher Ebene kommt es zu Mydriasis, Tachykardie, Verschwommensehen, Tremor, Koordinationsstörungen und Schwitzen. Flashbacks (persistierende Wahrnehmungsstörungen) im Sinne von Nachhallzuständen werden beobachtet. Auch lebensgefährliche Zustände durch kardiale Arrhythmien, Krampfanfälle und Leberversagen können vorkommen.

Inhalanzien (Inhalanziengebrauch: F18.x)

Das Schnüffeln, z.B. organischer Lösungsmittel, kann zu klinisch bedeutsamen Intoxikationen mit Streitlust, Beeinträchtigung der Urteilsfähigkeit, Gleichgültigkeit und Apathie führen. Somatische Beschwerden wie Schwindel, Nystagmus, Koordinationsstörungen, Sprachstörungen, Lethargie, psychomotorische Verlangsamung, Tremor, Doppelbilder, Stupor oder Koma können auftreten. Häufig sind auch neurologische und Leberschädigungen neben den psychischen Beschwerden festzustellen.

Opioide (Opioidgebrauch: F11.x)

Die größte klinische Relevanz hat **Heroin**. Es besteht ein hohes Missbrauchs- und Abhängigkeitspotenzial. Die Opioidabhängigkeit ist durch eine bedeutsame Toleranzentwicklung und das Auftreten von Entzugssymptomen bei abruptem Absetzen gekennzeichnet. Bei der Opioidintoxikation sind Wahrnehmungsstörungen, psychotische Störungen, affektive Störungen sowie Sexual- und Schlafstörungen bekannt. Es besteht eine hohe Beschaffungskriminalität.

Folgekrankheiten, wie Hepatitis B und C, Lues und AIDS, entstehen durch infizierte Injektionsbestecke und Beschaffungsbedingungen (Prostitution). Körperliche Folgeerkrankungen sind Thrombozytopenie, Rhabdomyolyse, Endokarditis und Nierenversagen.

Verschiedene **Entzugsbehandlungen** kommen infrage:
- ambulanter Entzug,
- stationärer Entzug im Krankenhaus als „kalter Entzug", „halbwarmer Entzug" und „Narkoseentzug".

Substitutionsbehandlung ▶ Substitution ist der Ersatz eines Suchtstoffs durch einen anderen, der für den Betroffenen weniger gefährlich ist. Zum Beispiel wird die intravenöse Injektion von Heroin durch die orale Aufnahme von Methadon oder die sublinguale Verabreichung von Buprenorphin ersetzt. Ziele dieser Substitutionsbehandlung sind Verringerung der Mortalität, Verminderung der Morbidität (insbesondere Infektion mit HIV, Hepatitis-C-Virus), Verbesserung der sozialen Situation (Verminderung der Kriminalität, Verbesserung der beruflichen Integration, Verbesserung der familiären Situation) und Abstinenz von anderen Suchtstoffen (dies wird jedoch nur in seltenen Ausnahmefällen erreicht).

Kokain (Kokaingebrauch: F14.x) und andere Stimulanzien

Kokain, Amphetamin und andere Stimulanzien führen zu vermehrter Wachheit, Euphorie und vermindertem Ruhe- und Schlafbedürfnis. Der Gebrauch kann mit vegetativen Symptomen – wie Tachykardie, Pupillendilatation, erhöhtem oder erniedrigtem Blutdruck, Schwitzen oder Frösteln, Übelkeit und/oder Erbrechen – einhergehen.

> ! Klinisch ist von Bedeutung, dass bei Kombination von Stimulanzien mit trizyklischen Antidepressiva heftige Interaktionen (Psychosen, Erregungszustände, Delire) auftreten können.

Bei Entzug von Stimulanzien kann es zu Müdigkeit, lebhaften, unangenehmen Träumen, Schlaflosigkeit, Appetitsteigerung und psychomotorischer Verlangsamung oder Unruhe kommen.

Multipler Substanzgebrauch F19.x

Bei multiplem Substanzgebrauch werden verschiedene Substanzen wahllos miteinander kombiniert konsumiert, kein bestimmter Stoff herrscht vor.

Medikamentenabhängigkeit und -missbrauch

Medikamente mit Abhängigkeitspotenzial – wie Amphetamine, Barbitursäure und Benzodiazepine sowie Mischanalgetika mit Kodein, Koffein, Barbituraten, Benzodiazepinen oder Opiaten – zeigen ein hohes Missbrauchs- und Abhängigkeitspotenzial. Sedativa, Hypnotika und Anxiolytika machen die klinisch bedeutsamste Gruppe aus. Die Benzodiazepinderivate spielen die Hauptrolle. Aus diesem Grund ist deren Einsatz nur zeitlich strikt begrenzt möglich.

◄ **Wirkstoffe**

Bei Überdosierungen kann es zu neurologischen Störungen kommen, bei chronischem Konsum zu Stimmungslabilität, Verlangsamung, depressiven Verstimmungen, Abstumpfung sowie Gedächtnisstörungen, Dysarthrie, Ataxie, Gewichtsverlust und Nystagmus.

◄ **Überdosierung**

Im Entzug treten vegetative Symptome – wie Angst, innere Unruhe, Schlaflosigkeit, Alpträume, Schwitzen, Tachykardie, Depressionen, Muskelschmerzen, Tremor, Erbrechen, Verschwommensehen und Kopfschmerzen – auf. Zu zerebralen Krampfanfällen bis zum Status epilepticus kann es ebenfalls kommen, auch zu deliranten und psychotischen Symptomen.

◄ **Entzug**

Bei der Diagnostik sind unter Umständen β-Wellen im EEG, die im Berger-Versuch nicht unterdrückt werden, wegweisend.

◄ **Diagnostik**

Bei hochmotivierten Patienten kann ein ambulanter Entzug erfolgen (mit strengen EEG-, Urin- und Serumkontrollen). Meist erfolgt der Entzug stationär. Wenn in der Vorgeschichte delirante und wahnhafte Entzugssymptome oder zerebrale Anfälle zu erheben sind, muss der erneute Entzug immer stationär erfolgen. Es sollte eine langsame Reduktion (höchstens 25 % der zuletzt eingenommenen Dosis pro Woche) erfolgen, in Einzelfällen ist auf Diazepam umzustellen. Eine Alternative stellt die rasche Dosisreduktion oder das abrupte Absetzen des Suchtmittels bei gleichzeitiger Behandlung mit Carbamazepin dar. Treten Komplikationen auf, wie paranoid-halluzinatorische Symptome, so ist Haloperidol einzusetzen, bei Auftreten zerebraler Anfälle Phenytoin oder Carbamazepin, bei schwerer depressiver Symptomatik sind sedierende Antidepressiva, wie beispielsweise Doxepin, angebracht.

◄ **Therapie**

> Bei Benzodiazepinen ist zu beachten, dass nach jahrelangem Konsum therapeutischer Dosen ohne Dosissteigerung beim Absetzen schwere Entzugserscheinungen auftreten können (so genannte Low-Dose-Dependency).

Barbiturate ▶ Bei Barbituraten kommt es zu psychischen und physischen Abhängigkeiten mit Toleranzentwicklung durch Enzyminduktion. Bei chronischem Konsum kann es zu Dysarthrie, Ataxie, Nystagmus und Gewichtsverlust, Gleichgültigkeit, Aggressivität, Depressionen, Antriebsarmut mit Verlangsamung sowie Gedächtnisstörungen kommen. Im Entzug treten Unruhe, Angst, illusionäre Verkennungen, Halluzinationen, zerebrale Krampfanfälle, Übelkeit, Erbrechen, Tachykardie, orthostatische Hypotension, Schwitzen, Schlaflosigkeit, Ataxie und Myoklonien auf. Der Entzug erfolgt entweder schrittweise mit langsamer Dosisreduktion oder aber rasch unter gleichzeitiger Gabe von Clomethiazol.

Prävention ▶ Wegen der beschriebenen Abhängigkeitsentwicklungen bei Verabreichung von Benzodiazepinen, barbiturathaltigen Medikamenten und Hypnotika sollte es **Pflicht eines jeden Arztes** sein, bei der Verschreibung dieser psychotropen Substanzen Folgendes einzuhalten:
- exakte Diagnostik und Sicherung der Indikation,
- regelmäßige Überprüfung der Indikation für die Weiterverschreibung dieser Medikamente,
- Aufklärung der Patienten über das hohe Missbrauchs- und Abhängigkeitspotenzial,
- sorgfältige Auswahl der Mittel,
- Beachtung der psychotropen Substanzen in Mischpräparaten,
- Zurückhaltung der Verschreibung, wenn diese auf Wunsch oder auf Druck des Patienten erfolgen soll,
- kontrollierte Verschreibung (Menge der verschriebenen Medikamente, Dosierung und Datum in der Karteikarte notieren, keine Blankorezepte!),
- ausreichende persönliche Kontakte mit dem Patienten,
- limitierte Verordnung der Medikamente.

Nur durch eine zurückhaltende Verschreibung von Substanzen mit Suchtpotenzial lässt sich eine Prävention der Medikamentenabhängigkeit erreichen. Meist ist bei guter Diagnostik eine alternative hilfreiche Therapie für den Patienten möglich, ohne ihn in eine Abhängigkeit zu bringen.

12.14 Persönlichkeitsstörungen F60

- **Symptome:** tiefgreifende Verhaltensauffälligkeiten im affektiven Bereich, Unausgeglichenheit, Auffälligkeiten der Impulskontrolle und in zwischenmenschlichen Beziehungen
- **Diagnostik:** abzugenzen sind:
  - akzentuierte Persönlichkeit
  - organische Persönlichkeitsstörungen
  - andere psychiatrische Erkrankungen
- **Therapie:** Psychotherapie, bei komorbider Depression oder Angststörung Antidepressiva

12.14 Persönlichkeitsstörungen

◄ **Krankheitsbild**

Persönlichkeitsstörungen sind ausgeprägte Störungen der charakterlichen Konstitution und des Verhaltens. Die Kriterien einer Persönlichkeitsstörung nach ICD-10 sind: dauerhafte und charakteristische Erfahrungs- und Verhaltensmuster, die deutlich von kulturell erwarteten oder akzeptierten Normen abweichen. Folgende Bereiche können betroffen sein:
- Kognition,
- Affektivität,
- Bedürfnisbefriedigung,
- Impulskontrolle,
- zwischenmenschliche Beziehungen und die Art des Umgangs mit ihnen.

Die Abweichung ist so stark, dass es zu persönlichen und sozialen unflexiblen, unangepassten Situationen kommt. Zum einen liegt ein individueller Leidensdruck vor, andererseits besteht ein nachteiliger Einfluss auf die soziale Umwelt. Die Abweichung ist dauerhaft und stabil und wird nicht durch andere psychische Störungen erklärt. Organische Erkrankungen müssen ausgeschlossen werden.

> Zu vermeiden sind etikettierende und stigmatisierende Begriffe, wie beispielsweise „hysterische Persönlichkeit". Sie dienen niemandem, der Patient wird dadurch „abgestempelt", ihm wird jedoch nicht geholfen.

◄ **Einteilung**

Folgende Persönlichkeitsstörungen werden unterschieden:
- paranoide,
- schizoide,
- dissoziale,
- emotional instabile,
- ängstliche,
- abhängige,
- anankastische.

■ Diagnostik

Zum Ausschluss organischer Erkrankungen sind internistische und neurologische Untersuchungen sorgfältig durchzuführen. Immer ist eine Anamnese zu erheben, ergänzt durch Fremd- und Sozialanamnese. Persönlichkeitstests mit Selbstbeurteilungsverfahren, Checklisten und strukturierte Interviews kommen zum Einsatz. Hiervon ist das IPDE (International Personality Disorder Examination) das im Bereich der Forschung wichtigste Instrument. Als **diagnostische Leitlinien** werden angesehen:
- Das Verhalten ist in vielen persönlichen, aber auch sozialen Situationen tiefgreifend verändert, es ist unpassend und inadäquat.
- Unausgeglichenheit und Verhaltensauffälligkeiten im Bereich der Affektivität, des Antriebs, der Impulskontrolle, des Denkens, der Wahrnehmung und in den zwischenmenschlichen Beziehungen sind führende Symptome.
- Häufig kommt es zur Einschränkung der beruflichen und sozialen Leistungsfähigkeit.

> Es besteht ein subjektives Leiden, meist auch durch negative Reaktionen der Umwelt verstärkt.

! Zu berücksichtigen ist, dass Persönlichkeitsstörungen keine Erkrankungen per se sind und die Grenze zwischen Persönlichkeit und Persönlichkeitsstörung fließend ist.

Das heutzutage etablierteste Modell der Persönlichkeitsstörung ist das **5-Faktoren-Modell**, bei dem 5 Dimensionen zur Wesensmerkmalbeschreibung einer Persönlichkeit angenommen werden:
- Extraversion (kontaktfreudig–zurückhaltend),
- Verträglichkeit (friedfertig–streitsüchtig),
- Gewissenhaftigkeit (gründlich–unsorgfältig),
- Neurotizismus (überempfindlich–entspannt),
- Offenheit (kreativ–fantasielos).

Neben unauffälliger Persönlichkeit und Persönlichkeitsstörung wird eine **akzentuierte Persönlichkeit** angenommen, bei der noch keine Persönlichkeitsstörung zu diagnostizieren ist, die betreffende Person aber Probleme hat und Schwierigkeiten bei der Lebensbewältigung aufweist.

■ Ätiologie

Zurzeit existiert kein allgemein akzeptiertes Modell zur Ätiologie. Zwillingsuntersuchungen zeigen einen erheblichen genetischen Einfluss. Sekundäre Sozialfaktoren auf Persönlichkeitszüge und Persönlichkeitsstörungen sind anzunehmen. Insgesamt muss von einem Kontinuum zwischen „Gesundem", „Akzentuiertem" und „Pathologischem" ausgegangen werden. Psychoanalytische, interpersonelle, kognitiv-behaviorale, neurobiologische, genetische und biosoziale Perspektiven sind zu berücksichtigen. Differenzialdiagnostisch sind organisch bedingte Persönlichkeits- und Verhaltensstörungen (z. B. Frontalhirnsyndrom), posttraumatische Anpassungsstörungen, depressive Belastungsreaktionen und vieles mehr zu unterscheiden. Insbesondere dürfen bei Persönlichkeitsstörungen nicht andere komorbid vorhandene, psychopharmakologisch gut behandelbare Erkrankungen übersehen werden.

■ Therapie

Zum einen kommen **kognitiv-behaviorale Therapieformen** mit Aufbau angemessener Verhaltens- und Bewertungsmuster zum Einsatz, zum anderen werden **psychodynamische Therapieformen** angewandt mit Erarbeitung der unbewussten Konflikte. Meist ist eine mehrdimensionale Therapie erforderlich. Neben Diagnostik und Therapievereinbarung, Aufbau einer therapeutischen Beziehung, Verbesserung der sozialen Kompetenzen, Strukturierung des sozialen Umfeldes sowie Bearbeitung dysfunktionaler Ziele und Verhaltensmuster ist die Generalisierung des in der Therapie Erlernten im sozialen Umfeld von immenser Wichtigkeit. Ein in der Therapie der Persönlichkeitsstörung erfahrener Psychotherapeut ist dringend empfehlenswert. Stationäre Behandlung ist bei **akuter Suizidalität** sowie selbst- oder fremdaggressivem Verhalten notwendig. Ist es im Rahmen der Persönlichkeitsstörung zum Suchtmittelabusus gekommen, so sind ebenfalls unter Umständen stationäre Maßnahmen erforderlich. **Psychopharmakologische Behandlungen** können bei krisenhafter Verschlechterung eingesetzt werden, beispielsweise sedierende Antidepressiva, Tranquilizer (**Cave:** Abhängigkeit!) oder niedrigpotente Antipsychotika. Bei komorbider Depression oder Angststörung sind entsprechende psychopharmakotherapeutische Maßnahmen zu ergreifen.

Abhängig-dependente Persönlichkeitsstörung F60.7

Diagnostische Kriterien sind:
- Andere sollen für den Patienten wichtige Entscheidungen für sein Leben treffen.
- Er ordnet seine Bedürfnisse anderen unter, ist von diesen abhängig.
- Er hat eine mangelnde Bereitschaft, seine Ansprüche den Menschen gegenüber zu äußern, von denen er sich abhängig fühlt.
- Häufig Auftreten ängstlicher Gefühle, wenn der Betroffene allein ist, meist aus Angst davor, nicht ausreichend für sich allein sorgen zu können.
- Häufige Beschäftigungen mit der Sorge, verlassen zu werden und auf sich selber angewiesen zu sein.
- Unzureichende Fähigkeiten, Alltagsentscheidungen für sich zu treffen.

Die dependente Persönlichkeit geht davon aus, den Anforderungen des alltäglichen Lebens selbst nicht gewachsen zu sein. Der Betreffende ist davon überzeugt, ohne Unterstützung durch andere das Leben nicht bewerkstelligen zu können. Daraus resultiert eine Angst, verlassen zu werden. Aus dieser Sorge heraus besteht bei dem Patienten eine hohe Bereitschaft, sich unterzuordnen und eigene Bedürfnisse nicht durchzusetzen. Zu krisenhaften Zuspitzungen kommt es bei drohenden oder vollzogenen Trennungen. In der Psychotherapie müssen dysfunktionale Kognitionen wie „Ich kann allein nicht, ich bin allein nicht fähig, mein Leben zu führen" aufgedeckt und durch neue Kognitionen und neues Verhalten ersetzt werden. Insbesondere müssen soziale Kompetenzen erworben und im realen psychosozialen Umfeld erprobt werden.

Ängstliche Persönlichkeitsstörung F60.6

Kriterien der ängstlichen Persönlichkeitsstörung sind:
- Andauernde Gefühle von Angespanntheit und Besorgtheit.
- Der Patient ist davon überzeugt, unbeholfen, unattraktiv oder minderwertig zu sein.
- Er hat eine übertriebene Sorge, in sozialen Situationen abgelehnt oder kritisiert zu werden.
- Er unterhält persönliche Kontakt nur, wenn er sicher ist, gemocht zu werden.
- Es kommt zu einem eingeschränkten Lebensstil.

▶ Der Patient vermeidet berufliche oder soziale Aktivitäten, die intensiver zwischenmenschlicher Kontakte bedürfen, da er Angst vor Kritik, Missbilligung oder Ablehnung hat.

Menschen mit ängstlicher Persönlichkeitsstörung zeichnen sich durch Minderwertigkeitsgefühle und ein übertriebenes Bedürfnis nach Gewissheit und Sicherheit aus. Prädisponierend sind entstellende Krankheiten und Vermeidungsverhalten in Kindheit und Adoleszenz. Die ängstlich-vermeidende Persönlichkeitsstörung führt zu widersprüchlichen Verhaltensmustern: Die ausgeprägte Sehnsucht nach Gemochtwerden steht im Gegensatz zur starken Angst vor emotionaler Nähe und Verbindlichkeit. Rückzug in Fantasie, unzureichende Problemlösekompetenz und soziale Ängste verhindern angemessene soziale Kontakte. Die Therapie der ängstlichen Persönlichkeitsstörung muss vorrangig die Verbesserung der sozialen Kompetenz und die Angstbewältigung zum Ziel haben. Der Aufbau eines eigenen Selbstwertgefühls mit Wertschätzung ist Voraussetzung, damit der Patient sich von anderen unabhängig fühlen kann und eine vertrauensvolle Zuwendung zu anderen ermöglicht wird.

Emotional instabile Persönlichkeitsstörung (Borderline-Typus) F60.31

Kriterien für die emotional instabile Persönlichkeitsstörung vom Borderline-Typus sind:
▶ Die Patienten handeln häufig, ohne die Konsequenzen angemessen zu berücksichtigen.
▶ Sie zeigen eine Tendenz zu Streitereien und zu Konflikten mit anderen, besonders dann, wenn sie von diesen wegen ihrer impulsiven Handlungen getadelt oder kritisiert werden.
▶ Sie haben eine Neigung zu Ausbrüchen von Wut oder Gewalt mit der Unfähigkeit zur Kontrolle ihres impulsiven Verhaltens.
▶ Die Patienten haben Schwierigkeiten bei der Beibehaltung von Handlungen, wenn sie nicht unmittelbar belohnt werden.
▶ Es kommt zu unbeständigen und unberechenbaren Stimmungen.
▶ Zusätzlich kann es zu instabilen Beziehungen kommen sowie zu Störungen und Unsicherheiten bezüglich des Selbstbildes, einschließlich sexueller Präverenzen.
▶ Es werden übertriebene Anstrengungen unternommen, das Verlassenwerden zu vermeiden.
▶ Es kommt zu Drohungen oder Handlungen mit Selbstbeschädigung und zu anhaltenden Gefühlen der Leere.

Die instabile Persönlichkeitsstörung vom Borderline-Typ ist gekennzeichnet durch eine ausgeprägte Störung der Emotionsregulation. Psychoanalytischen Theorien zufolge ist es zu einer unzureichenden Integration von Selbst- und Objektrepräsentanzen gekommen. Behaviorale Theorien gehen von einer Störung subkortikaler basaler Zentren der Emotionsregulation aus, möglicherweise auf dem Boden realer Traumatisierungen. Bei Patienten mit Borderline-Störungen, bei denen es häufig zu depressiven Einbrüchen, launenhaften Stimmungen, Suizidalität und selbstschädigendem

Verhalten kommt, können auch vielfach Komorbiditäten mit anderen psychischen Erkrankungen auftreten.

Es kommt die so genannte dialektisch-behaviorale Therapie nach Marsha Linehan zur Anwendung, bei der es besonders um die Vermittlung von Techniken der Symptombewältigung, kognitive Umstrukturierung und Möglichkeiten der differenzierten Selbstwahrnehmung sowie das Erlernen sozialer Fertigkeiten geht. In der psychodynamisch orientierten übertragungsfokussierten Psychotherapie nach Kernberg werden besonders die negativen Affekte und die interpersonellen Konflikte bearbeitet. Ziel ist die Integration der widersprüchlichen inneren Vorstellungen von sich und anderen. Vorsicht ist bei der Bearbeitung früherer Traumatisierungen geboten. Zu verhindern ist in jedem Fall eine emotionale Retraumatisierung. Bevor eine Traumatherapie durchgeführt werden kann, muss eine ausreichende emotionale Stabilisierung erzielt werden. Bei ausgeprägten Symptomen von Angst, Depressivität, Impulskontrollverlusten, Schlafstörungen oder paranoid-halluzinatorischen Symptomen werden auch Psychopharmaka eingesetzt. SSRI, beispielsweise Citalopram, Moodstabilizer, wie Carbamazepin, Valproat oder Lamotrigin, atypische Antipsychotika, wie Risperidon, Olanzapin oder Quetiapin, kommen zur Anwendung.

◀ Therapie

> ! Antipsychotika der ersten Generation oder trizyklische Antidepressiva sowie Benzodiazepine sollten nicht eingesetzt werden.

Die Prognose ist besonders ungünstig bei Vorliegen einer Komorbidität mit einer Suchterkrankung oder bei ausgeprägter Suizidalität und emotionaler Instabilität.

◀ Prognose

Dissoziale Persönlichkeitsstörung F60.2

Kriterien der dissozialen Persönlichkeitsstörung sind:
- Herzlosigkeit gegenüber Gefühlen anderer,
- deutliche und überdauernde verantwortungslose Haltung sowie Missachtung sozialer Normen und Regeln,
- Unfähigkeit, dauerhafte Beziehungen aufrechtzuerhalten,
- geringe Frustrationstoleranz und niedrige Schwelle für aggressives, gewalttätiges Verhalten,
- unzureichende Entwicklung von Schuldgefühlen,
- Neigung, andere für schuldig zu halten.

Delinquenz tritt häufig als Folge auf, dies jedoch nicht zwingend. Bei entsprechend günstigen sozialen Bedingungen können dissoziale Verhaltensmuster durchaus auch zu wirtschaftlichem oder politischem Erfolg disponieren. Bei Therapiewunsch sollte eine Verbesserung von Spannungs- und Frustrationstoleranz erzielt werden. Ferner sind die Unterstützung der Impulskontrolle und die Vermittlung moralischer Grundprinzipien sowie eventuell auch soziotherapeutische Maßnahmen Inhalte der Therapie.

Schizoide Persönlichkeitsstörung F60.1

Kriterien der schizoiden Persönlichkeitsstörung sind:

- Der betroffene Patient zeigt eine emotionale Distanziertheit oder Kühle.
- Er kann sich nur wenig freuen, kann warme oder zärtliche Gefühle nur reduziert zum Ausdruck bringen.
- Gegenüber Lob oder Kritik ist er gleichgültig.
- Der Patient hat wenig Interesse an sexuellen Betätigungen.
- Er zieht Aktivitäten vor, die er allein durchführen kann.
- Er ist sehr durch Fantasien in Anspruch genommen.
- Der Patient hat keine und wünscht sich auch keine engen Freundschaften oder vertrauensvollen Beziehungen.
- Er zeigt wenig Gespür für soziale Normen und Konventionen, ohne dies selbst zu bemerken.

Oft sind diese kontaktschwachen Menschen bezüglich ihrer intellektuellen Fähigkeiten hoch entwickelt, es wird von der „Flucht in den Intellekt" gesprochen. Eine Therapie ist in der Regel nur bei sekundären Störungen, wie Depressionen oder psychosomatischen Erkrankungen, erwünscht. Ziel der Therapie ist eine Verbesserung von Affektwahrnehmung und sozialer Integration.

Anankastische (zwanghafte) Persönlichkeitsstörung F60.5

Kriterien der anankastischen Persönlichkeitsstörung sind:
- Betroffene haben vermehrt Gefühle starken Zweifels und neigen zu übermäßiger Vorsicht.
- Sie beschäftigen sich ständig mit Details, Regeln, Ordnungen, Plänen und Organisationen.
- Sie sind perfektionistisch, sodass sie die Fertigstellung von Aufgaben nicht bewerkstelligen können.
- Sie weisen eine übermäßige Gewissenhaftigkeit und eine unverhältnismäßige Leistungsbezogenheit auf, mit Vernachlässigung von Vergnügungsaspekten und zwischenmenschlichen Beziehungen.
- Eine übertriebene Pedanterie und eine übermäßige Befolgung sozialer Konventionen sind vorhanden.
- Ferner zeigen die Patienten Rigidität und Eigensinn; sie bestehen häufig darauf, dass andere sich genau ihren eigenen Gewohnheiten unterordnen, und haben eine Abneigung dagegen, von ihren eigenen Gewohnheiten abzuweichen.

Kognitive Dysfunktionen sind beispielsweise „Ich muss mich kontrollieren", „Ich darf keine Fehler machen", „Ich weiß, was richtig ist", „Alles ist sehr wichtig", „Ich muss genau auf jedes Detail achten", „Ich muss mich und andere ständig fordern". Eigenschaften wie Fleiß, Loyalität, Gerechtigkeit, Verantwortungsgefühl sind ausgeprägt vorhanden. Differenzialdiagnostisch müssen Zwangsstörungen mit wiederkehrenden Zwangsgedanken und Zwangsimpulsen als eine Form der Angststörung (s. dort) abgegrenzt werden. Häufig kommt es bei Patienten mit anankastischer Persönlichkeitsstörung in sozialen Veränderungssituationen zur Dekompensation, da sie sich schwer neuen Situationen anpassen können. Die zwanghafte Persönlichkeitsstörung kann von Angststörungen, somatoformen Störungen und affektiven Störungen begleitet sein. Die Therapie anankastischer Persönlichkeitsstörungen besteht z. B. in einer kognitiven Umstrukturierung, bei der Normen und kognitive Dysfunktionen bearbeitet werden, mit der Möglichkeit der Relativierung extremer Einstellungen der Patienten. Psychodynamische aufdeckende Psychotherapie, autogenes Training und Hypnose werden ebenfalls angewandt. Der interpersonelle Ansatz versucht dem Streben nach Perfektion und absoluter Kontrolle entgegenzuwirken, indem dem Patienten aufgezeigt wird, dass strenge Selbstkritik eine Folge möglicher kritikloser Übernahme elterlicher Regeln und emotionaler Zurückweisung ist.

Histrionische Persönlichkeitsstörung F60.4

Kriterien der histrionischen Persönlichkeitsstörung sind:
- dramatische Selbstdarstellung,
- theatralisches Auftreten,
- übertriebener Ausdruck von Affekten,
- oft labile Affektivität und übermäßiges Verlangen nach Anerkennung,
- leichte Beeinflussbarkeit durch andere oder durch die Umstände,
- häufige Suche nach aufregenden Erlebnissen und Aktivitäten,
- Bestrebungen, im Mittelpunkt zu stehen,
- unangemessen verführerisches Verhalten und übermäßige Beschäftigung damit, äußerlich attraktiv zu erscheinen.

Häufig kommt es bei den Patienten mit einer histrionischen Persönlichkeitsstörung auch zu einer erhöhten Kränkbarkeit sowie zu Egozentrik und manipulativem Verhalten zur Befriedigung der eigenen Bedürfnisse. Menschen mit histrionischen Persönlichkeitsstörungen wirken beim ersten Eindruck oft faszinierend, charmant, verführerisch und sexuell aufreizend. Meist sind sie jedoch nicht in der Lage, tiefergehende und dauerhafte Beziehungen einzugehen. Befindlichkeiten ihres Gegenübers können sie rasch erfassen, sie haben ein ausgesprochenes Gespür für Stimmungen und sind in der Lage, intuitiv Gruppenprozesse zu erkennen. Sie selbst erleben sich jedoch dabei häufig als „leer" und lediglich als auf Außenreize reagierend. Ablenkbarkeit, Sprunghaftigkeit, Suggestibilität, Diffusität und Ungenauigkeit prägen ihren Arbeitsstil. Histrionisch persönlichkeitsgestörte Menschen suchen Außenreize, Aufmerksamkeit und Beachtung. Es ist Folge eines tiefgreifenden Gefühls des Mangels, der Authentizität und der inneren Leere, die durch Außenreize versucht wird zu kompensieren. Patienten mit dieser Persönlichkeitsstörung haben oft das Gefühl, sich und anderen etwas vorzuspielen, am eigentlichen, „wirklichen Leben vorbeizuleben". Die Therapie der histrionischen Persönlichkeitsstörung sollte zum Ziel haben, den Patienten weg von der Außenorientierung zu leiten sowie ihm zu einer verbesserten und stabileren Eigenwahrnehmung und zur Verbesserung des Selbstwertgefühls zu verhelfen. Analytische Psychotherapien und verhaltenstherapeutische Methoden kommen zum Einsatz.

Einzelne Störungsbilder

Paranoide Persönlichkeitsstörung F60.0

Kriterien der paranoiden Persönlichkeitsstörung sind:
- Misstrauen,
- feindselige Missdeutung von Erlebtem,
- übertriebene Empfindlichkeit gegenüber Rückschlägen,
- vermehrte Tendenz, Beleidigungen, Verletzungen oder Missachtungen nicht zu vergeben,
- Streitbarkeit,
- situationsunabhängiges Bestehen auf eigenen Rechten,
- ungerechtfertigtes Misstrauen gegenüber dem Ehe- oder Sexualpartner,
- Selbstbezogenheit,
- Beschäftigung mit unbegründeten Gedanken an Verschwörungen.

Differenzialdiagnostisch müssen eine paranoid-halluzinatorische Schizophrenie, Verfolgungs- oder Größenwahn sowie Halluzinationen abgegrenzt werden. Therapiebedürftigkeit besteht aufgrund erheblicher interpersoneller Konflikte, wobei die Patienten selbst häufig keine Therapiemotivation haben. Liegen Sekundärerkrankungen, wie somatoforme Störungen oder depressive Symptome, vor, so wird psychotherapeutische Hilfe häufiger in Anspruch genommen. Die Therapie sollte sich auf eine Verbesserung der Wahrnehmung und die Überprüfung der kognitiven Grundannahmen sowie auf die Bearbeitung des herabgesetzten Selbstwertgefühls konzentrieren.

Narzisstische Persönlichkeitsstörung

Kriterien der narzisstischen Persönlichkeitsstörungen sind:
- Der Patient hat ein tiefes Gefühl von Großartigkeit sowie das Bedürfnis nach Bewunderung und zeigt andererseits einen Mangel an Empathie.
- Der Patient erlebt selbst ein grandioses Gefühl der eigenen Wichtigkeit mit Übertreibung der eigenen Leistungen.
- Er ist Ich-bezogen.
- Er hat Fantasien grenzenlosen Erfolgs sowie von Macht, Schönheit oder idealer Liebe.
- Er ist davon überzeugt, einzigartig und etwas Besonderes zu sein.
- Er verlangt nach übermäßiger Bewunderung, zeigt übertriebene Erwartungen und wünscht bevorzugte Behandlung sowie unmittelbares Eingehen auf seine Erwartungen.
- In zwischenmenschlichen Beziehungen ist er ausbeuterisch, zeigt einen Mangel an Empathie, erkennt Gefühle und Bedürfnisse anderer nicht, ist häufig neidisch auf andere, zeigt arrogante und überhebliche Verhaltensweisen.

Stehen auf der einen Seite Größenfantasien, so kommen auf der anderen Seite Minderwertigkeitsgefühle sowie intensive Gefühle der Leere und der Sinnlosigkeit vor, häufig komorbid mit depressiven Verstimmungen. Es ergeben sich bei narzisstischen Persönlichkeitsstörungen häufig interpersonelle Schwierigkeiten, sei es durch fehlende Empathie, sei es durch Angst vor Kritik und Schüchternheit. Schwerpunkte der Therapie sind eine Verbesserung der Empathiefähigkeit sowie das Fokussieren auf konkrete interpersonelle Beziehungsstörungen und interaktionelle Schwierigkeiten.

12.15 Sexualstörungen F52.–11

- ▶ **Symptome:**
  - **beim Mann:** Libidominderung, Erektionsstörungen, vorzeitige Ejakulation
  - **bei der Frau:** Libidominderung, Erregungsstörungen, Orgasmusschwierigkeiten, schmerzhafte Kohabitation
- ▶ **Diagnostik:** Ausschluss körperlicher Erkrankungen (besonders bei Männern über 50 Jahren vaskuläre Störungen), Einflüsse von Alkohol, Medikamenten, Drogen oder psychiatrischen Erkrankungen (Depressionen, Ängste), Beziehungsstörungen
- ▶ **Therapie:** Beratung, Sexualtherapie, eventuell medikamentöse Behandlung

Sexuelle Störungen sind weit verbreitet. Es werden verschiedene Funktionsstörungen unterschieden: ◀ Einteilung

- ▶ **Störungen beim Mann:**
  - Libidominderung F52.0,
  - sexuelle Aversion F52.1,
  - Ekel F52.1,
  - Ängste F52.1,
  - Erregungsstörungen im Sinne von Erektionsstörungen F52.2,
  - schmerzhafte Kohabitation F52.6,
  - vorzeitige Ejakulation F52.4,
  - ausbleibende Ejakulation F52.3,
  - Ejakulation ohne Orgasmus F52.11,
  - nachorgastische Verstimmung mit Gereiztheit, Schlafstörungen und Depressionen F52.9;
- ▶ **Störungen bei der Frau:**
  - Libidominderung F52.0,
  - Erregungsstörungen im Hinblick auf Dauer und Stärke F52.2,
  - Vaginismus (Scheidenkrampf) F52.5,
  - schmerzhafte Kohabitation F52.6,
  - Orgasmusschwierigkeiten F52.3,
  - Anorgasmie F52.3,
  - nachorgastische Verstimmung mit Schlafstörungen und Depressionen F52.9.

! Die häufigsten sexuellen Funktionsstörungen beim Mann sind Erektionsprobleme und vorzeitiger Orgasmus. Frauen leiden mehr an herabgesetzter sexueller Lust, an Erregungs- und Orgasmusstörungen sowie an Schmerzen beim Geschlechtsverkehr.

Ätiologie

Sexuelle Störungen sind selten nur durch eine alleinige Ursache zu erklären. Meistens sind unterschiedliche, ineinandergreifende körperliche und psychische Bedingungsgefüge die Ursache. Dies ist auch bei der Therapie zu berücksichtigen. An **körperlichen Ursachen** sind in erster Linie – besonders beim Mann über 50 Jahren – an vaskuläre Störungen, selten endokrinologische Veränderungen, neurogene Störungen, toxische Einflüsse (Alkohol, Drogen) und unerwünschte Arzneimittelwirkungen (insbesondere auch von Psychopharmaka) zu denken. Vaskuläre Störungen führen häufig zu Erektionsproblemen, endokrinologische Veränderungen zur Libidominderung. **Psychische Ursachen** sexueller Störungen sind häufiger bei jüngeren männlichen Patienten und bei Frauen anzutreffen. Neben Ängsten, partnerschaftlichen problematischen Interaktionen sowie sexuellen Erfahrungslücken sind Versagensängste im Sinne eines Selbstverstärkungsmechanismus von großer Bedeutung. **Auslöser** für sexuelle Störungen können berufliche Belastungen, sexueller Leistungsdruck, körperliche Erkrankungen, psychosexuelle Traumata, Partnerschaftsprobleme und andere aktuelle lebensbelastende Situationen sein, gepaart mit Persönlichkeitsvariablen wie geringe Selbstsicherheit, hoher Leistungsanspruch und negative sexuelle Vorerfahrungen. Zur Aufrechterhaltung der Störung tragen dann Versagensängste und Verunsicherung des Partners bei.

> Körperliche und psychische Bedingungen greifen ineinander, sowohl die Ätiologie betreffend als auch in der Therapie. Immer sollte ein Patient mit sexuellen Funktionsstörungen gründlich körperlich untersucht werden. Dies gilt insbesondere für Männer mit Erektionsstörungen im höheren Lebensalter.

Therapie

Beratung, entlastende Gespräche und Sexualtherapie sind notwendig, gegebenenfalls kombiniert mit einer pharmakologischen Behandlung, z. B. bei Erektionsstörungen mit Sildenafilcitrat (Viagra). Auf Kontraindikationen ist zu achten (kardiale unerwünschte Nebenwirkungen). Die Indikationsstellung sollte durch einen Urologen erfolgen. Der therapeutisch sinnvollste Ansatz ist eine Kombinationsbehandlung aus pharmakologischem und psychotherapeutischem Vorgehen.

Sexuelle Deviationen

Die **Variabilität menschlicher Sexualität** macht es schwierig, zwischen Normalität und Abweichung zu differenzieren. Dennoch sind einige Devianzen unumstritten zu beschreiben, so die Paraphilie, bei der der sexuelle Drang auf unübliche Sexualobjekte gerichtet ist. Sexuell delinquente Handlungen (Straftaten) sind die Pädophilie, der Exhibitionismus und sexuelle Aktivitäten gegen die sexuelle Selbstbestimmung anderer. Sexuelle Deviationen sind:

- Exhibitionismus,
- Transvestitismus,
- Fetischismus,
- Voyeurismus,
- Pädophilie,
- Sodomie,
- sexueller Masochismus,
- sexueller Sadismus,
- Frotteurismus (Sich-Reiben an anderen Personen ohne deren Einverständnis),
- Erotophonie (obszöne Telefonanrufe).

Sexuelle Deviationen sind insbesondere in der forensischen Beurteilung von Relevanz.

Geschlechtsidentitätsstörungen

Die Geschlechtsidentität ist die Empfindung, sich als Mann bzw. als Frau zu fühlen. Menschen, die unter Geschlechtsidentitätsstörungen leiden, haben keine Übereinstimmung zwischen der Geschlechtsidentität und dem biologischen Geschlecht. Die Transsexualität ist die klinisch bedeutsamste Art der Geschlechtsidentitätsstörungen. Transsexuelle idenfizieren sich dauerhaft mit dem Gegengeschlecht und versuchen, sowohl gesetzlich als auch sozial die Anerkennung im anderen Geschlecht zu erreichen. Eine Hormonbehandlung und gegebenenfalls eine Geschlechtstranformation mit Änderung des Namens sind möglich, es kann hier nicht auf das Transsexuellengesetz im Einzelnen eingegangen werden.

12.16 Organisch bedingte psychische Störungen F00–07

- **Symptome der Demenz:** Merkfähigkeitsstörungen, Gedächtnisstörungen, Sprachstörungen, Interessenverlust, Orientierungsstörungen, Stimmungsschwankungen, Depressionen, Ängstlichkeit, Misstrauen, aggressive Verhaltensauffälligkeiten, Schlafstörungen
- **Diagnostik der Demenz:** Ausschluss sekundärer Demenzformen, Ausschluss depressiver Erkrankungen, Ausschluss internistischer Erkrankungen, Anamnese, Fremdanamnese, körperliche Untersuchung, Prüfung der Orientierung und der Merkfähigkeit, MMST (Minimal Mental Status Test), Uhrentest, neuropsychologische Untersuchung
- **Therapie der Demenz:** medikamentöse Behandlung (Cholinesterasehemmer, Memantine, Ginkgo biloba, Antidementiva, bei Verhaltensauffälligkeiten Antipsychotika, bei begleitenden Depressionen Antidepressiva, bei Schlafstörungen Zolpidem, Zopiclon und Lichttherapie), Verhaltenstherapie, Beratung der Angehörigen

Einzelne Störungsbilder

Krankheitsbilder ▶ Unter organisch bedingten psychischen Störungen werden Demenzerkrankungen verstanden (Alzheimer-Krankheit, vaskuläre Demenz sowie Demenz bei Chorea Huntington, Morbus Parkinson, Creutzfeldt-Jacob-Krankheit und HIV-Infektion), ferner Amnesien (organisch-amnestisches Syndrom, das nicht durch Alkohol oder psychotrope Substanzen verursacht ist), Delir (ebenfalls nicht durch Alkohol oder psychotrope Substanzen verursacht) sowie andere organisch bedingte psychische Störungen (wie organische Halluzinose, wahnhafte Angststörungen, kognitive Störungen, Katatonie) und organische Persönlichkeits- oder Verhaltensstörungen, z.B. im Rahmen eines Schädel-Hirn-Traumas oder nach Enzephalitis.

■ **Demenz**

Krankheitsbild ▶ Als „Demenz" gelten Störungen des Gedächtnisses, die meist progrediente und irreversible Reduktion erworbener intellektueller Fähigkeiten, eine Beeinträchtigung der Funktionsfähigkeit im alltäglichen Leben, die Beeinträchtigung von Denkvermögen und Urteilsfähigkeit sowie eine Verminderung der Affektkontrolle und der Affekte.

Morbus Alzheimer ▶ Die häufigste Ursache von Vergesslichkeit im Alter – wenn von der normalen altersbedingten Vergesslichkeit abgesehen wird – ist die Alzheimer-Erkrankung F00. Der größte Risikofaktor, von der Alzheimer-Erkrankung betroffen zu werden, ist das Alter.

> ! Zu Beginn der Alzheimer-Demenz stehen Störungen des Kurzzeitgedächtnisses, der Erinnerung und der Merkfähigkeit. Im weiteren Verlauf kommt es zum Verlust von Inhalten aus dem Langzeitgedächtnis. Abstraktes Denken, Urteilsvermögen, Sprache und Handlungsabläufe des Alltags sind beeinträchtigt. Das Abspeichern neuer Informationen ist gestört. Problemlösestrategien sind nicht mehr anwendbar.

Symptomatik ▶ Wortfindungsstörungen und Orientierungsprobleme sind häufig, meist besteht im weiteren Verlauf eine zeitliche und örtliche Desorientierung. Neben kognitiven Störungen sind emotionale Schwankungen bei der Alzheimer-Demenz häufig. Depressionen, aber auch aggressive Stimmungen kommen vor. Häufig sind die emotionalen Reaktionen Ausdruck von Verzweiflung und Angst. Dies wird verstärkt durch die Unfähigkeit des Patienten, sich sprachlich mitteilen zu können (aufgrund der Sprachstörung), somit ist er gefangen in einer Welt, die er nicht mehr versteht, auf die er aber noch emotional reagiert. Die emotionale Erlebnisfähigkeit bleibt bei der Alzheimer-Demenz sehr lange erhalten, was für den Umgang mit diesen Patienten von immenser Wichtigkeit ist. Aggressivität, Antriebsverlust, sozialer Rückzug, Verhaltensauffälligkeiten mit aggressivem Verhalten, Unruhe, Ruhelosigkeit, Schreien, Weinen und psychotische Symptome, wie Wahn und Halluzinationen, beeinträchtigen den Kranken wie auch die pflegenden Angehörigen sehr. Ein Vorstadium der Alzheimer-Demenz kann die **leichte kognitive Beeinträchtigung im Alter** sein. Darunter werden Einschränkungen des Kurzzeitgedächtnisses, der Auffassung und der Aufmerksamkeit verstanden. Es kommt jedoch nicht zu einer Beeinträchtigung des sozialen Alltags. Die leichte kognitive Störung (Mild cognitive Impairment, MCI) ist ein Risikofaktor, eine Demenz zu entwickeln. Zehn Prozent aller 65-Jährigen zeigen eine leichte kognitive Beeinträchtigung, etwa 50% von ihnen entwickeln innerhalb von 3–4 Jahren eine Demenz. Ob eine früh einsetzende medikamentöse Behandlung bei der leichten kognitiven Beeinträchtigung die Entwicklung einer Demenz verhindern kann, ist derzeit Gegenstand wissenschaftlicher Studien.

> ! Zeichen der Vergesslichkeit, Antriebsschwäche, Sprach- und/oder Orientierungsschwierigkeiten sollten als erste Alarmsignale ernst genommen werden. Im Anfangsstadium versucht der demenzkranke Patient, seine Symptome zu bagatellisieren.

Die **Früherkennung** der Demenz ist sehr wichtig, um eine rechtzeitige Behandlung einzuleiten. Folgende Symptome können als Warnsignale gelten:
- Kurz zurückliegende Ereignisse werden vergessen.
- Alltagsaktivitäten und gewohnte Tätigkeiten fallen schwerer.
- Es entstehen Sprachstörungen.
- Das Interesse an Hobbys und/oder Arbeit lässt nach.
- Die Orientierung in einer fremden Umgebung fällt schwer.
- Finanzielle Angelegenheiten werden nicht mehr überschaut.
- Es kommt zu Stimmungsschwankungen, die in der Vorgeschichte nicht bekannt waren.
- Gefahren werden nicht mehr adäquat eingeschätzt.
- Ängstlichkeit, Misstrauen und vermehrte Reizbarkeit treten neu auf.
- Fehler und Irrtümer werden abgestritten oder bagatellisiert.

Die häufigste Ursache einer Demenz ist die Alzheimer-Erkrankung. Als zweithäufigste Ursache sind vaskuläre Demenzen zu nennen. Bei der vaskulären Demenz F01 können zusätzlich neurologische Symptome, wie Sensibilitätsstörungen, Paresen oder andere fokalneurologische Symptome, auftreten. Typisch für die vaskuläre Demenz sind ein relativ abrupter Beginn und eine stufenförmige, schubweise Verschlechterung. Die Hauptursache einer vaskulären Demenz sind vaskuläre Risikofaktoren, wie Hypertonus, kardiale Embolien, z. B. bei Vorhofflimmern, Diabetes mellitus, Hypercholesterinämie und Nikotinkonsum. Charakteristische Symptome der vaskulären Demenz sind neben dem plötzlichen Auftreten kognitiver Störungen Gangstörungen, Blasenfunktionsstörungen, Paresen sowie Sensibiliäts-, Sprech- und Schluckstörungen. Bei Lokalisation im Frontalhirn sind Antriebsstörungen und emotionale Störungen zu verzeichnen. Zerebrovaskuläre Ischämien sind bei entzündlichen Gefäßerkrankungen, z. B. bei Kollagenosen, möglich. Das gleichzeitige Auftreten einer vaskulären Demenz und einer Alzheimer-Demenz kann vorkommen, es wird dann von gemischter Demenz gesprochen. Demenzen können im Rahmen anderer somatischer Erkrankungen auftreten. Diese sekundären Demenzen sind durch die Behandlung der Grunderkrankung reversibel, ein rechtzeitiges Erkennen ist deshalb von immenser Wichtigkeit.

◄ **Demenzformen**

Sekundäre Demenzen F02, F07

Ätiologie ▶ Sekundäre Demenzen treten auf infolge von:
- Normaldruckhydrozephalus (Symptomtrias aus Demenz, Blasenstörung und Gangstörung),
- Schilddrüsendysfunktion,
- Intoxikationen und Missbrauch von Alkohol, Medikamenten und Drogen,
- Infektionen (z. B. HIV-Infektion, Lues),
- Störungen des Elektrolythaushalts,
- Vitaminmangelerkrankungen, Folsäuremangel,
- Hirntumoren,
- Epilepsien,
- intrazerebralen Hämatomen,
- Schädel-Hirn-Traumen,
- Enzephalitiden
- Prionerkrankungen (Creutzfeldt-Jacob-Erkrankung).

Bei der **Creutzfeldt-Jacob-Erkrankung** verursachen infektiöse Eiweißpartikel Hirnveränderungen mit Nervenzelluntergängen, die zu einer rasch fortschreitenden Demenz führen. Die rasche Progredienz ist typisch für die Creutzfeldt-Jacob-Erkrankung. Zusätzliche neurologische Beschwerden, wie Sehstörungen, zerebelläre Störungen und Myoklonus, treten ebenfallls auf. Im EEG und im Liquor sind typische Veränderungen nachweisbar.

Degenerative Demenzen ▶ Neben der primär degenerativen Alzheimer-Demenz sind andere degenerative Demenzen zu differenzieren, wie
- Demenz bei Morbus Parkinson,
- Demenz mit Lewy-Körperchen. Bei dieser Demenzform treten sehr häufig frühzeitig optische und akustische Halluzinationen auf. Typisch für diese Demenzform ist eine erhöhte Sensitivität gegenüber Antipsychotika der ersten Generation: Die Patienten reagieren mit ausgeprägten Nebenwirkungen. Die kognitiven Leistungsstörungen bei dieser Demenzform sind stark fluktuierend. Episodenhaft kann es zu Verwirrtheitszuständen kommen.
- Demenz bei Morbus Pick (frontotemporale Demenz). Hier steht die frontalhirnbedingte ausgeprägte Verhaltensänderung mit Enthemmung, Impulsivität, sozialem Fehlverhalten, vermehrtem Essen und Reduktion an Affekten sowie kognitiven Störungen mit frühen Sprachstörungen im Vordergrund. Im Magnetresonanztomogramm zeigt sich eine frontale und/oder temporale Atrophie. Der Verlauf ist schleichend, mit langsamer Progression.
- Demenz bei Morbus Huntington. Bei dieser Demenzform stehen Hyperkinesen, frühzeitig auftretende Persönlichkeitsstörungen und kognitive Störungen im Vordergrund. Es handelt sich um eine genetisch bedingte Erkrankung.

Differenzialdiagnostik ▶ Bei kognitiven Störungen ist differenzialdiagnostisch an eine Depression zu denken, bei der es zu Konzentrations- und Aufmerksamkeitsstörungen kommt. Andere depressive Symptome – wie herabgesetzte Stimmung, Antriebsstörungen, Freud- und Hoffnungslosigkeit, Gefühl der Leere und Interessenverlust – sollten erfragt werden. Andererseits ist grundsätzlich zu beachten, dass eine depressive Symptomatik zu Beginn einer Demenzerkrankung bestehen kann. Depressive Symptome können Prodromalsymptome sein. Ausgeprägte depressive Störungen mit erheblichen kognitiven Symptomen täuschen unter Umständen eine Demenz im Sinne einer Pseudodemenz vor.

Die **Alzheimer-Demenz** beginnt meist nach dem 65. Lebensjahr, sie ist langsam progredient. Es werden verschiedene Phasen unterschieden:
- Vorstadium,
- Anfangsstadium,
- leichtes Demenzstadium,
- mittelschweres Demenzstadium,
- schweres Demenzstadium.

Das frühe Demenzstadium ist gekennzeichnet durch Vergesslichkeit, Konzentrations- und Aufmerksamkeitsstörungen, Orientierungsstörungen, Müdigkeit, Schlafstörungen, depressive Verstimmungen und Stimmungsschwankungen. Die Alltagsbewältigung ist jedoch weitgehend unbeeinträchtigt. Im mittleren und schweren Demenzstadium kommt es zu ausgeprägten Gedächtnis-, Konzentrations- und Aufmerksamkeitsstörungen. Es besteht eine Desorientiertheit zu Zeit, Ort und Person. Aphasie, Agnosien und Apraxien treten auf. Zusätzlich kommt es zu Verhaltensstörungen mit z. B. Aggressionen oder Apathie. Die Alltagsbewältigung ist deutlich eingeschränkt.

Risikofaktoren

Das Alter ist der wichtigste Risikofaktor. Andere Risikofaktoren sind genetische Faktoren, familiäre Belastungen, stattgehabte Schädel-Hirn-Traumen, weibliches Geschlecht, Depressionen, erhöhte Cholesterinspiegel, geringe Schulbildung und Hypertonus.

Morphologische Veränderungen bei Alzheimer-Erkrankung

Neben Atrophie mit Betonung des Frontalhirns, des Temporalhirns, des Hippokampus und der Amygdala sind β-Amyloid-Ablagerungen mit Plaquebildungen typisch. Bei der Alzheimer-Demenz liegt ein kortio-kortikales Diskonnektionssyndrom vor, besonders die Verbindungen der für das Gedächtnis wichtigen hippokampalen und parahippokampalen Kortexareale sind unterbrochen. Neben Amyloidablagerungen kommt es zu neurofibrillären Veränderungen. Funktionell entscheidend ist der Synapsenverlust. Genetisch bedingte Alzheimer-Erkrankungen mit Mutationen auf den Chromosomen 1, 14 und 21 liegen bei einer geringen Anzahl von Patienten vor. Das Apolipoproteinallel Eε4 ist ein Risikofaktor. Zusätzlich entsteht ein Acetylcholinmangel, insbesondere im Hippocampus, in den Amygdala und im Temporallappen. Dies ist Ansatzpunkt der Therapie.

Diagnostik

Zum Einsatz kommen: Anamnese, Fremdanamnese, internistisch-neurologische Untersuchungen, Erhebung des psychopathologischer Befundes mit Prüfung zur Orientierung bezüglich Zeit, Ort und Person, Prüfung der Gedächtnisfähigkeit und der Merkfähigkeit sowie des Erinnerungsvermögens, Untersuchung von Sprache, Mimik, Gestik, Motorik und Stimmung, Verhaltensbeobachtung sowie die neuropsychologische Untersuchung. Als orientierende Kurztests werden der Minimal Mental Status Test und der Uhrentest eingesetzt. Psychologische Testverfahren, die das Sprachverständnis, die Aufmerksamkeit, das Kurzzeitgedächtnis, die räumliche und visuelle Verarbeitung, das Rechnen sowie die Aufnahme komplexer neuer Zusammenhänge prüfen, kommen ebenfalls zum Einsatz. Zusätzlich werden Skalen zum Erfassen der psychosozialen Leistungsfähigkeit verwendet. Neuropsychologische Testverfahren sind einerseits zur Erstdiagnostik, andererseits für Verlaufsuntersuchungen wichtig. Ferner werden Laborparameter zum Ausschluss anderer Erkrankungen erhoben, beispielsweise Entzündungsparameter, Blutbild, Leberwerte, Blutfettwerte, Blutzuckerspiegel, Nierenwerte, Schilddrüsenwerte, Vitamin-B_{12}- und Folsäurespiegel sowie HIV-Test und Lues-Serologie. Zudem erfolgt die Überprüfung des Hörens und des Sehens. Alkohol- und/oder Medikamentenmissbrauch werden erfasst. Weiterhin werden Untersuchungen bezüglich Hypertonus, Diabetes mellitus, Herzerkrankungen, Schilddrüsendysfunktion und Alkoholschäden durchgeführt. Als apparative Untersuchungen kommen infrage: EKG zum Ausschluss von Herzrhythmusstörungen, kraniale Magnetresonanztomographie, gegebenenfalls PET oder SPECT sowie Liquoruntersuchung zum Nachweis von Tau-Protein und β-Amyloid.

> ! Bei der Diagnose ist besonders wichtig, ursächlich behandelbare Demenzformen auszuschließen (z. B. Schilddrüsendysfunktion, Vitamin-B_{12}-Mangel, Lues).

Behandlung der Alzheimer-Demenz

Es kommen **medikamentöse Behandlungen** neben psychologischen und psychosozialen Therapieformen infrage. Ziele der Behandlung sind Verbesserung der Lebensqualität, möglichst langes Erhalten von Autonomie und Selbstbestimmung, Vermeidung sozialer Isolation, Aktivierung des Patienten ohne Überforderung sowie Verbesserung kognitiver Leistungsfähigkeit und der Alltagsaktivitäten. Die medikamentöse Behandlung kann einerseits an den kognitiven Beeinträchtigungen ansetzen, andererseits werden Medikamente zur Behandlung von Verhaltensauffälligkeiten eingesetzt. Die **psychologischen Behandlungen** zielen auf den Erhalt der Selbstständigkeit und auf Selbsthilfe ab. Es kommen zur Anwendung: Gedächtnistraining, Realitätsorientierungstraining, Bewegungstherapie, Beratung und Betreuung, gegebenenfalls auch eine Psychotherapie für die Angehörigen sowie eine psychosoziale Betreuung.

12.16 Organisch bedingte psychische Störungen

Folgende Cholinesterasehemmer stehen zur Verfügung:
- Donepezil (Aricept),
- Rivastigmin (Exelon),
- Galantamin (Reminyl).

Als weitere Antidementiva kommen zu Anwendung:
- Ginkgo biloba (Tebonin forte),
- Memantine (Axura, Ebixa),
- Dihydroergotoxin (Dihydergot),
- Nicergolin (Sermion),
- Nimodipin (Nimotop),
- Piracetam (Nootrop, Normobrain),
- Pyritinol (Encephabol).

◄ **Medikamentöse Behandlung mit Antidementiva**

Grundsätzlich sollte bei jeglicher medikamentöser Behandlung eine engmaschige Therapiekontrolle mit Erhebung der Wirksamkeit erfolgen. Zusätzlich sind medikamentöse Behandlungen zur Therapie möglicher Risikofaktoren notwendig.

Medikamentöse Behandlung der vaskulären Demenz

Hier steht die **Behandlung der Risikofaktoren** (z. B. Antihypertensiva, Antidiabetika) im Vordergrund. Zusätzlich kommt bei der vaskulären Demenz der Einsatz von Antidementiva infrage. Insbesondere hat sich der Kalziumantagonist Nimodipin als günstig erwiesen. Ergänzend kommen **kognitive Trainingsprogramme** und verhaltenstherapeutische Maßnahmen zum Einsatz. Bei Auftreten von Verhaltensstörungen können auch Antipsychotika und/oder Antidepressiva angewandt werden.

Medikamentöse Behandlung der begleitenden Verhaltensauffälligkeiten

Wie bereits erwähnt, kommt es bei der Alzheimer-Erkrankung zu Verhaltensauffälligkeiten und psychischen Störungen. Insbesondere psychomotorische Unruhe, aber auch Wahnsymptome und Depressionen sind für Patienten wie auch für Angehörige gleichermaßend belastend. Bei agitiert-unruhigen Verhalten, bei Aggressionen, Wutausbrüchen, psychotischen Symptomen und bei Schlafstörungen können Antipsychotika der zweiten Generation mit Erfolg eingesetzt werden. Antipsychotika der ersten Generation sollten wegen der unerwünschten Arzneimittelwirkungen gemieden werden. Als günstig haben sich Präparate wie Risperidon (Risperdal), Olanzapin (Zyprexa) und Quetiapin (Seroquel) erwiesen. Bei vorliegender Depression sind Antidepressiva, wie beispielsweise selektive Serotoninwiederaufnahmehemmer, einzusetzen, z. B. Sertralin (Zoloft), Paroxetin (Seroxat), Fluoxetin (Fluctin), Fluvoxamin (Tagonis) oder Citalopram (Cipramil). Initial auftretende unerwünsche Arzneimittelwirkungen, wie Übelkeit, Bauchschmerzen, Erbrechen und Schlafstörungen, sind zu berücksichtigen. Andere Antidepressiva, wie Mirtazapin (Remergil), Venlafaxin (Trevilor) oder Moclobemid (Aurorix), werden ebenfalls eingesetzt. Häufig werden bei Schlafstörungen Benzodiazepine angewendet, was sich jedoch ungünstig auf die kognitiven Funktionen auswirkt, weil Benzodiazepine die Leistungsfähigkeit herabsetzen. Zusätzlich kann es unter Benzodiazepinen zu vermehrter Fallneigung mit Sturzgefahr kommen. Auch paradoxe Reaktionen kommen gerade bei älteren Menschen vor, sodass mit vermehrter Unruhe, Ängsten und Verwirrtheit unter Benzodiazepineinnahme zu rechnen ist. Grundsätzlich sollten Benzodiazepine nur kurzfristig eingesetzt werden, da sonst das Risiko einer Abhängigkeitsentwicklung besteht. Bei Schlafstörungen können auch Zolpidem (Stilnox) oder Zopiclon (Ximovan) zur Anwendung kommen. Bei Auftreten von Schlafstörungen kann die Lichttherapie angewandt werden. Besonders Patienten mit einem gestörten Tag-Nacht-Rhythmus (Sundowning) sprechen auf eine morgendliche Lichttherapie gut an.

Psychotherapie

Zu Beginn der Demenzerkrankung kann die Psychotherapie Ängste, Stimmungsschwankungen, Depressionen, Aggressionen, Selbstunsicherheit und Antriebsstörungen sowie den sozialen Rückzug bearbeiten. In erster Linie kommen verhaltenstherapeutische Maßnahmen infrage. Individuelle Entwicklungen und das individuelle soziale Umfeld sind stets zu berücksichtigen. Zu Beginn der Erkrankung registriert der Patient seine kognitiven Leistungseinbußen und reagiert oft mit Ängsten, einem Gefühl der Hilflosigkeit und Scham. In dieser Phase sind die psychotherapeutischen Interventionen darauf ausgerichtet, den Patienten in der Akzeptanz der Erkrankung zu unterstützen und ihm zu helfen, seinen Alltag an die Erkrankung mit ihren Einschränkungen anzupassen. Im weiteren Verlauf sind verhaltenstherapeutische Maßnahmen wichtig, um auf Verhaltensauffälligkeiten – wie aggressives Verhalten, Unruhe, Weglauftendenzen sowie Ängste – Einfluss zu nehmen. Der Einbezug der betreuenden Angehörigen ist von Anfang an nowendig. Je ausgeprägter die Demenz ist, desto mehr sind nichtsprachliche verhaltensbezogene sowie alltags- und umweltstrukturierende Maßnahmen anzuwenden.

Ziele der Verhaltenstherapie sind beispielsweise:
- Abbau von selbstabwertenden Gedanken,
- Realitätsorientierungstraining,
- Aufbau von Alltagsaktivitäten,
- Förderung von vorhandenen sozialen Interessen und Fähigkeiten,
- Behandlung der Depression,
- Behandlung der Harninkontinenz,
- Anwendung von kognitiven Techniken zur Verbesserung der Selbstkontrolle,
- gezielte Umweltstrukturierung.

In verschiedenen Konzepten wird auf die Wichtigkeit des respektvollen Umgangs mit dem Kranken, die Unterstützung der Angehörigen, das Einstellen auf die Zeit- und Erlebnisebene des Kranken, die Konfliktvermeidung und ergänzende Therapien, wie Ergotherapie, Kunst-, Körper-, Musik- und Bewegungstherapie, hingewiesen. Ambulante und stationäre Maßnahmen sowie Rehabilitationsmaßnahmen kommen zum Einsatz. Gerontopsychiatrische statio-

12.16 Organisch bedingte psychische Störungen

näre Behandlungen sind insbesondere bei Schlafstörungen, Tag-Nacht-Rhythmus-Störungen, nächtlicher Unruhe mit Weglaufgefahr sowie Auftreten von Halluzinationen und Wahnsymptomen, zudem bei unzureichender Nahrungs- und/oder Flüssigkeitsaufnahme notwendig.

Beratung von Angehörigen

Neben Informationen über die Erkrankung, um Verständnis für die Verhaltensweisen der Erkrankten zu entwickeln, müssen Angehörige Hilfen zum eigenen Stressmanagement erhalten. Regelmäßige Entlastungen und die Unterstützung bei der Suche nach Entlastung und Hilfsangeboten sollten erfolgen. Es droht für die Angehörigen die Gefahr, sich zu erschöpfen. Häufig treten bei den pflegenden Angehörigen depressive und psychosomatische Beschwerden auf. Hier können Selbsthilfgruppen für Angehörige eine wertvolle Hilfe sein. Für praktische Tipps und Unterstüzungmöglichkeiten in der Alltagssituation haben sich Informationsbroschüren und Ratgeber für Angehörige bewährt (s. Literaturverzeichnis). Finanzielle Hilfen sind je nach Einstufung der Pflegebedürftigkeit über die Pflegeversicherung möglich. Auch über die rechtlichen Aspekte bezüglich Testierfähigkeit und Betreuung sollten die Angehörigen aufgeklärt werden. Bei Selbst- oder Fremdgefährdung ist das Unterbringungsgesetz für psychisch Kranke (PsychKG) anzuwenden.

■ Delir

Unter einem Delir wird eine akut oder subakut auftretende Bewusstseinsstörung mit kognitiver Beeinträchtigung, psychomotorischen Störungen, vegetativen Symptomen und gestörtem Schlaf-Wach-Rhythmus verstanden. Prädisponierend sind Vorschädigungen des Zentralnervensystems, Missbrauch oder Abhängigkeit von Alkohol, Medikamenten und Drogen, Alter über 60 Jahre, ungewohnte Umgebung und kombinierte Einnahme verschiedener Medikamente. ◂ **Krankheitsbild**

Für das Delir typisch sind ein akuter Beginn und ein fluktuierender Verlauf. Psychomotorische Unruhe, erhöhte Reizbarkeit, wechselnde Bewusstseinslage, kognitive Beeinträchtigung, Störungen des Denkens, Desorientierung, Wahrnehmungsstörungen mit optischen Halluzinationen, Wahnideen, psychomotorische Störungen mit vermehrter Aktivität, Störung des Schlaf-Wach-Rhythmus, Alpträume, affektive Störungen mit Depressionen, Angst, Apathie sowie vegetative Störungen mit Tachykardie, Schwitzen, Blutdruckanstieg, Fieber und Tremor können auftreten. ◂ **Symptomatik**

Die Diagnostik ist in erster Linie durch die klinische Symptomatik vorgegeben, neben der Kontrolle der Vitalparameter muss bei Vorliegen einer Bewusstseinsstörung eine Behandlung auf einer Wach- oder Intensivstation erfolgen. Anamnese und Fremdanamnese, internistische und neurologische Untersuchungen, Laborparameterbestimmung, EKG, eventuell Lumbalpunktion bei Verdacht auf Meningitis, EEG und Bildgebung sind durchzuführen. ◂ **Diagnostik**

Ätiologie ▶ Delire kommen bei Gebrauch von Alkohol und psychotropen Substanzen vor, zudem bei metabolischen Störungen (Hyper- oder Hypoglykämie, Urämie, Elektrolytstörungen, hepatische Enzephalopathie, Schilddrüsendysfunktion, Nebennierenrindendysfunktion), Hypophysendysfunktion, Hypovitaminosen, Störungen des Säure-Basen-Haushalts, Porphyrie, fieberhaften Infekten – wie Sepsis, Enzephalitiden, Meningitiden und Typhus –, kardiovaskuläre Erkrankungen, z. B. Herzrhythmusstörungen und Herzinsuffizienz, ferner bei anderen Schockzuständen, Schädel-Hirn-Trauma, nach Operationen (Durchgangssyndrom) sowie bei Exsikkose, Mangelernährung, Hirntumoren, Hirninfarkt, Intoxikation, hypertensiver Enzephalopathie, malignem Neuroleptikasyndrom und maligner Hyperthermie.

Therapie ▶ Diese richtet sich nach der Grunderkrankung, meist ist eine intensivstationäre Behandlung erforderlich. Es erfolgen: Absetzen auslösender Medikamete, Sicherung der Vitalfunktion, Behandlung der Grunderkrankung, bei Vorliegen von Wahn und Halluzinationen Gabe von Antipsychotika, bei zerebralen Anfällen Verwendung von Benzodiazepinen.

▪ Amnestisches Syndrom

Unter einem amnestischen Syndrom werden Gedächtnisstörungen verstanden. Ursächlich kommen traumatische, vaskuläre, entzündliche, metabolische oder toxische Hirnschäden infrage, z. B. epileptische Anfälle, zerebrale Ischämie, Korsakow-Syndrom, Wernicke-Enzephalopathie, Herpes-simplex-Enzephalitits und Hypophyseninsuffizienz. Die Erhebung entsprechender Laborparameter, Bildgebung und Liquoruntersuchungen sind notwendig. Die Differenzialdiagnose umfasst die dissoziative Amnesie, Intoxikationen und eine Demenz.

▪ Organische depressive Störungen

Depressive Symptome kommen vor bei Demenzerkrankung, Parkinson-Erkrankung, Zustand nach Hirninfarkten, Epilepsie, Zustand nach Schädel-Hirn-Trauma, Zustand nach oder während einer Infektion (Tuberkulose, Enzephalitiden), hormoneller Veränderung mit Hypo- und Hyperthyreose, Hypo- und Hyperglykämie, diversen endokrinologischen Dysfunktionen (Hyper- und Hypoparathyreoidismus, Testosteronmangel, z. B. in der Menopause), Niereninsuffizienz, Pankreaskarzinom, Kollagenosen, wie Lupus erythematodes, medikamentösen Nebenwirkungen (Reserpin, Propanolol, Clonidin, Barbiturate, Benzodiazepine, Antipsychotika) und langjährigem Cannabisabusus. Maniforme organische Symptome können vorkommen bei multipler Sklerose, Epilepsie, Hirntumoren, Hyperthyreose, Nebennierenrindenüberfunktion, Medikamenteneinnahme (L-Dopa, Glukokortikoide) und Drogengebrauch (Amphetamine, Kokain). Im Vordergrund der Therapie steht die Behandlung der Grunderkrankung. Bei depressiven Symptomen kommen entsprechend Antidepressiva zur Anwendung, bei maniformen Symptomen Antipsychotika.

■ Organisch bedingtes Wahnsyndrom

Als ursächlich sind Drogenabusus (insbesondere Amphetamine, Cannabis und Halluzinogene), aber auch Alkoholabusus und Medikamente (Anticholinergika, Dopaminergika) auszumachen. Auch bei der Demenz kann es zu einem organisch bedingten Wahnsyndrom kommen, ebenso bei der Temporallappenepilepsie oder bei raumfordernden Prozessen und bei Chorea Huntington. Andere neurologische Erkrankungen entzündlicher Art – wie Lues, Herpes-simplex-Enzephalitis, andere Enzephalitiden oder HIV-Infektion – können zu organisch bedingten Wahnsymptomen führen. An Symptomen bestehen Wahnideen und Wahngedanken, Verfolgungswahn, Eifersuchtswahn und Größenwahn. Differenzialdiagnostisch müssen eine schizophrene Erkrankung sowie ein Delir abgegrenzt werden. Die Therapie ist neben der Behandlung der Grunderkrankung mit Benzodiazepinen oder Antipsychotika durchzuführen.

■ Organisch bedingte Halluzinosen

Hierfür ist ursächlich hauptsächlich der Alkoholabusus zu nennen. Aber auch Medikamente, wie beispielsweise Antidepressiva oder Dopaminergika, können zu organisch bedingten Halluzinosen führen. Auch bei Amphetaminabusus kann es zu organisch bedingten Halluzinosen kommen. Ferner sind die Epilepsie mit temporalen oder okzipitalen Krampffoci sowie die sensorische Deprivation bei Blindheit oder Taubheit für organisch bedingte Halluzinosen anzuführen. Raumfordernde Prozesse, eine Hyperthyreose, selten auch das Charles-Bonnet-Syndrom sind ebenfalls mögliche Ursachen einer organisch bedingten Halluzinose. Die Therapie ist neben der Behandlung der Grunderkrankung mit Diazepam oder Antipsychotika durchzuführen. Bei Alkholabusus erfolgt der Entzug.

■ Organisch bedingte Angststörung

Hier ist ursächlich beispielsweise an Epilepsie, Hypo- und Hyperthyreose, Hypoglykämien, Hirntumoren, Abusus von Amphetaminen oder Kokain zu denken. Es kommt klinisch zu wiederholten Panikattacken oder zu einer generalisierten Angststörung. Die Therapie besteht in der Behandlung der Grunderkrankung sowie in beruhigenden Gesprächen und gegebenenfalls der Verabreichung von Diazepam.

Organisch bedingte Persönlichkeitsstörung

Ursächlich liegen hier vaskuläre Erkrankungen, Hirntumoren, Temporallappenepilepsien, Chorea Huntington, Demenzerkrankungen, entzündliche Erkrankungen des Zentralnervensystems oder chronische Intoxikationen vor. Die Therapie besteht in der Behandlung der Grunderkrankung.

Organisch bedingte psychische Störungen bei anderen körperlichen Erkrankungen

Hier sind besonders postenzephalitische Syndrome zu nennen, ferner progressive Paralyse, Herpes-simplex-Enzephalitis und HIV-Enzephalopathie sowie die Endarteriitis. Klinisch kann es zu akustischen oder optischen Halluzinationen und Wahnideen kommen. Die Therapie richtet sich nach der Grunderkrankung, zudem kann der Einsatz von Antipsychotika erforderlich werden.

Organisch bedingte Störungen nach Schädel-Hirn-Trauma und Operationen können ein organisches Psychosyndrom, ein traumatischer Dämmerzustand, ein traumatisches Delir, ein traumatisches Korsakow-Syndrom und postoperative Störungen sein. Das organische Psychosyndrom nach Schädel-Hirn-Trauma zeigt sich in Form von Konzentrationsstörungen, Schwindel, Reizbarkeit, Kopfschmerzen, emotionaler Labilität, frühzeitiger Erschöpfbarkeit und eventuell depressiver Verstimmungen. Beim traumatischen Dämmerzustand kommt es nach dem Erwachen aus der Bewusstlosigkeit zu einer Bewusstseinseinengung mit eingeschränkter Situationserfassung und illusionären Verkennungen mit wahnhafter Bedeutungsbeimessung. Es kann zu psychischen Störungen mit depressiver Verstimmung, Unruhe, Erregung und erhöhtem Suizidrisiko kommen, letzteres muss stationär behandelt werden.

Psychische Störungen im Wochenbett

Ätiologisch wird ein reduzierter Östrogenspiegel nach der Geburt postuliert. Bei der postpartalen Psychose besteht in der Vorgeschichte bereits eine affektive Psychose oder eine schizophrene Störung bzw. diese Störungen sind in der Familie vorhanden. Es sind eine Suizidgefährdung und die Gefahr eines erweiterten Suizids mit Tötung des Kindes zu beachten. Deswegen ist meist eine stationäre Behandlung erforderlich. Vorübergehende psychotische Störung mit Vollbild einer schizophrenen Form oder depressiven affektiven Störung können vorkommen. Es finden sich starke Stimmungsschwankungen auch gegenüber dem Neugeborenen, zudem Realitätsverlust, depressive Verstimmung, wahnhafte Erlebnisse, Desorientierheit und Halluzinationen. Meist ist eine stationäre psychiatrische Einweisung erforderlich. Benzodiazepine, Antidepressiva und Antipsychotika kommen zum Einsatz.

12.17 Kinder- und jugendpsychiatrische Auffälligkeiten

- **Erkrankungen:** Angstsyndrome, spezifische Phobien, Depressionen, Zwangssyndrome, Tic-Störungen, Tourette-Syndrom, ADHS, Entwicklungsstörungen (Sprachentwicklungsstörungen, Enuresis, Enkopresis), Schlafstörungen, schulbezogene Probleme (Schulreife, Teilleistungsschwächen, Vermeiden des Schulbesuchs), Entwicklungskrisen der Adoleszenz, Suizidalität, Beeinträchtigung der geistigen Entwicklung, Deprivation und Misshandlung, sexueller Missbrauch, Psychosen
- **Symptombereiche:** emotionale Symptome, Verhaltensprobleme, Entwicklungsstörungen, Beziehungsschwierigkeiten
- **Diagnostik:** körperliche Erkrankungen (Funktions- oder Strukturanomalien des Zentralnervensystems), psychosoziale Faktoren (Vulnerabilität, Eltern-Kind-Beziehung, Trennungserfahrungen, Erziehungsverhalten der Eltern), Entwicklungsalter
- **Therapie:** Beratung der Eltern, Psychotherapie, Familientherapie, funktionelle Therapie (Psychomotorik, Ergotherapie, Legastthenietherapie, Logopädie, Krankengymnastik), eventuell pädagogische Maßnahmen (Frühförderung, Integrationsbeschulung), eventuell medikamentöse Therapien (immer in ein multimodales Behandlungskonzept eingebettet)

Im Rahmen dieses Buches können nur einige wenige Aspekte kinder- und jugendpsychiatrischer Probleme angerissen werden. Dennoch sind wir der Ansicht, dass gerade ein Hausarzt, der Familien betreut, einige grundsätzliche Probleme der Kinder- und Jugendpsychiatrie kennen sollte.

■ Grundlagen

Psychische Auffälligkeiten im Kindes- und Jugendalter sind meist durch Wechselwirkungen verschiedener Einflussfaktoren bedingt. Man unterscheidet Entstehungsbedingen sowie begünstigende, auslösende, verfestigende und bedeutungsgebende Bedingungen. **Biologische Faktoren** sind beispielsweise genetisch bedingte Erkrankungen, wie Phenylketonurie, Down-Syndrom und Fragiles-X-Syndrom. **Konstitutionelle Faktoren** sind Unterschiede im Temperament, Geschlechtsfaktoren, Aktivitätsniveau, Sensitivität, Sensibilität, vegetative Regulation und Integrationsfähigkeiten. **Somatische Faktoren** sind körperliche Erkrankungen sowie angeborene oder früh erworbene Funktions- oder Strukturanomalien des Zentralnervensystems, beispielsweise die Alkoholembryopathie. **Psychosoziale Faktoren** sind:
- individuelle Vulnerabilität,
- Eltern-Kind-Beziehung,
- Trennungs- und Verlusterfahrung,
- chronische Beziehungsstörungen,
- Desorganisation,
- soziale Benachteiligung der Familie,
- Erziehungsverhalten der Eltern.

Einzelne Störungsbilder

■ Entwicklungsalter

Störungsbilder ▶

Verhaltensauffälligkeiten sind vom Entwicklungsalter abhängig: In der **Kleinkindzeit** treten beispielsweise Ängste auf sowie Schlafstörungen, Pavor nocturnus, Phobien und Zwangsphänomene. In der **Schulzeit** kann es zu Konflikten infolge einheitlicher Leistungsanforderungen und individueller Lernvoraussetzungen bei Schuleingang kommen. Mögliche Folgen können Schulängste sein sowie körperliche Reaktionen vor und/oder auf dem Schulweg, z. B. Übelkeit, Bauchschmerzen, Erbrechen und Rückzugstendenzen. Häufig werden die Kinder wegen Bauchschmerzen vorgestellt, es ergeben sich keine organpathologischen Befunde, meist sistieren die Bauchschmerzen, sobald die Kinder vom Schulbesuch entlastet sind. Am Wochenende und in den Ferienzeiten treten diese somatischen Beschwerden weniger häufig auf. Hinter dem schulvermeidenden oder schulängstlichen Verhalten kann sich eine depressive Entwicklung verbergen. In der **Pubertät** sind Identitätsprobleme, Selbstwertentwicklung, Selbstschätzung und Unsicherheiten in der Beziehung zu sich selbst und im Umgang mit anderen Hauptthemen. Der Umgang mit Normen, Regeln und Anforderungen kann zu Aggression, Depression und Regression führen. Entwicklungskrisen, wie beispielsweise die Anorexia nervosa, beginnen oft in diesem Lebensabschnitt. Während dieser Entwicklungsphase beeinflussen sich biologische und psychologische Prozesse gegenseitig.

Bei der Diagnostik ist die verbale und nonverbale Kommunikation mit Eltern und Kind als Grundlage anzusehen. Als Arzt muss man sich als Variable verstehen, die das Verhalten von Kind, Jugendlichen und Eltern mit beeinflusst.

> ❗ Grundsätzlich ist bei Auffälligkeiten im Kindesalter zu berücksichtigen, dass diese vorübergehend während einer normalen Entwicklung auftreten können.
> Wenn möglich, sollte der Begriff „Verhaltensstörung" nicht verwendet werden, da er dem Kind überwiegend negative Eigenschaften zuschreibt.
> Es muss dafür Sorge getragen werden, dass stigmatisierende oder etikettierende Äußerungen unterbleiben, um nicht einen zusätzlichen Schaden für den Patienten und dessen Familie zu bewirken.

Bei Mitteilungen im Zusammenhang mit psychischen Störungen muss besonders sorgfältig geprüft werden, ob durch die Offenbarung nicht Rechte von Kindern, Jugendlichen und Eltern verletzt werden. Es geht um besonders **schutzbedürftige Privatgeheimnisse** (§ 203 StGB), für deren Mitteilung eine ausdrückliche Einwilligung der Eltern, des Jugendlichen und des Kindes unter Umständen auch dann notwendig ist, wenn eine Einwilligung durch schlüssiges Handeln vermutet werden könnte.

Symptomatik ▶

Bei allen kinderpsychiatrischen Auffälligkeiten sind folgende Symptombreiche zu berücksichtigen:
▶ emotionale Symptome,
▶ Verhaltensprobleme,

12.17 Kinder- und jugendpsychiatrische Auffälligkeiten

- Entwicklungsstörungen,
- Beziehungsschwierigkeiten.

Oft liegen mehrere Symptome aus mehreren Bereichen vor. Die Symptome können zur sozialen Beeinträchtigung führen, z. B. in der Schule oder in der Familie.

Neben allgemeiner, Familien- psychosozialer Anamnese ist auf äußeres Erscheinungsbild, Kontakt- und Beziehungsfähigkeit, Stimmungen, Ängste, Fantasien, Denkstörungen, Identität und kognitive Funktionen zu achten, ferner auf Sprache und Motorik (Tics, Stereotypien, Jaktation, Automutilation?). Die soziale Interaktionsfähigkeit ist zu erfragen (Beziehungen in der Schule, in der Familie, in der Gleichaltrigengruppe, im Freundeskreis?). Ein neurologischer und ein pädiatrischer Status sollten erhoben werden, eventuell ist die Durchführung von EEG, MRT, Liquoranalyse, Elektromyographie, Messung der Nervenleitgeschwindigkeit, Erhebung von Laborparametern, Chromosomenanalyse, Stoffwechseluntersuchungen (z. B. Aminosäurenscreening), Audiometrie und Visusprüfung notwendig. Bestehen hinreichende Verdachtsmomente, dass es sich um eine nicht nur vorübergehende psychiatrische Auffälligkeit bei einem Kind oder Jugendlichen handelt, so sollte ein Kinder- und Jugendpsychiater hinzugezogen werden.

◄ Diagnostik

■ Therapien in der Kinder- und Jugendpsychiatrie

Eine wesentliche Aufgabe in der Behandlung von Familien ist die Beratung. Im Rahmen der Beratung der Eltern kann man sich über die Bedürfnisse und Möglichkeiten des Kindes austauschen, ferner können Unterstützungsmöglichkeiten der Familie beim Verstehen der Störung und Problembewältigungsansätze vermittelt werden. Durch therapeutische Maßnahmen wie Verhaltens-, Gesprächs- und Spieltherapie können Kinder neue Beziehungserfahrungen machen. Bei ausgeprägten Störungsbildern oder unzureichenden ambulanten Möglichkeiten sind stationäre Maßnahmen notwendig.

◄ Beratung

Medikamente können die körperlichen Voraussetzungen des Lernens und des Verhaltens verändern. Immer ist eine begleitende Elternberatung notwendig.

◄ Pharmakotherapie

Effektive Therapien sind beispielsweise:
- medikamentöse Therapie bei Aufmerksamkeitsdefizit-Hyperaktivitäts-Störung (ADHS),
- Verhaltenstherapie bei Enkopresis und Enuresis,
- Familientherapie bei Anorexia nervosa,
- Medikation bei Tic-Störungen, Tourette-Syndrom und affektiven oder schizophrenen Psychosen,
- Verhaltenstherapie und Medikation bei Zwangsstörungen,
- kognitive Verhaltenstherapie bei Depressionen,
- Verhaltenstherapie bei schulvermeidendem Verhalten.

◄ Therapieindikationen

Einzelne Störungsbilder

Elternberatungen ▶ Dies sind die häufigsten Interventionen im Rahmen der kinder- und jugendpsychiatrischen Behandlung. Hier ist auf Empathie und Verständnis sowie Akzeptieren der Wünsche und Befürchtungen aller Familienmitglieder zu achten. Erwartungen, Befürfnisse und Befürchtungen der Eltern müssen aufgenommen werden, die Erkenntnisse des Arztes sind den Eltern in angemessener Sprache zu vermitteln. Die Erarbeitung einer konkreten Umsetzung muss gemeinsam mit Arzt und Eltern geschehen.

> ! Im Kontakt zum Kind sollte sich dieses in seinen Wünschen und Befürchtungen akzeptiert fühlen. Je nach Alter sind verschiedene Medien, beispielsweise gemeinsames Handeln im Spiel oder durch Gespräche, möglich.

Psychotherapie ▶ Die Psychotherapie im Kindesalter wird überwiegend spielerisch durchgeführt, im Jugendalter überwiegt als Medium das Gespräch. In jede kontinuierliche Kinder- oder Jugendtherapie ist die beratende Elternarbeit integriert. Die verschiedenen Psychotherapieformen, wie tiefpsychologisch fundierte Psychotherapie (bei Kindern als Spieltherapie), sind besonders bei Ablösungskonflikten, Selbstwertproblemen, Adoleszenzkrisen und ängstlich-gehemmten Verhaltensweisen einzusetzen.

Funktionelle Therapien ▶ Diese haben einen hohen Stellenwert innerhalb der Behandlung der kinder- und jugendpsychiatrischen Probleme. Psychomotorische Übungsbehandlungen, Mototherapie, sensorische und integrative Therapie, Wahrnehmungstraining, Krankengymnastik und Logopädie kommen zur Anwendung.

Verhaltenstherapie ▶ Diese hat ihre Hauptindiktion bei Ängsten und Phobien. Kognitive Verhaltenstherapie sollte bei Depressionen durchgeführt werden. Sozial-kognitive lerntheoretische Elemente im Rahmen einer Verhaltenstherapie kommen bei Kindern mit hyperaktiven und impulsiven Verhaltensweisen zum Einsatz.

Familientherapie ▶ Diese wird besonders bei Essstörungen, z. B. Anorexia nervosa, zur Anwendung kommen.

Gesprächstherapie ▶ Diese ist im Jugendalter möglich.

Medikamentöse Therapie

Indikationsstellung ▶ Die Bedeutung der medikamentösen Behandlung in der Kinder- und Jugendpsychiatrie ist eher zweitrangig. Immer sollte eine strenge Indikationsstellung erfolgen. Eine klare Indikation ist bei Psychosen aus dem schizophrenen Formenkreis, bei Depressionen, bei ADHS und bei Zwangsstörungen gegeben. Grundsätzlich sollten Kindern Psychopharmaka nur von Ärzten verschrieben werden, die sich mit der Psychopharmakotherapie im Kindes- und Jugendalter auskennen, in aller Regel sind dies Kinder- und Jugendpsychiater. Ein weiterer Grundsatz ist – wie in der übrigen Medizin auch –, dass vor Einsatz eines Medikaments die Diagnostik erfolgen sollte.

12.17 Kinder- und jugendpsychiatrische Auffälligkeiten

> **!** Eltern, Kinder und Jugendliche müssen über die Indikation informiert werden, auch Kinder haben das Recht, altersangemessen Informationen über eine medikamentöse Behandlung zu erfahren. Es sollte über die therapeutische Wirkung und unerwünschte Arzneimittelwirkungen sowie Dosis, Zeitpunkt und Dauer der Einnahme aufgeklärt werden.
> Unbedingt ist zu vermeiden, dass sich Kinder durch die Medikamenteneinnahme stigmatisiert fühlen. Befürchtungen der Eltern vor Abhängigkeiten müssen aufgegriffen und gegebenenfalls revidiert werden.

Die besondere Pharmakokinetik im Kindes- und Jugendalter ist durch die rasche hepatische Verstoffwechslung gekennzeichnet, und es sind infolgedessen höhere Dosen pro Kilogramm Körpergewicht notwendig als bei Erwachsenen. In der mittleren bis späten Adoleszenz sind die Jugendlichen jedoch pharmakologisch den Erwachsenen ähnlich. ◂ **Pharmakokinetik**

Einige Beispiele medikamentöser Behandlungen sind im Folgenden aufgeführt: ◂ **Beispiele**

- **Methylphenidat:** Stimulanzienpräparat, z. B. Equasym, Medikinet, Ritalin als unretardierte Präparate. Retardierte Präparate sind Concerta und Ritalin SR. Indikationen sind das ADHS sowie die hyperkinetische Störung des Sozialverhaltens. Begleitend sollten eine Verhaltenstherapie und immer eine Elternberatung erfolgen. Die Dosierung beträgt 0,3 – 1,0 mg/kg Körpergewicht/Tag per os. Als unerwünschte Arzneimittelwirkungen können dysphorische Verstimmung, Einschlafstörungen, Appetitsminderung, Tics und Stereotypien auftreten. Vereinzelt kommt es zu Blutdruckanstiegen. Regelmäßige Blutdruckkontrollen sowie Gewichtskontrollen (wegen Appetitsminderung, Gefahr der Gewichtsabnahme) sind notwendig. Die Responderrate beträgt 70 %. Eine Abhängigkeitsentwicklung ist nicht zu befürchten. Regelmäßige Kontrolluntersuchungen zum Überprüfen möglicher unerwünschter Arzneimittelwirkungen einerseits und andererseits zur Frage der weiteren Medikation, sprich Überprüfung der Indikation, sind notwendig. Bei parallel durchgeführter Verhaltenstherapie sollte ein Auslassversuch noch während der Psychotherapiezeit durchgeführt werden. Zudem sind häufigere Rücksprachen mit der Schule notwendig. Alternative Medikationen zu Methylphenidat bei Nonresponse können sein: Atomoxetin (Strattera) Imipramin, Desipramin, Moclobemid und Pipamperon.
- **Antipsychotika:** Indikationen sind: Schizophrenie, Manie, schwere Tic-Erkrankungen, schwere Zwangssymptomatik, Nonresponder auf Stimulanzien bei Vorliegen einer hyperkinetischen Störung und Verhaltensauffälligkeiten bei geistiger Behinderung. Bei den Antipsychotika der ersten Generation, wie Haloperidol, Levomepromazin, Pimozid, Promethazin und Sulpirid, besteht das Problem von EKG-Veränderungen, Herz-Kreislauf-Störungen, extrapyramidalen Symptomen, wie Früh- und Spätdyskinesien, Parkinsonoid und Akathisie, ferner Transaminasenaktivitätserhöhung, Leukozytopenie, seltener malignes Neuroleptikasyndrom und EEG-Veränderungen. Die Antipsy-

chotika der zweiten Generation zeigen geringere unerwünschte Arzneimittelwirkungen und sind deshalb vorzuziehen, beispielsweise Sulpirid, Risperidon, Olanzapin und Clozapin. Das Benzamid Sulpirid (z. B. Dogmatil) und Tiaprid (Tiapridex) haben ihre Hauptindikationen bei Tic-Erkrankungen, psychotischen Episoden, ängstlichem Verhalten mit Neigung zu Verstimmungen und Zwangsgedanken. Tiaprid wird als Mittel der ersten Wahl bei Tic-Erkrankungen eingesetzt (off-label). Antipsychotika der zweiten Generation, wie Risperidon (Risperdal), Olanzapin (Zyprexa), Amisulprid (Solian), Quetiapin (Seroquel) und Ciprasidon (Zeldox), kommen ebenfalls im Jugendalter als antipsychotische Behandlung zum Einsatz. Da sie ein geringeres Nebenwirkungsrisiko bezüglich der Entwicklung von Spätdyskinesien haben, sollten sie bevorzugt werden. Risperidon gilt in der Zwischenzeit als Mittel der zweiten Wahl bei Tic-Erkrankungen. Immer sind individuelle Dosisanpassungen erforderlich; Anhaltspunkte könnten sein:

– **Risperidon:** Initialdosis von 0,25 mg pro Tag für eine Woche, die weitere Erhöhung sollte wochenweise erfolgen mit 0,25 mg pro Tag, bis 2 mg/Tag (bei Jugendlichen auch 3–4 mg/Tag möglich);
– **Olanzapin:** Tagesdosis von 10–15 mg (auf unerwünschte Arzneimittelwirkungen, wie Gewichtszunahme, ist insbesondere bei Olanzapin zu achten);
– **Amisulprid:** 200–400 mg/Tag.

▶ **Antidepressiva:** Der Einsatz von trizyklischen Antidepressiva ist bei Kindern und Jugendlichen umstritten, kontovers wird auch diskutiert, ob SSRI wirksam sind. Als Indikation gelten neben Depressionen auch Enuresis, Zwangssymptome, Schulphobien und Hyperaktivität (wenn Stimulanzien nicht ausreichend wirken). Kontraindikationen für Antidepressiva sind schizophrene Psychosen, depressive Verstimmungen im Vorfeld einer Schizophrenie, Epilepsie, Leber- und Hirnschäden, Harnverhalt, akute Intoxikationen und kardiale Schäden. Individuelle Dosierungen sind notwendig (gegebenenfalls Plasmakonzentrationsbestimmungen). An Nebenwirkungen können unter den trizyklischen Antidepressiva Mundtrockenheit, Tachykardie, Verlängerung der PQ-Zeit, Kardiotoxizität, Hypotension, vegetative Symptome, Akkomodationsschwäche, Blutbildveränderungen, Harnverhalt sowie Auslösen von Krampfanfällen und Sedierung vorkommen. Meist tritt die Wirkung der Antidepressiva erst 2–4 Wochen ein. Auf die regelmäßige Einnahme ist zu achten, ferner sollten regelmäßig Blutbild-, Transaminasen-, EKG- und EEG-Kontrollen erfolgen. Zu berücksichtigen ist, dass eine letale Intoxikation möglich ist, dies ist insbesondere dann entscheidend, wenn bei dem Patienten eine Gefahr der Suizidalität besteht. Von den selektiven Serotoninwiederaufnahmehemmern (SSRI) hat in Deutschland bisher nur Fluvoxamin (Fevarin) bei Zwangserkrankungen im Kindes- und Jugendalter eine Zulassung. Die anderen SSRI, wie Sertralin, Paroxetin und Citalopram, sind nicht zugelassen, obwohl ausländische Studien eine positive Wirksamkeit belegen. Umstritten ist der Einsatz dieser Medikamente wegen der Auslösung möglicher suizidaler Gedanken. Indikationen für SSRI sind Zwangsstörungen, Depressionen soziale Phobien, Panikattacken sowie eventuell auch elektiver Mutismus und Hyperaktivität. Die Indikation zur Gabe von Psychopharmaka im Kindes- und Jugendalter sollte der Beurteilung eines Kinder- und Jugendpsychiaters vorbehalten sein.

- **Lithium:** Diese ist zur Prophylaxe bei manisch-depressiven Erkrankungen und therapeutisch bei akuten Manien im Jugendalter indiziert. Voraussetzung ist eine hohe Kooperationsbereitschaft des Patienten. Auf entsprechende Kontraindikationen, wie Herz-Kreislauf-Erkrankungen, Nierenerkrankungen und Schilddrüsendysfunktion, ist zu achten. Regelmäßige Serumspiegel- und Laborkontrollen (insbesondere Schilddrüsenwerte und Nierenwerte) sind erforderlich. Der Dosisbereich zur Prophylaxe beträgt 0,6–0,8 mmol/l, der therapeutische Bereich liegt bei 1,0–1,2 mmol/l.
- **Carbamazepin:** Alternativ zur Lithiumtherapie kann bei bipolaren Krankheitsverläufen im Jugendalter Carbamazepin eingesetzt werden. Die Dosierung erfolgt einschleichend. Sie richtet sich nach dem Serumspiegel, der therapeutische Bereich liegt bei 8–12 µmol/l.

Emotionale Auffälligkeiten

Emotionale Auffälligkeiten wie Angstsyndrome, Depressionen und Zwangssyndrome sind häufig.

Angstsyndrome F93.0–2

Auslösend für Angstsyndrome können belastende Umweltsituationen, wie Trennungserfahrungen, Erkrankung oder Verlust von Beziehungspersonen (Tod, Scheidung), sein. Insbesondere Trennungsangst entsteht aus drohenden oder aktuellen Trennungssituationen. Angst tritt familiär gehäuft auf. Die Eltern können pathologische Modellfunktionen für die Art der Angstbewältigung übernehmen. Die häufigsten Angststörungen im Kindes- und Jugendalter sind Trennungsangststörung, generalisierte Angststörung und spezifische Phobien. Unter Trennungsangststörungen werden unrealistische Ängste der Kinder verstanden, dass ihren Eltern etwas zustoßen könnte. Sie machen sich Sorgen, dass die Eltern erkranken oder dass es aus anderen unvorhersehbaren Umständen zur Trennung von den Eltern kommen könnte. Häufig folgt dann, dass die Kinder sich weigern, die Schule zu besuchen. Abendliche Trennungsprobleme, die zu Einschlafstörungen führen können, sind häufig.

Spezifische Phobien

Angst vor Tieren tritt am häufigsten zwischen dem 2. und dem 4. Lebensjahr auf, Furcht vor Dunkelheit und Fantasiefiguren zwischen dem 4. und dem 6. Lebensjahr, Furcht vor Tod und Krieg besonders bei Jugendlichen (s. auch Kap. 12.7). Die Behandlung der Angststörungen im Kindesalter besteht häufig in der Beratung der Eltern (eventuell zusätzlich Verhaltenstherapie). Im Jugendalter kommt eventuell der Einsatz von SSRI infrage, ferner zusätzlich

Entspannungstraining und eine kognitive Therapie. Bei Phobien kommen Elemente der Verhaltenstherapie, wie die schrittweise Desensibilisierung, zur Anwendung.

Depressionen F32

Depressive Verstimmungen können bereits im Kindesalter vorkommen. Neben trauriger Grundstimmung, Freudlosigkeit und Antriebsstörungen sind die Kinder in ihrem Eigenerleben erheblich verunsichert. Aus diesem Unsicherheitsgefühl heraus kann es zu Ängsten kommen, aber auch zu Unruhe und aggressivem Verhalten, das häufig fehlgedeutet wird. Hinter externalisierenden Verhaltensweisen werden depressive Symptome verkannt. Schlafstörungen, Weinen, Weglaufen, Erziehungs- und Schulschwierigkeiten machen es schwer, depressive Störungen zu diagnostizieren. Im Kleinkindesalter kommt es neben den Schlafstörungen zu Appetitstörungen, motorischen Stereotypien und psychosomatischen Symptomen, wie Kopfschmerzen. Schulkinder zeigen neben der traurigen Grundstimmung eine ängstlich-gereizte Unsicherheit, verminderte Spielfreude, Konzentrationsstörungen, herabgesetzte Aufmerksamkeit und verminderte Ausdauer. Oft wollen sie wegen der Konzentrationsminderung und dem fehlenden Antrieb die Schule nicht mehr besuchen. Häufig klagen sie über somatische Beschwerden, wie Bauchschmerzen und Übelkeit. Ältere Schulkinder und Jugendliche zeigen depressive Symptome mit vermehrtem Grübeln, Minderwertigkeitsgefühlen und psychosomatischen Beschwerden, wie Kopfschmerzen, auch kommt es zu Suizidgedanken und Suizidversuchen. Differenzialdiagnostisch sind Dysthymie, Anpassungsstörungen mit depressiver Verstimmung und depressive Episoden abzugrenzen (s. auch Kap. 12.1). Depressive Verstimmungen bei Beginn einer Schizophrenie sowie Depressionen bei hirnorganischen Schädigungen, Epilepsie, heredodegenerativen Erkrankungen (z. B. Chorea Huntington) sowie nach schweren Infektionen (Meningitis, Enzephalitis, Chorea minor) müssen bedacht werden. Die Therapie depressiver Verstimmungen im Kindes- und Jugendalter ist immer mehrdimensional. Neben einer Psychotherapie sind Elternberatung, Heilpädagogik und eventuell der Einsatz von Antidepressiva notwendig.

Zwangssyndrome F42

Im Kindesalter kann es bereits zu Zwangshandlungen wie Waschen, Säubern, Wiederholen, Kontrollieren und Berühren kommen. Die häufigsten Zwangsgedanken haben Beschmutzung, Katastrophen und Symmetrie zum Inhalt. Insgesamt gibt es wenig Unterschiede zwischen dem klinischen Bild der Zwangsstörungen bei einem Kind und einem Erwachsenen (s. auch Kap. 12.8). Zur Differenzialdiagnose müssen normale Kindheitsrituale sowie Rituale bei autistischen Störungen, bei geistiger Behinderung mit Stereotypien und bei Autostimulation und/oder Mutilation sowie organische Psychosyndrome, z. B. nach Enzephalitis, abgegrenzt werden. Beim Tourette-Syndrom und bei Tic-Störungen sind Zwänge häufig komorbid vorhanden. Die Therapie der Zwangssyndrome ist, wie in Kap. 12.8 beschrieben, eine Kombination meist aus Verhaltenstherapie und SSRI (z. B. Fluvoxamin).

Tic-Störung F95.0 und Tourette-Syndrom F95.2

Unter „Tics" werden plötzlich einschießende, repetitive, unwillkürliche und zwecklose kurze Bewegungen umschriebener Muskelgruppen (motorische Tics) oder vokale und verbale Äußerungen (vokale Tics) verstanden. Zu den einfachen motorischen Tics gehören Augenblinzeln, Grimassieren und Schulterrucken. Einfache vokale Tics sind Grunzeln, Schnüffeln und Bellen. Komplexe motorische Tics sind beispielsweise Haare zurückstreichen, Berühren, sich im Kreis drehen. Komplexe vokale Tics bestehen darin, Wörter oder ganze Sätze auszustoßen. Symptom- und Lokalisationswechsel sind möglich. Die Ursachen der Tics sind multigenetisch, zum Teil treten sich auch bei Zustand nach bakteriellen Infektionen, insbesondere mit Streptokokken und Mykoplasmen, auf. Bei erhöhter emotionaler Anspannung (Ängste, Freude) können sich Tics verstärken bzw. ihren Beginn nehmen, so beispielsweise in lebensverändernden Situationen, wie Beginn der Schulzeit. Sie sind oft vorübergehend. Die Variabilität bezüglich Zahl, Art, Häufigkeit und Intensität der Tics ist erheblich. Häufig kommt es zu zusätzlichen emotionalen Veränderungen, wie depressive Verstimmungen, Ängste und zwanghafte Symptome. Die Komorbidität mit der ADHS ist hoch.

◄ Tic-Störungen vorübergehend F95.0

◄ Chronische motorische oder vokale Tic-Störung F95.1

Darunter versteht man chronische motorische und vokale Tics. Sie bestehen länger als ein Jahr und treten vor dem 21. Lebensjahr auf. Wichtig bei der Behandlung ist, dass die Eltern über diese medizinische Störung der Tics aufgeklärt sind. Die Kinder führen diese motorischen Entäußerungen nicht absichtlich herbei, sondern sie treten unwillkürlich auf, das heißt, dass das Kind sie nicht beeinflussen kann. Das Nichtbeachten der Symptome ist oft ausreichend, auf jeden Fall sollten die Eltern angeleitet werden, dem Kind nicht ständig zu sagen „Nun lass es doch", was zu einer vermehrten Anspannung bei den Kindern und somit zu einem vermehrten Auftreten der Tics führt. Eventuell sind zusätzlich Verhaltens- und Entspannungstherapie notwendig.

◄ Gilles-de-la-Tourette-Syndrom F95.2

Bei chronischen Tics und beim Tourette-Syndrom sowie bei Tics mit Zwangssymptomen oder motorischen Tics und selbstdestruktivem Verhalten ist eine medikamentöse Behandlung mit Benzaminen oder Antipsychotika möglich. Therapie der ersten Wahl ist Tiaprid, alternativ Risperidon. Vor Beginn einer medikamentösen Behandlung sollten jedoch andere Ursachen für die Tics ausgeschlossen sein, und die Pharmakotherapie sollte durch einen Kinder- und Jugendpsychiater durchgeführt werden.

◄ Pharmakotherapie

Aufmerksamkeitsdefizit-Hyperaktivitäts-Störung (ADHS) F90.0

Die Hauptsymptome der ADHS sind:
▶ Aufmerksamkeitsstörung,
▶ Impulsivität,
▶ Hyperaktivität.

Die Aufmerksamkeitsstörung zeigt sich in einem Mangel an Konzentration und vermehrter Ablenkbarkeit sowie emotionaler Impulsivität mit unzureichender Steuerungsfähigkeit. Im Volksmund

◄ Krankheitsbild

wird häufig vom „Zappelphilipp" gesprochen oder aber, wenn die Hyperaktivität fehlt, vom „Träumerchen".

Symptomatik ▶ Häufig sind mit der ADHS-Symptomatik auch Störungen im Sozialverhalten (F90.1; Lügen, Entwenden, Weglaufen bis hin zur dissozialen-kriminellen Entwicklung) zu beobachten. Komorbid tritt die ADHS häufig mit Teilleistungsstörungen, z. B. mit einer Legasthenie oder eine Dyskalkulie, auf. Auch gehen Angststörungen, Depressionen und das Tourette-Syndrom komorbid mit der ADHS einher. Die ADHS beginnt typischerweise in der frühen Kindheit, meist vor dem 6. Lebensjahr. Bei 30–60% der Patienten persistieren die Symptome bis in das Erwachsenenalter hinein (s. Kap. 12.12). Während im Erwachsenenalter die motorische Unruhe abnimmt, bleiben Aufmerksamkeitsstörung, Impulsivität und Desorganisation bestehen. Infolge der ADHS-typischen Symptome kommt es bei den Kindern zu einer Beeinträchtigung der schulischen Entwicklung und der Berufsausbildung. Infolge der gehäuften Misserfolgserfahrungen (Leistungsprobleme, Ausbildungsabbrüche, Außenseiterposition, Sündenbockrolle, Beziehungsabbrüche) kommt es zu erheblichen Beeinträchtigungen im Selbstwerterleben.

> ❗ Das Risiko, andere psychiatrische Erkrankungen, beispielsweise Depressionen oder Alkohol- und/oder Drogenabhängigkeit, zu entwickeln, ist erhöht. Ebenfalls kommt es bei einem Teil der Betroffenen zur dissozialen/kriminellen Entwicklung.

Ätiologie ▶ Bezüglich der Ätiologie wird davon ausgegangen, dass polygenetische Faktoren eine Rolle spielen, ferner neurochemische Funktionsstörungen bezüglich des Neurotransmitterstoffwechsels, insbesondere von Dopamin und Noradrenalin. Aus Zwillings- und Adoptionsstudien ist bekannt, das die ADHS familiär gehäuft auftritt. Psychosoziale Bedingungen, wie Erziehung, familiäre Situationen und Reaktionen der Umwelt, sind für den Verlauf und für die Ausprägung mitbestimmend. Insgesamt muss von einem komplexen Bedingungsgefüge ausgegangen werden.

Diagnostik ▶ Die Diagnostik der ADHS ist immer ein Mosaik aus vielen verschiedenen kleinen Bausteinen, die aneinandergefügt werden müssen. Im Vordergrund steht das Gespräch mit dem Betroffenen und den Eltern. Häufig berichten die Eltern von Auffälligkeiten im Kindergarten (das Kind kann sich nicht einordnen, hält sich nicht an die Regeln, verweigert in strukturierten Situationen die Mitarbeit). In der Schule kommt es meist recht früh zu Klagen vonseiten der Lehrer, wie das Kind könne nicht stillsitzen, es stört den Unterricht, ruft dazwischen, vergisst Materialien und Hausaufgaben, versteht sich mit den Mitschülern nicht, verstößt gegen die Regeln, gerät in Konfliktsituationen, gerät zunehmend in die Sündenbockrolle. Oft beschreiben auch die Eltern Auffälligkeiten im familiären Kontext. Beispielsweise sind die Kinder nicht in der Lage, in Situationen, in denen Stillsitzen erforderlich ist, unter anderem beim Einnehmen der Mahlzeiten, diese Regeln einzuhalten. Sie geraten häufiger in Streit, sei es innerhalb der Geschwisterkonstellation, sei es in Sportvereinen oder bei sonstigen Freizeitbeschäftigungen. Das Ein-

12.17 Kinder- und jugendpsychiatrische Auffälligkeiten

halten von Regeln fällt ihnen schwer, die Eltern berichten, dass die Kinder nicht aus ihren Erfahrungen lernen. Die Aufmerksamkeitsstörung mit Leistungsversagen in der Schule, Vergesslichkeit und Schusseligkeit ist häufiges Thema zwischen Eltern und Kind. Die emotionale Impulsivität mit häufigen Wutausbrüchen, raschem Stimmungswechsel, Streitereien und spontanen, übereilten Handlungen lässt die Eltern oft verzweifeln.

> ! Meist ist eine kinder- und jugendpsychiatrische Vorstellung erforderlich. Wichtig ist, auffälliges Verhalten zu erkennen und den Eltern möglichst frühzeitig Unterstützungsmöglichkeiten zukommen zu lassen.

Bezüglich der Behandlung gilt ein multimodales Vorgehen mit Elternberatung, Elterntraining, Psychotherapie (insbesondere Verhaltenstherapie) und Selbstmanagement. Bei drohenden eskalierenden Situationen und ausgeprägtem Störungsbild sind medikamentöse Behandlungen Therapie der Wahl. Die gute Wirksamkeit von Stimulanzien (z. B. Methylphenidat) ist belegt.

◄ Therapie

> ! Bevor jedoch Stimulanzien eingesetzt werden, muss eine fachärztliche Diagnostik erfolgen. Andernfalls gerät eine wirksame Therapie in ein unrechtes Licht.
> Nicht jede Unruhe, nicht jedes Widersetzen, nicht jede unangepasste Verhaltensweise bei einem Kind ist eine ADHS! Andererseits sind rechtzeitige Maßnahmen bei Vorliegen einer ADHS notwendig, damit die psychosoziale Entwicklung des Kindes nicht gefährdet ist.

Medikamentöse Therapiealternativen zu Methylphenidat sind Antidepressiva, hierfür liegt bisher in Deutschland keine Zulassung vor.

Atomoxetin (Strattera) hat in den USA bereits die Zulassung für Kinder- und Jugendliche sowie für Erwachsene erhalten. In Deutschland besteht die Zulassung seit 2005 im Kindes- und Jugendalter.

Unerwünschte Arzneimittelwirkungen unter Stimulanzien sind Bauchschmerzen, Übelkeit und Appetitminderung. Selten kann es unter Stimulanzientherapie zu depressiven Verstimmungen kommen, ferner (ebenfalls selten) zu Blutdruckanstiegen, weswegen entsprechende Kontrollen notwendig sind. Immer sollte bei einer Stimulanzientherapie ein Kinder- und Jugendpsychiater regelmäßige Kontrolluntersuchungen bezüglich der Indikation zur Fortsetzung der Therapie sowie Kontrollen von Gewicht und Blutdruck, in größeren Abständen auch von Blutbild, Leberwerten und EKG, durchführen bzw. durchführen lassen.

Die ADHS kann mit oppositionellen Verhaltensauffälligkeiten und einer Störung des Sozialverhaltens einhergehen. Dies ist insbesondere dann zu berücksichtigen, wenn sich jüngere Kinder oppositionell-trotzig verweigernd verhalten. Bei älteren Kindern kommt es häufig zu aggressiven Auseinandersetzungen, zum Teil mit Feuerlegen, Zerstören von Eigentum, Schuleschwänzen und nächtlichem Wegbleiben ohne Erlaubnis. Neben einer möglichen Stimulanzientherapie kommen Verhaltenstherapie sowie Training von

Problemlösefertigkeiten und sozialen Fähigkeiten zur Anwendung. Familienberatung, soziale Unterstützung, Elterntraining und Präventionsprogramme, z. B. in den Schulen, sind vorrangig. Je früher die Therapie beginnt, desto günstiger ist die Prognose.

Differenzialdiagnostik ▶ Wie bereits erwähnt, ist nicht jedes unruhige Verhalten oder jede Aufmerksamkeitsstörung im Kindes- und Jugendalter eine ADHS. Natürlich müssen andere Erkrankungen, wie beispielsweise Restless-Legs-Syndrom, Narkolepsie, Schlafapnoesyndrom, Tic-Erkrankungen, Hirntumoren, zerebrale Anfälle und Allergien – um nur einige zu nennen –, ausgeschlossen werden. Auch psychische Störungen und Erkrankungen mit möglicher Unruhe und Aufmerksamkeitsstörung sind differenzialdiagnostisch zu erwägen, wie beispielsweise Minderbegabung (schulische Überforderung), Hochbegabung (schulische Unterforderung), Teilleistungsschwächen, wie Legasthenie oder Dyskalkulie, Suchterkrankungen, Angststörungen, Zwangsstörungen, Depressionen, bipolare affektive Störungen, autistische Entwicklungsstörungen, Persönlichkeitsstörungen und psychosoziale Konfliktsituationen (chronische Streit- und Spannungssituationen in der Familie, Trennung, Scheidung, Arbeitslosigkeit, finanzielle Nöte), um auch hier nur einige zu nennen.

> ❗ Wann immer der Verdacht auf das Vorliegen einer ADHS-Problematik bei Kindern und Jugendlichen besteht, sollte Eltern rechtzeitig fachärztliche Hilfen angeboten werden. Je früher die Verhaltensauffälligkeit erkannt und behandelt wird, desto günstiger ist die Prognose. Natürlich müssen die die ADHS begleitenden Erkrankungen separat behandelt werden, wie beispielsweise die Teilleistungsstörungen.

■ Entwicklungsstörungen

Sprachentwicklungsverzögerung F80.0

Entwicklungsbedingte Sprachstörungen mit Verzögerung der Expressivsprache und des Sprachverständnisses, Stammeln, Dyslalie (z. B. Sigmatismus, Lispeln) sowie Dys- oder Agrammatismus (Störung der Syntax mit Beeinträchtigung der Wort- und Satzbildung) werden häufig bei den Vorsorgeuntersuchungen erkannt. Oft sind die Sprech- und Sprachentwicklungsstörungen mit multiplen Entwicklungsverzögerungen kombiniert. Es besteht bei Sprachentwicklungsverzögerung die Gefahr der sozialen Isolation mit Auftreten kinderpsychiatrischer Probleme. In der Diagnostik wird die Spontansprache beobachtet, ferner sind Prüfwörter, Audiometrie sowie entwicklungsneurologische und gegebenenfalls entwicklungspsychologische Untersuchungen notwendig, ebenso die Durchführung eines EEG. Bei Vorliegen einer Hörminderung müssen die rechtzeitige Versorgung mit Hörhilfen und eine Logopädie erfolgen, bei Verhaltensauffälligkeiten und sekundären Folgen Spieltherapie oder Verhaltenstherapie, immer eine Elternberatung sowie zusätzlich heilpädagogische Maßnahmen. Das Risiko ist erhöht, eine Legasthenie zu entwickeln. Ferner kann es infolge der sozialen Ausgrenzung zu Angststörungen kommen sowie zu Problemen in sozialen Beziehungen. Emotionale Beeinträchtigungen können auch Folge von Hänseleien, Frustrationen und sozialer Isolation sein.

Stottern F98.5

Der Beginn des Stotterns liegt meist im Vorschulalter, Jungen sind häufiger betroffen. Die Ursache ist nicht bekannt. Meist handelt es sich um ein vorübergehendes Phänomen. Die Eltern sollten beraten werden, das symptomverstärkende Verhalten (das Kind wird sehr kritisch bezüglich des Sprechverhaltens behandelt) zu unterlassen, gegebenenfalls kommen Logopädie und Sprachheilpädagogik zur Anwendung. Wenn bereits sekundäre Sprechangst oder sekundäres Vermeidungsverhalten besteht, sollte zusätzlich eine Verhaltenstherapie zum Einsatz kommen.

Enuresis F98.0

Unter „Enuresis" wird das unkontrollierte Einnässen ohne organische Läsion nach dem abgeschlossenen 4. Lebensjahr verstanden. Es wird eingeteilt nach:
- **Primär:** Das Kind war nie trocken.
- **Sekundär:** Das Kind war mindestens 6 Monate lang trocken (häufiges Manifestationsalter zwischen dem 5. und dem 6. Lebensjahr).
- **Enuresis nocturna:** nächtliches Einnässen; dies ist mit 80% die häufigste Form.
- **Enuresis diurna:** Einnässen am Tage.

◄ Krankheitsbild

Bei der primären Enuresis bestehen eine hereditäre Belastung und ein familiär gehäuftes Auftreten. Häufig ist es zu einer zu frühen Reinlichkeitserziehung gekommen und damit zur Fixierung des Kindes auf das Unvermögen der Blasenkontrolle. Es lassen sich belastende Lebensbedingungen eruieren, meist liegt eine verspätete Entwicklung der Blasenkontrolle vor, z.B. bei isolierter Reifungsverzögerung des Zentralnervensystems. Bei Kindern mit allgemeiner geistiger oder emotionaler Retardierung kann es ebenfalls zur Enuresis kommen. Die sekundäre Enuresis entsteht meist im Rahmen von aktuellen Konflikt- oder Enttäuschungssituationen (z.B. Geburt eines Geschwisterkindes, Krankenhausaufenthalte, Unfälle, Trennung von der Mutter), aber auch bei depressiven Zuständen im Sinne einer regressiven Tendenz.

◄ Ätiologie

Es müssen allgemeinmedizinische und urologische Untersuchungen erfolgen, um eine organisch bedingte Enuresis auszuschließen, wie beispielsweise bei Phimose, Balanitis, Hiatusstenose, Entzündungen oder Fehlbildungen. Auch neurologische Erkrankungen sind auszuschließen (Wirbelsäulenfehlbildungen, neurogene Blasenentleerungsstörungen), ferner nächtliches Einnässen bei Schlafepilepsie.

◄ Diagnostik

Therapie ▶ Diese besteht in erster Linie in der Beratung der Eltern darüber, dass nächtliches Einnässen eine hohe Spontanremission aufweist. Eine gezielte Therapie ist meist erst nach dem 5. oder 6. Lebensjahr erforderlich. Dann ist die Hinzuziehung eines Kinder- und Jugendpsychiaters notwendig. Im weiteren Verlauf kann eine Verhaltenstherapie eingesetzt werden. Die medikamentöse Therapie ist meist nicht sinnvoll, da es nach Absetzen zu einer hohen Rezidivrate kommt.

> Immer sollten die Eltern aufgeklärt werden, dass Bestrafungen, Beschimpfungen oder abendlicher Flüssigkeitsentzug völlig unsinnig sind.

Prognose ▶ Diese insgesamt ist günstig, da hohe Spontanremissionsraten bestehen. Die Eltern und die Kinder sind darüber aufzuklären, denn diese Tatsache allein führt schon zur Beruhigung.

Enkopresis F98.1

Unter „Enkopresis" wird die regelmäßige unwillentliche Stuhlentleerung in die Kleidung ohne organische Läsion nach dem 4. Lebensjahr mindestens einmal im Monat über einen Zeitraum von mindestens 3 Monaten verstanden. Jungen sind häufiger betroffen als Mädchen. Es wird wiederum – ähnlich wie bei der Enuresis (s. dort) – zwischen primärer und sekundärer Enkopresis unterschieden. Häufig bestehen bei diesen Kindern intrafamiliäre Beziehungsstörungen und/oder eine sozioökonomische Deprivation. Auf Auslösefaktoren, wie z. B. Trennungserfahrungen, ist zu achten. Häufig ist die Enkopresis mit emotionalen Auffälligkeiten verbunden, sodass neben dem Ausschluss somatischer Erkrankungen eine kinder- und jugendpsychiatrische Diagnostik erfolgen sollte. Differenzialdiagnostisch sind Wurmbefall, Megakolon, Sphinkterschwäche und geistige Behinderung von Bedeutung. Therapeutisch kommen Psychotherapie, Elternberatung, Spieltherapie zum Angstabbau und Heilpädagogik zur Anwendung.

■ Schlafstörungen F51

Schlafstörungen im Kindesalter sind oft nur vorübergehend, bei kleineren Kindern sind sie überwiegend durch Trennungsängste oder Angst vor Dunkelheit, selten auch durch Angstträume bedingt. Aufregungen vor dem Schlafengehen (z. B. Fernsehsendungen), abendliche Unruhe im Haus oder erhöhte Angstbereitschaft sind oft Ursache kindlicher Schlafstörungen. Es werden – wie im Erwachsenenalter auch – Ein- und Durchschlafstörungen, Störungen des Schlaf-Wach-Rhythmus, episodisches Auftreten von Verhaltensauffälligkeiten (Parasomnien) und exessive Tagesmüdigkeit unterschieden. Unter „Pavor nocturnus" verstehen wir eine plötzlich auftretende Angstsymptomatik mit nächtlichem Aufschreien (meist in der ersten Nachthälfte), Jammern und Weinen. Die Kinder können sich meist an diese Vorfälle nicht erinnern. Der Pavor nocturnus ist vorübergehend und hat eine gute Prognose. Noctambulismus bzw. Somnambulismus (Schlafwandeln) ist durch koordinierte Handlungsabläufe während des Schlafes charakterisiert. Es besteht keine Beziehung zur Epilepsie. Für die weiteren Schlafstörungen s. Kap. 12.11. Die Therapie bei Schlafstörungen im Kindesalter besteht überwiegend in der Elternberatung, zudem in Ritualisierung mit Zuwendung zum Kind vor dem Schlafengehen, Aufklärung über Trennungsängste, besonders bei Einschlafproblemen, pragmatische Vorschläge, beispielsweise bei Licht schlafen lassen, und Ausschalten potenzieller traumatischer Erfahrungen.

Schulbezogene Probleme

Schulreife

Die Problematik des Schulbesuchs ist zum einen durch die Auswahl der Schulform, zum anderen durch eine identische Leistungsbewertung bei unterschiedlichen Lernvoraussetzungen bestimmt: Überforderungssituationen insbesondere durch unangemessenen Ehrgeiz der Eltern, aber auch Unterforderungssituationen bei nicht erkannter Hochbegabung des Kindes. Zur Schulfähigkeitsuntersuchung gehören Hör- und Sehprüfung sowie Prüfung von Visuomotorik, Zeichenfertigkeit, differenzierter optischer Wahrnehmung, Erfassen von Formen, Größe, Mengen und Ordnungsverhältnissen, sprachlichem Entwicklungsstand, motorischer und seelische Entwicklung sowie der sozialen Anpassungsfähigkeit des Kindes.

> Die soziale Integrationsmöglichkeit des Kindes ist eine wichtige Voraussetzung für die erfolgreiche Einschulung.

Meist ist die Beurteilung der Schulreife nur eingeschränkt möglich. Im Zweifelsfall ist das Zurückstellen besser als das Risiko des Versagens. Alternativen sind Kindergärten mit Vorschulbildung, Schulkindergärten und Vorklassen. Sind Teilleistungsschwächen oder Wahrnehmungsstörungen festgestellt worden, so sind spezifische Übungsbehandlungen, wie beispielsweise Ergotherapie oder Psychomotorikgruppen, zu empfehlen.

Teilleistungsstörungen F81

Als umschriebene Entwicklungsstörungen werden die Lese- und Rechtschreibschwäche (Legasthenie), die die häufigste Form der Teilleistungsstörung darstellt, und die Rechenschwäche (Dyskalkulie) unterschieden. ◀ **Definition**

Die Leistungen im Lesen und/oder im Schreiben sind deutlich gegenüber den sonst durchschnittlichen allgemeinen Lern- und Leistungsmöglichkeiten (Intelligenzleistungen) herabgesetzt, Sinnesbehinderungen sind ausgeschlossen. Oft kommt es zur Verwechslung visuell ähnlicher (b, p, d, q; ie, ei) oder akustisch ähnlicher (p, t) Buchstaben. Die Wortdurchgliederung gelingt den Kindern nur unzureichend. Oft bestehen Diskrepanzen in der Schule zwischen der Benotung im Fach Deutsch und der Benotung im Fach Mathematik oder den anderen Schulfächern. Insbesondere die Rechtschreibleistungen sind schwach, trotz vielen Übens. Häufig kommt die Diagnosestellung erst bei Auftreten sekundärer Probleme auf- ◀ **Legasthenie F81.0** grund dauerhafter Misserfolge zustande. Die Kinder stören den Unterricht oder verhalten sich gegenüber den schulischen Anforderungen abwehrend und verweigernd, möglicherweise um weitere Misserfolge zu vermeiden. Die Kinder werden dann sehr schnell als faul oder dumm verkannt, ein Teufelskreis beginnt. Neben neurologischer, augenärztlicher und hals-nasen-ohren-ärztlicher Untersuchung sollte entweder bei einer schulpsychologischen Untersuchung oder bei einem Kinder- und Jugendpsychiater eine entwicklungspsychologische Diagnostik mit der Fragestellung, ob eine Lese- und Rechtschreibschwäche vorliegt, durchgeführt werden. Standardisierte Rechtschreibtests, die Prüfung der Lesefähigkeit, das Erfassen der allgemeinen Lern- und Leistungsmöglichkeiten sowie die Prüfung der akustischen und optischen Differenzierung mittels neuropsychologischer Untersuchungen sind notwendig. Differenzialdiagnostisch ist eine allgemein herabgesetzte Lern- und Leistungsmöglichkeit zu erwägen (niedrige Intelligenz). Ferner sind Lernhemmungen bei intra- oder interpersonellen Konflikten möglich. Die Therapie der Lese- und Rechtschreibschwäche besteht in einer Legasthenietherapie, das heißt eine außerschulische Einzelbehandlung bei einem speziell ausgebildeten Legasthenietherapeuten. Es ist meist eine längerfristige Behandlung über 1–1,5 Jahre mit einer Wochenstunde notwendig. Die Finanzierung der Therapie wird nach dem BSHG und nach dem KJHG vom Jugendamt übernommen, wenn eine seelische Behinderung droht oder vorliegt. Immer sollten die zuständigen Lehrer über die Teilleistungsstörungen informiert werden, um dem Kind zusätzliche Entlastungsmöglichkeiten zu geben.

> Je früher die Legasthenie erkannt und behandelt wird, desto günstiger ist die Prognose. Bei unerkannter längerfristig bestehender Legasthenie ist die Gefahr groß, dass sich sekundär emotionale Probleme (vermindertes Selbstvertrauen, fehlende Lernmotivation, Schulunlust, Ängstlichkeit, Frustrationsintoleranz, Misserfolgsorientiertheit) entwickeln.

Dyskalkulie F81.2 ▶ Bei der Dyskalkulie liegen die Rechenleistungen unter den sonst durchschnittlichen allgemeinen Lern- und Leistungsmöglichkeiten. Oft entsteht auf dem Boden des Leistungsversagens eine ängstliche Entwicklung. Die Therapie beinhaltet – ähnlich wie bei der Legasthenietherapie – spezifische Trainingsprogramme im Sinne einer Dyskalkulietherapie, die bei Dyskalkulietherapeuten durchgeführt wird. Die Finanzierung erfolgt analog der Lese- und Rechtschreibschwäche. Bei zusätzlich bestehenden emotionalen Beeinträchtigungen, insbesondere bei begleitender Angstsymptomatik, ist eine Psychotherapie empfehlenswert.

Vermeiden des Schulbesuchs ▶ Der Schulbesuch kann aus unterschiedlichen Gründen nicht durchgeführt werden, beispielsweise Fernhalten von der Schule, Fernbleiben aus Unlust („Schuleschwänzen"; F91.2), Schulangst (Furcht vor Bewertungsvorgängen oder Beziehungsprobleme in der Schule) oder Schulverweigerung oder schulphobisches Verhalten bei Trennungs- und Verlustängsten sowie bei Kränkungsängsten F93.0. Die Verweigerung des Schulbesuchs, einhergehend mit körperlichen Beschwerden wie Kopfschmerzen, Bauchschmerzen oder

Übelkeit, ohne dass ein pathologischer Befund erhoben werden konnte, spricht häufig für ein schulphobisches Verhalten mit depressiver Verstimmung, bei dem familiäre Interaktionsprobleme ätiologisch häufig zu finden sind. Die Kinder halten sich in der Nähe der Eltern auf, vermeiden Trennungssituationen. Es kommt zum sozialen Rückzug. Auslösende Situationen können Lehrerwechsel, Schulwechsel, Verlust eines Freundes, Umzug oder körperliche Erkrankungen sein. Die Therapiemaßnahmen richten sich auf das vorrangige Ziel, nämlich eine rasche Rückführung in den Schulalltag, gegebenenfalls über eine stufenweise Rückführung. Eine Familien- oder Verhaltenstherapie kommt ebenfalls zum Einsatz. Bei zusätzlichem Vorliegen von Panikattacken ist eventuell auch die Verwendung von SSRI zu überlegen, ebenso bei Depressionen. Bei Vorliegen einer ausgeprägten Schulphobie sollte frühzeitig therapeutisch interveniert werden. Diese Kinder sind einem Kinder- und Jugendpsychiater bzw. einem Kinder- und Jugendlichenpsychotherapeuten zuzuführen. Es besteht die Gefahr der Chronifizierung.

Entwicklungskrisen der Adoleszenz

Die Adoleszenz ist mit folgenden Aufgaben verbunden:
- Ablösung und Wiederbindung von den/an die Eltern,
- Auseinandersetzung mit dem neuen Körperschema,
- Übernahme neuer sozialer Rollen,
- Entwicklung der Ich-Identität.

Typischerweise kommt es in dieser Entwicklungsphase zu Konflikten mit Erwachsenen. Mögliche Krisen sind die Entwicklung einer Essstörung, wie beispielsweise Anorexia nervosa F50.0 oder Bulimia nervosa F50.2 (s. dort), Substanzmissbrauch und Suizidalität. Die Krisenentwicklung ist abhängig von verschiedenen Faktoren, so beispielsweise von der emotionalen, sozialen und kognitiven Entwicklung, den aktuellen Lebensereignissen sowie des Eingebundenseins mit Gleichaltrigen.

Suizidalität im Jugendalter

Das Verhältnis von Suizidversuch zu vollendetem Suizid beträgt 31:1. Im Kindesalter ist Suizidalität sehr selten. Prävention und Verhinderung der Wiederholung eines Suizidversuchs sind oberstes Gebot. Kinder oder Jugendliche, die einen Suizidversuch unternehmen, haben sich meist schon über längere Zeit mit den konkreten Möglichkeiten des Suizidversuchs befasst und auch darüber gesprochen.

◄ Krankheitsbild

> ! Die geläufige Meinung „Wer darüber spricht, der tut es nicht" ist grundlegend verkehrt. Suiziddrohungen sind immer ernst zu nehmen.

Die **Ausführung des Suizidversuchs** ist umso ernsthafter ausgestaltet, je ausgeprägter und tiefgreifender die psychische Störung ist. Das **Wiederholungsrisiko** bei Jugendlichen beträgt 10%. Ein

Prozent der Jugendlichen, die einen Suizidversuch begangen haben, sterben innerhalb von 2 Jahren an einem vollendeten Suizid.

Ätiologie ▶ Auslösende Faktoren sind disziplinäre Konflikte in der Schule, Kontakt mit der Polizei oder Beziehungs- und Selbstwertprobleme sowie Depressionen und Störungen des Sozialverhaltens. Häufigste Methode ist die Intoxikation mit Medikamenten. Als Alarmsymptome gelten Vereinsamung, Grübeln, Teilnahmslosigkeit, Leistungsabfall und Weglaufen. Ein Suizidversuch ist immer ernst zu nehmen.

> ❗ Immer sollte bei Suizidalität eine kinder- und jugendpsychiatrische Untersuchung erfolgen. Es muss geklärt werden, ob eine stationäre Behandlung notwendig ist.

Ernsthafte suizidale Absichten sind daran erkennbar, dass die Suizidhandlung ausgeführt wurde, während der Betroffene allein war; der Zeitpunkt wurde von dem Betroffenen so gewählt, dass ein Auffinden kaum möglich gewesen wäre. Es werden Vorbereitungen getroffen, weil der Tod erwartet wurde, es wurden vorher andere von der suizidalen Absicht informiert. Es wurde ein Abschiedsbrief zurückgelassen.

Therapie ▶ Stationäre kinder- und jugendpsychiatrische Krisenintervention, Einzelbehandlung, um die Problemlösefähigkeiten des Jugendlichen zu verbessern, und Stressbewältigungsmanagement sind Bausteine kinder- und jugendpsychiatrischer Therapien.

■ Beeinträchtigung der geistigen Entwicklung

Einteilung ▶ Nach der WHO werden leichte (Intelligenzquotient von 50–70; F70), mittelgradige (Intelligenzquotient von 40–55; F71) und ausgeprägte (Intelligenzquotient von < 40; F72) geistige Entwicklungsstörungen unterschieden. Sie sind verbunden mit einer Beeinträchtigung des Verhaltens, der Problemlösefertigkeiten, der Lebensbewältigungstechniken und der sozialen Fertigkeiten.

Ätiologie ▶ Neben Milieu- und Umweltfaktoren liegen anlagebedingte, angeborene oder früh erworbene Struktur- und/oder Funktionsabweichungen des Zentralnervensystems zugrunde. Weitere ätiologische Faktoren sind genetische Ursachen und vererbte Fehlbildungssyndrome (z. B. Laurence-Moon-Biedl-Syndrom), Stoffwechselanomalien (z. B. Phenylketonurie), neurokutane Syndrome (z. B. Morbus Recklinghausen), Chromosomenanomalien (z. B. Down-Syndrom, Martin-Bell-Syndrom, Klinefelter-Syndrom, Turner-Syndrom), endokrine Anomalien (Hypothyreose), Störungen der embryonalen Entwicklung (z. B. Alkoholembryopathie), pränatale Hirnschäden (Toxoplasmose, Lues), pränatale Fehlbildung des Zentralnervensystems (Dandy-Walker-Syndrom, Arnold-Chiari-Syndrom), perinatal erworbene Hirnschäden (Sauerstoffmangel, Blutungen, Hyperbilirubinämie) und postnatal erworbene Hirnschäden (z. B. nach Keuchhusten oder Hirntraumen).

Neben der Prävention (z. B. Alkoholabstinenz der Mutter während der Schwangerschaft, Rötelnimpfungen der jungen Mädchen, Fruchtwasseranalyse durch Amniozentese bei erhöhtem Fehlbildungsrisiko) sind sekundäre Maßnahmen notwendig, wie Aminosäurescreening bei Neugeborenen, Untersuchungen auf Galaktosämie und Hypothyreose, Impfungen, genetische Beratungen und Prävention der sozialen Ausgrenzung (z. B. durch integrierte Kindergärten bzw. integrierte Schulklassen).

◄ **Vorgehen**

Die geistige Behinderung per se ist keine psychiatrische Störung, jedoch ein Risikofaktor für deren Entwicklung: Bei leichter geistiger Behinderung treten zusätzlich bei einem Drittel der Patienten psychiatrische Erkrankungen auf, bei schwerer geistiger Behinderung etwa bei der Hälfte. Bei leichtgradiger geistiger Behinderung kommen emotionale und/oder dissoziale Störungen sowie Hyperaktivitätsstörungen vor. Bei schwereren Formen der geistigen Behinderung treten Unruhezustände, Stereotypien und autistische Syndrome, Psychosen und Hyperaktivitätsstörungen sowie Selbstverletzungen auf.

◄ **Komorbidität**

> ! Additiv wirken soziale Ablehnung und innerfamiliäre Konflikte, Störung der sozialen Beziehungen und institutionelle Deprivation sind mögliche Folgen.

Neben einer ausführlichen Anamnese – insbesondere Schwangerschafts- und Geburtsanamnese – ist auf Auffälligkeiten in der Neugeborenenzeit, Hinweise auf vorangegangene Enzephalitiden, Krampfanfälle sowie die statomotorische und sprachliche Entwicklung zu achten. Bei der körperlichen Untersuchung wird das Hauptaugenmerk auf Hautanomalien, dysmorphe Zeichen, Fehlbildungen, Kopfumfang sowie Seh- und/oder Hörbeeinträchtigungen gerichtet. Neben der Bestimmung von Standardlaborparametern wird eine Diagnostik bezüglich Lues, Phenylketonurie und anderen Stoffwechselerkrankungen durchgeführt, gegebenenfalls eine Chromosomenanalyse. Zudem erfolgt der Einsatz zusätzlicher apparativer Diagnostik, wie MRT und EEG, außerdem werden psychologische Untersuchungen mit Durchführung von Leistungstests zur Überprüfung der allgemeinen Lern- und Leistungsmöglichkeiten durchgeführt.

◄ **Diagnostik**

Am wichtigsten ist die Früherkennung. Eine Frühförderung der Kinder ist immer anzustreben, und zwar unter Einbezug und engmaschiger Beratung der Eltern, insbesondere auch zur Krankheitsbewältigung. Es kommt eine multidimensionale Therapie zum Einsatz mit Verhaltenstherapie (Erlernen von Fertigkeiten der Selbstfürsorge, Verhaltensmodifikation bei selbstverletzendem Verhalten und/oder Stereotypien), sonderpädagogischer Förderung, Krankengymnastik, Logopädie, Familienberatung und Familientherapie. Eventuell wird eine vorübergehende medikamentöse Behandlung durchgeführt, jedoch nie dauerhaft, und zwar bei Eskalationen aggressiver Verhaltensweisen, ausgeprägten Stereotypien, Hyperaktivität und selbstverletzendem Verhalten. Die Behandlung sollte in die Hand eines erfahrenen Kinder- und Jugendpsychiaters gelegt werden.

◄ **Therapie**

Verlauf und Prognose ▶ Diese sind abhängig vom Einzelfall, je nach Ausprägung der Intelligenzminderung und den Bedingungen der möglichen Förderung. Bei leichteren Formen und bei adäquater Förderung schaffen es 50–80% der Betroffenen, später ein Leben ohne Fremdhilfe zu erreichen. Von besonderer Wichtigkeit ist das Erlernen der sozialen Anpassungsfähigkeit.

■ Deprivation und Misshandlung F94.2

Deprivationssyndrome

Krankheitsbild ▶ Unter „Deprivation" wird die fehlende oder eingeschränkte beständige Zuwendung während der ersten 2 Lebensjahre durch Fehlen oder Verlust der Eltern oder Störung der Elternschaft durch Misshandlung und/oder Vernachlässigung verstanden. Trennung oder Verlust der Eltern, Krankenhausaufenthalte und Heimunterbringung sind potenzielle Deprivationsbedingungen.

Symptomatik ▶ Je nach Zeitpunkt und Ausmaß der Deprivation kann es zu unterschiedlichen Ausprägungen von Initiativlosigkeit, Interessenverlust, Entwicklungsverzögerung, Bewegungsstereotypien, vermehrter körperlicher Anfälligkeit, Enuresis, Aggressivität, Störungen des Sozialverhaltens und Fehlen des Grundvertrauens in die Zuverlässigkeit zwischenmenschlicher Beziehungen kommen. Letzteres ist Voraussetzung für soziales Lernen. An Krankheitszeichen bestehen eine frühkindliche Gedeihstörung, ein Körpergewicht unter der 3. Perzentile ohne körperliche Erkrankung, Entwicklungsstörungen, vermindertes Lächeln und geringe Vokalisation, fehlende ängstliche Reaktion beim Verlassenwerden und Ausbleiben der Fremdelphase, zudem Entwicklungsstörungen mit psychosozialem Minderwuchs, verzögerte Epiphysenreifung, hochgradig abnormes Essverhalten mit Stehlen und Horten von Essen, Störung des Schlaf-Wach-Rhythmus, herabgesetzte Schmerzempfindlichkeit, ausgeprägte Entwicklungsverzögerung und aggressives Verhalten. Enuresis und Enkopresis können auftreten.

Therapie ▶ Diese besteht in der Aufhebung deprivierender Bedingungen. Die Reversibilität der körperlichen und psychischen Auffälligkeiten ist bei ausreichenden Zeitvorgaben und Zuverlässigkeit zwischenmenschlicher Erfahrungen möglich.

Prävention ▶ Als Primärprävention sollten gelten:
- ▶ Gewährleistung von geschützten und gesicherten ersten Beziehungen für das Neugeborene,
- ▶ uneingeschränktes Besuchsrecht für Eltern bei Behandlung von Kindern im Krankenhaus zur Vermeidung eines Hospitalisierungssyndroms, möglichst gleichzeitige Aufnahme von Mutter oder Vater, Vorbereitung des Kindes auf die stationäre Behandlung und kindgerechte Krankenhausstrukturen.

12.17 Kinder- und jugendpsychiatrische Auffälligkeiten

Kindesmisshandlung Z61.6 und sexueller Missbrauch Z61.4

◄ **Ätiologie der Misshandlung**

Ätiologisch sind Entwicklungsbeeinträchtigungen der Eltern oder aktuelle belastende Lebensumstände bei den Eltern zu berücksichtigen, dadurch kann es zur Überforderung bei den Erziehungsaufgaben kommen. Zum Teil sind misshandelnde Eltern selber Opfer von Misshandlungen gewesen.

◄ **Einteilung**

Es werden unterschiedliche Formen der Kindesmisshandlung unterschieden:
- Battered-Child-Syndrom,
- Münchhausen-Stellvertreter-Syndrom (Mütter erfinden oder erzeugen bei ihrem Kind – Stellvertreter – körperliche Symptome),
- Kindesvernachlässigung mit Entbehrung von Nahrung, Kleidung, Unterkunft, häuslicher Regeln und Aufsicht,
- Mangel an emotionaler Zuwendung und Mangel an kognitiver Stimulation,
- emotionaler Missbrauch, bei dem die Eltern sich extrem feindselig gegenüber dem Kind verhalten und es zurückweisen, sowie Liebes- und Aufmerksamkeitsentzug – es kommt zur Unbeständigkeit im Verhalten der Eltern sowie zu Drohungen, das Kind zu verlassen, ferner zu unangemessenen Belastungen und Forderungen.

> ❗ Bei Verdacht auf Battered-Child-Syndrom sollte sehr vorsichtig mit diesem Verdacht umgegangen werden. Im Zweifelsfall ist das Kind immer einem erfahrenen Kinderarzt vorzustellen, um eine Misshandlung nicht zu übersehen. Meist ist die stationäre Aufnahme des Kindes notwendig.

◄ **Diagnostik der Misshandlung**

Hämatome, besonders im Gesicht, am Gesäß und am oberen Rücken, oft mit Abdrücken von einzelnen Fingern, schmerzhafte Schwellungen, periostale Schwellungen sowie ein Nebeneinander von alten und frischen Frakturen sind typische mögliche Verletzungen beim Battered-Child-Syndrom. Misshandelte Kinder sind oft misstrauisch, ihre Umgebung beobachtend, eher ruhig und aufmerksam. Meist lassen sie alle – auch schmerzhafte – Untersuchungen über sich ergehen, die Kontaktaufnahme gelingt nicht oder nur schwer. Neben Kontaktstörungen kann es auch zur Distanzlosigkeit kommen.

◄ **Sexueller Missbrauch**

Darunter wird erzwungenes sexuelles Verhalten oder erzwungene sexuelle Aktivität zwischen einem Kind und einem Erwachsenen verstanden. Es bestehen schwankende Angaben über die Häufigkeit, und zwar wegen der fehlenden Differenzierung folgender Begriffe: Vaginal-, Anal- und Oralverkehr mit und ohne Anwendung von Gewalt, andere sexuelle Körperkontakte, Exhibitionistenkontakte, verbale Belästigung und pornografische Stimulation ohne Körperkontakt.

> ❗ Grundsätzlich gilt: Die Kinder bzw. Jugendlichen können und dürfen nicht verantwortlich gemacht werden.

Einzelne Störungsbilder

Diagnostik des sexuellen Missbrauchs ▶ Es gibt kein spezifisches Missbrauchssyndrom. Hinweisend sind meist emotionale Störungen und/oder Verhaltensauffälligkeiten. Diese sind im Wesentlichen vom Alter des Kindes abhängig. Zum einen können Distanzlosigkeit (schnelle und unkomplizierte distanzlose Kontaktaufnahme gegenüber Fremden), altersunangemessenes sexuelles Verhalten, aber auch Trennungsängste, depressive Verstimmungen, Schlafsstörungn, Nachlassen der Schulleistungen, sozialer Rückzug, Veränderung im Essverhalten, Einnässen, Einkoten und Suizidalität auftreten.

Vorgehen ▶ Es sollte immer eine pädiatrische Untersuchung bei einem misshandlungs- oder missbrauchserfahrenen Pädiater erfolgen. Genitale und rektale Verletzungen sowie Verletzungen oder Fingerabdrücke an Brust, Gesäß, Schenkeln und Unterleib sind zu berücksichtigen. Auf Geschlechtskrankheiten ist zu achten, Genitalmykosen, rezidivierende Harnwegsinfekte oder frühe Schwangerschaften sind mögliche Alarmsymptome. Grundsätzlich gilt, das Kind/den Jugendlichen vor weiteren Missbrauchserfahrungen zu schützen. Unter Umständen gelingt dies nur durch eine stationäre Aufnahme.

> ! Bei Diagnostik und Therapie ist immer der Einbezug eines Kinder- und Jugendpsychiaters erforderlich. Das ärztliche Handeln sollte eher durch präventive und therapeutische Überlegungen als durch strafrechtliche Maßnahmen bestimmt sein. Vorrangiges Ziel muss es sein, das Kind/den Jugendlichen vor weiteren Missbrauchserlebnissen zu schützen.

■ **Psychosen aus dem schizophrenen Formenkreis F20**

Wie bereits in Kap. 12.9 beschrieben, sind schizophrene Psychosen vor Pubertät und Adoleszenz selten, 4% der Erkrankungen beginnen vor dem 14. Lebensjahr und 0,1–1% vor dem 10. Lebensjahr. Die im Jugendalter häufige schizophrene Form der **hebephrenen Schizophrenie** F20.1 ist durch Antriebsminderung und depressive Verstimmungen gekennzeichnet, es kommt zu Leistungseinbrüchen, Interessenverlust, läppischer Grundstimmung und affektiver Verflachung. Zu Diagnostik und Therapie s. Kap. 12.9.

13 Psychiatrische Grenzgebiete

13.1 Schwindel

Schwindel ist ein häufig geklagtes Symptom. Es kann Ausdruck eines physiologischen Reizschwindels sein oder ein pathologisch zentraler oder vestibulärer Schwindel. Psychogene Ursachen sind ebenfalls häufig. Die dritthäufigste Schwindelform ist ein so genannter phobischer Attackenschwankschwindel, der meist Ausdruck von Angststörungen oder Panikattacken ist. Ferner kann ein psychogener Schwindel auch bei Depressionen und Psychosen auftreten. Abzugrenzen ist ein pharmakogen ausgelöster Schwindel, z. B. nach Gabe von Antikonvulsiva, Hypnotika, Tranquilizern, Antidepressiva, Dopaminagonisten, Muskelrelaxanzien, Antibiotika (z. B. Aminoglykoside) sowie Antihypertensiva (β-Blocker) und Anticholinergika.

■ Physiologischer Reizschwindel

Dieser tritt z. B. beim Autofahren oder bei Seereisen auf. Es kann zu Benommenheit, Blässe, Übelkeit, Erbrechen und Apathie kommen. Der Schwindel remittiert komplett innerhalb von Stunden nach Beendigung des auslösenden Reizes. Zur Behandlung ist, sofern möglich, eine visuelle Kontrolle der Fahrzeugbewegungen zu empfehlen. Medikamentös kann Dimenhydrinat (z. B. Vomex A) oder ein Scopolaminpflaster (z. B. Scopoderm TTS) gegeben werden. Ein durch Höhen ausgelöster Höhenschwindel geht meistens mit Angst einher. Eine optische Fixierung oder Festhalten ist meist ausreichend, eventuell kann eine Verhaltenstherapie erwogen werden.

■ Peripher-vestibulärer Schwindel

Benigner paroxysmaler Lagerungsschwindel

Dies ist der häufigste peripher-vestibuläre Schwindel. Er tritt bei bestimmter Lagerung auf, es setzt ein heftiger Drehschwindel mit Übelkeit und rotierendem Nystagmus zum unten liegenden Ohr ein. Der Nystagmus ist erschöpfbar, bei wiederholten Lagerungsmanövern nimmt er ab. Als Therapie wird das Lagerungstraining nach Brandt empfohlen. Meist klingt der benigne parxoysmale Lagerungsschwindel spontan ab, Rezidive kommen vor.

Psychiatrische Grenzgebiete

Neuronitis vestibularis

Ursache ist ein einseitiger Vestibularisausfall. Es handelt sich um die zweithäufigste Schwindelursache. Es besteht ein schweres subjektives Krankheitsgefühl, zudem heftiger Drehschwindel und Fallneigung zum betroffenen Ohr, einhergehend mit Übelkeit und Erbrechen. Bei der hals-nasen-ohren-ärztlichen Untersuchung zeigt sich eine thermische Untererregbarkeit des ipsilateralen horizontalen Bogengangs. Ein rotierender Spontannystagmus zur gesunden Seite kommt vor. Meist kommt es zur Spontanbesserung nach 2 – 3 Wochen. In der Akutphase sollten Bettruhe und Kopfruhigstellung empfohlen werden. Medikamentös kann Dimenhydrinat (z. B. Vomex A) zur Anwendung kommen. Ob Vasodilatatoren oder niedermolekulare Dextrane hilfreich sind, ist umstritten.

Menière-Krankheit

Als vierthäufigster Schwindel kommt die Menière-Krankheit in Betracht. Es ist ein Drehschwindel mit gerichteter Fallneigung. Blässe, Erbrechen, Übelkeit und Schweißneigung sind Begleitsymptome. Zusätzlich bestehen Tinnitus und ein Druckgefühl im betroffenen Ohr sowie ein horizontaler Nystagmus, zudem eine Hörminderung (Tieftonverlust) und eine thermische Untererregbarkeit der betroffenen Seite. Meist beginnt der Morbus Menière abrupt und klingt langsam ab. Medikamentös kann Betahistin (z. B. Vasomotal) gegeben werden. Medikamente wie Tranquilizer oder Antipsychotika oder vasoaktive Substanzen (z. B. HAES) sind unwirksam. Andere peripher-vestibuläre Schwindelformen sind bei der akuten Labyrinthläsion (z. B. Begleitlabyrinthitis bei Otitis media) und bei Perilymphfisteln (traumatisch oder entzündlich oder durch Tumoren verursacht), ferner beim Akustikusneurinom zu beobachten. Bei Letzterem kommt es zunächst zu einer Hörminderung, erst später tritt Schwindel oder Nystagmus hinzu.

■ Zentral-vestibulärer Schwindel

Der zentrale Lagerungsschwindel zeichnet sich durch einen wenig erschöpflichen Nystagmus aus, meist sind auch Blickfolgestörungen vorhanden. Tumoren, Blutungen, Ischämien oder Entzündungen im Bereich der Vestibulariskerne oder des Kleinhirns sind als Ursache möglich. Kommt es zum Dauerdrehschwindel, ist der Hirnstamm betroffen. Bei der vertebrobasilären Insuffizienz kommt es zum Attackendrehschwindel, begleitet von einer Ataxie, Hirnnervenausfällen oder Symptomen der langen Bahnen. Bei der multiplen Sklerose sind Schwankschwindelattacken bis zu 100-mal pro Tag zu beobachten, beigleitet von Dysathrie und Ataxie. Bei der Basilarismigräne kann es zum Attackendrehschwindel mit Sehstörungen und Ataxie kommen, Hirnnervenausfälle kommen vor, ferner okzipitale Kopfschmerzen. Bei der vestibulären Epilepsie kommt es zu einem Attackendrehschwindel, der sekunden- bis minutenlang anhält und mit Übelkeit einhergeht. Bewusstseinsstörungen, dystone Bewegungen und akustische Sensationen können auftreten. Das EEG ist diagnostisch wegweisend.

Nicht-vestibulärer Schwindel

Wie bereits erwähnt, ist die dritthäufigste Schwindelform der phobische Attackenschwankschwindel. Er geht mit subjektiver Gang- und Standunsicherheit einer sowie erheblichen Vernichtungsängsten, die der Patient jedoch meist nicht spontan berichtet. Situative Auslöser sind Brücken, Straßen, Kaufhäuser, leere Räume, große Plätze und Menschenmengen. Die neurologische Untersuchung ergibt stets einen unauffälligen Befund. Die Therapie entspricht der Therapie bei Angststörungen bzw. Panikattacken: in erster Linie verhaltenstherapeutische Maßnahmen, wie Desensibilisierung mit wiederholter Exposition. Ein visueller Schwindel mit Gang- und Standunsicherheiten kann bei Augenmuskelparesen mit Doppelbildern, nach Kataraktoperation oder nach anderen Brechungsanomalien auftreten.

13.2 Tinnitus

Unter „Tinnitus" werden Ohrgeräusche (Klicken, Pfeifen, Rauschen) verstanden, die kontinuierlich oder anfallsweise auftreten. Bei pulssynchronem Tinnitus ist an eine arteriovenöse Malformation und an ein Aneurysma zu denken. Differenzialdiagnostisch muss die Menière-Krankheit abgegrenzt werden. Kommt es beim Tinnitus zu Hörstörungen, so sind differenzialdiagnostisch ein akuter Hörsturz, ein Lärmtrauma, ein Akustikusneurinom sowie eine ototoxische Medikation zu berücksichtigen. Ist der Tinnitus isoliert, das heißt tritt er ohne Hörstörungen auf, bleibt die Ursache meist unbekannt. Medikamentöse Auslöser sind Chinidin, Indometacin, Carbamazepin, L-Dopa, Tetrazykline, Propanolol und gelegentlich auch trizyklische Antidepressiva. Die Therapie besteht dann im Absetzen auslösender Medikamente, weitere medikamentöse Maßnahmen sind Tocainide und Benzodiazepine. Langfristig ist das Masking, das heißt Überdecken des Tinnitus durch andere Geräusche mithilfe eines speziellen Gerätes, einzusetzen. Es gibt Spezialkliniken für Tinnituspatienten. Bisher gibt es gegen Tinnitus kein spezifisches Medikament.

13.3 Kopfschmerzen

Die Differenzialdiagnose des Kopf- und Gesichtsschmerzes ist je nach Anamnese umfangreich.

Migräne

Die Migräne mit oder ohne Aura ist anamnestisch durch den typischen, meist einseitigen Kopfschmerz mit begleitenden vegetativen Symptomen relativ gut zu diagnostizieren. Prodromalsymptome können depressive Verstimmungen, Hyperaktivität und vermehrte Irritabilität sein. Aurasymptome sind fokalneurologische Ausfälle, wie Flimmerskotome, Lichtblitze, Gesichtsfeldausfälle, Sensibilitätsstörungen, Paresen und Sprachstörungen. Die

Schmerzqualität ist meist pulsierend und pochend, die Intensität meist mittel bis schwer. Die Schmerzen nehmen bei körperlicher Aktivität zu, es kommt zur Beeinträchtigung der Alltagsaktivitäten. Die vegetativen Begleitsymptome – wie Übelkeit und Erbrechen, Licht- und Geräuschempfindlichkeit, selten auch Geruchsüberempfindlichkeit – sind typisch. Es können Schwindel und Benommenheit auftreten. Während des Migräneanfalls kommt es zu Oligurie und Diarrhö, nach einer Migräneattacke zur Polyurie. Sonderformen der Migräne sind die Basilarismigräne und die ophthalmoplegische Migräne sowie die familiäre hemiplegische Migräne. Die Therapie der Migräne im akuten Anfall besteht in der Gabe von Metoclopramid oder Domperidon sowie zunächst der Verabreichung einfacher Analgetika, wie Acetylsalicylsäure oder Paracetamol (alternativ Diclofenac oder Ibuprofen). Auf Mischpräparate sollte verzichtet werden. Bei unzureichendem Ansprechen sind Triptane Mittel der Wahl. Kontraindiziert sind Triptane bei koronarer Herzerkrankung oder bei Herzinfarkt, bei Vorliegen einer Hypertonie und beim Raynaud-Syndrom. Zudem darf keine gleichzeitige Anwendung mit Ergotaminen erfolgen. Ferner dürfen Triptane nicht bei der Basilarismigräne oder bei der familiären hemiplegischen Migräne angewandt werden. Kommt es zu mehr als 3 Attacken pro Monat oder zu prolongierten Migräneattacken oder zur Unwirksamkeit der Attackenbehandlung, so besteht die Indikation zur Prophylaxe. Medikamente der ersten Wahl zur Migräneprophylaxe sind Metoprolol und Propanolol. Alternativ können Kalziumantagonisten, wie z. B. Flunarizin, eingesetzt werden. Medikamente der zweiten Wahl sind Valproat und Naproxen.

Spannungskopfschmerzen

Bei Spannungskopfschmerzen ist ein episodischer Spannungskopfschmerz von chronischen Spannungskopfschmerzen zu unterscheiden. Das klinische Bild besteht meist aus einem bilateralen, oft bifrontal lokalisierten, dumpf-drückenden Dauerkopfschmerz, der Minuten bis Tage anhalten kann. Der episodische Spannungskopfschmerz tritt an weniger als 50% der Tage auf, der chronische Spannungskopfschmerz an mehr als 180 Tagen pro Jahr. Meist beschreiben die Patienten eine okzipito-frontale Ausstrahlung, sie haben das Gefühl, „als sei der Kopf in einem Schraubstock", es kann zu paravertebralen Muskelverspannungen kommen. Die Schmerzintensität ist leicht bis mittel, meist kommt es nicht zur Beeinträchtigung der Aktivitäten im Alltag (im Gegensatz zur Migräne). Der Schmerz verstärkt sich nicht bei körperlicher Aktivität, eher im Gegenteil: Er bessert sich durch Konditionssport sowohl akut als auch im Intervall. Es kommt nicht zu begleitenden fokalneurologischen Ausfällen, auch nicht zu einer Aura. Anzumerken ist jedoch, dass der Spannungskopfschmerz kombiniert mit der Migräne auftreten kann. Es wird dann von einem Kombinationskopfschmerz gesprochen. Der neurologische Untersuchungsbefund ist unauffällig. Differenzialdiagnostisch muss ein symptomatischer Kopfschmerz, beispielsweise bei zerebrovaskulären Erkrankungen, Entzündungen oder Hirntumoren, oder ein medikamenteninduzierter Kopfschmerz abgegrenzt werden. Die Therapie der Spannungskopfschmerzen besteht in der Reduktion von Stress, Konditionssport und Entspannungsübungen. Medikamentös können Analgetika, wie Paracetamol oder Acetylsalicylsäure, oder nichtsteroidale Antiphlogistika gegeben werden. Lokal kann Pfefferminzöl (Euminz) wirksam sein.

> ! Zu beachten ist, dass der Patient darauf hingewiesen werden muss, keine Dauereinnahme von Analgetika durchzuführen. Es sind maximal 7–10 Analgetikaeinnahmen pro Monat erlaubt, andernfalls besteht die Gefahr des medikamenteninduzierten Kopfschmerzes (Analgetikakopfschmerz). Es sollte unbedingt auf eine Kombination mit Tranquilizern oder Codein verzichtet werden, da sonst die Gefahr der Abhängigkeitsentwicklung besteht.

Beim chronischen Spannungskopfschmerz sollten keine Analgetika gegeben werden. Eine Prophylaxe bei chronischen Spannungskopfschmerzen (Kopfschmerzen an mehr als 15 Tagen pro Monat) besteht in der Gabe von niedrigdosiertem Amitriptylin (z.B. Saroten retard) oder Doxepin (z.B. Aponal). Die Dosis sollte immer eingeschlichen werden, anderenfalls kommt es zu intolerablen Nebenwirkungen, sodass die Compliance gefährdet ist. Eine Erhaltungsdosis von 10–25 mg Amitriptylin oder 10–30 mg Doxepin ist anzustreben. Auch höhere Dosierungen sind im Einzelfall nötig.

■ Medikamenteninduzierter Kopfschmerz

Ursache des medikamenteninduzierten Kopfschmerzes ist die häufige bis tägliche Einnahme von Analgetika. Das Risiko ist besonders hoch bei Mischpräparaten oder ergotaminhaltigen Präparaten. Akut kann ein medikamenteninduzierter Kopfschmerz durch Nitrate ausgelöst sein. Bei der Diagnostik ist auf Ulzera, Ergotismus und Nierenschäden zu achten. Die Therapie besteht in erster Linie darin, den Patienten zu einem Analgetikaentzug zu motivieren. Bei langjährigen medikamenteninduzierten Kopfschmerzen ist ein Entzug unter stationären Bedingungen erforderlich.

■ Weitere Kopfschmerzformen

Der **zervikogene Kopfschmerz** mit typischer eingeschränkter Halswirbelsäulenbeweglichkeit und Druckschmerz im Bereich der Halswirbelsäule kommt häufig vor. Der **Cluster-Kopfschmerz**, der in Form episodischer Attacken – am häufigsten nachts und mit jahreszeitlicher Bindung – mit brennenden, bohrenden, meist unerträglichen Kopfschmerzen auftritt, der die Patienten bis zum Suizid treiben kann und der mit typischen Begleitsymptomen – wie Tränenfluss, konjunktivale Injektionen, nasale Kongestion, Schwitzen, Rötung von Stirn und Wange, Miosis oder Ptosis – auftritt, ist bei typischer Symptomatik nicht zu verwechseln. Die Therapie des Cluster-Kopfschmerzes besteht in der Gabe von Sauerstoff mittels einer Gesichtsmaske, alternativ kommen Sumatriptan (subkutan) oder Lidocainnasentropfen zur Anwendung, zur Prophylaxe Verapramil oder Lithium. Differenzialdiagnostisch sind unter anderem Glaukomanfälle, Sinusitiden, Sinus-cavernosus-Syndrom, Arteriitis temporalis und paroxysmale Hemikranien abzugrenzen.

13.4 Gesichtsschmerzen

■ Trigeminusneuralgie

Diese in Attacken auftretenden, einseitigen, neuralgiformen Schmerzen können sowohl symptomatisch als auch idiopathisch sein. Die Attackenhäufigkeit kann bis zu 200 Attacken pro Tag betragen, die Sekunden bis maximal 1–2 Minuten andauern. Zwischen den Attacken sind schmerzfreie Intervalle vorhanden. Der Schmerzcharakter ist einschießend, brennend, elektrisierend und blitzartig. Die Schmerzen sind durch mechanische Reize, wie Kauen, Sprechen, Mimik oder Berührung, auslösbar. Es kommt nicht zu neurologischen Ausfällen. Gelegentlich tritt eine Hyperpathie im betroffenen Trigeminusast während des Anfalls auf. Eine anschließende Reizerscheinung mit Hautrötung ist möglich. Differenzialdiagnostisch sind Glaukomanfall, Sinusitiden, Sinusvenenthrombose, Herpes Zoster, Cluster-Kopfschmerz und Glossopharyngeusneuralgie abzugrenzen. Die **symptomatische Trigeminusneuralgie** kommt unter anderem bei multipler Sklerose oder bei Tumoren im Bereich des Kleinhirn-Brücken-Winkels vor. Die medikamentöse Therapie der Trigeminusneuralgie besteht in erster Linie in der Gabe von Carbamazepin (alternativ Gabapentin). Mittel der zweiten Wahl sind Phenytoin, Baclofen, Lamotrigin und Valproat. Bei therapieresistenter Trigeminusneuralgie kommen neurochirurgische Verfahren, wie mikrovaskuläre Dekompression nach Janetta oder perkutane Thermokoagulation des Ganglion Gasseri, in Betracht.

■ Atypischer Gesichtsschmerz

Hierunter wird ein einseitiger, meist drückend-bohrender, vom Patienten schlecht definierbarer und schlecht lokalisierbarer Schmerz verstanden. Er ist nicht triggerbar und spricht nicht auf Analgetika an. Die Diagnostik ist in erster Linie eine Ausschlussdiagnostik (zahnärztliche Untersuchung: Ausschluss von Kiefergelenkveränderungen; hals-nasen-ohren-ärztliche Untersuchung: Ausschluss einer Sinusitis; augenärztliche Untersuchung: Ausschluss eines Glaukoms). Die Therapie besteht in der Gabe von Amitriptylin (z. B. Saroten; langsam einschleichend, bis zu 75 mg pro Tag per os). Auf die Differenzialdiagnostik akuter Kopfschmerzen, wie beispielsweise Subarachnoidalblutung, wird hier nicht eingegangen. Meist ist die Anamnese mit abruptem, schlagartigem Beginn und maximaler Intensität der Kopfschmerzen wegweisend für den Verdacht auf eine Subarachnoidalblutung.

13.5 Epileptische Anfälle, Synkopen, psychogene Anfälle

Auf die differenzierte Diagnostik der epileptischen Anfälle kann im Rahmen dieses Buches nicht eingegangen werden. Grundsätzlich kann jeder Mensch einen Krampfanfall bekommen, dies ist nicht gleichbedeutend mit dem Vorliegen einer Epilepsie. Für die Diagnose der Epilepsie sind chronische, immer wiederkehrende epileptische Anfälle ohne erkennbare Auslösung zu fordern. Je nach Anfallsform kommt es bei epileptischen Anfällen zu Auren. Wegweisend bei Grand-mal-Anfällen ist die Fremdanamnese mit Beobachten von tonisch-klonischen Entäußerungen, Einnässen, Zungenbiss und anschließender Desorientierung. Differenzialdiagnostisch ist neben idiopathischen Anfällen eine symptomatische Epilepsie zu erwägen, z. B. bei Zustand nach Schädel-Hirn-Trauma und im Rahmen von Hirntumoren, zudem bei Alkoholerkrankungen, Medikamenten- und/oder Drogeneinnahme, Entzug, vaskulären Veränderungen, Enzephalitiden, Hyponatriämie, Thyreotoxikose und vielem mehr. Die Diagnostik besteht neben einer ausführlichen klinisch-neurologischen Untersuchung in erster Linie in der Elektroenzephalographie, zudem kommen eventuell Video-EEG-Aufzeichnungen und bildgebende Verfahren (MRT, SPECT) zum Einsatz. Die Therapie richtet sich nach der Anfallsform.

◀ **Epileptische Anfälle**

Bei den nichtepileptischen Anfällen sind die Synkopen mit reversiblem, kurzzeitigem Bewusstseinsverlust wichtig. Gelegentlich kann es zu erheblichen Abgrenzungsproblemen gegenüber Grand-mal-Anfällen kommen, da auch im Rahmen von Synkopen motorische Entäußerungen (konvulsive Synkope) auftreten können. Die Anamnese sollte nach Möglichkeit immer die Fremdanamnese beinhalten. Auf Arrhythmien, Karotisstenosen, Verletzungen und Blutdruckveränderungen ist zu achten. Die Diagnostik beinhaltet: EKG zum Ausschluss von AV-Block, Extrasystolen, Ischämie- oder Infarktzeichen, zudem gegebenenfalls Langzeit-EKG und Echokardiographie. Eine Doppler-Sonographie wird zum Nachweis von Stenosen der hirnversorgenden Gefäße durchgeführt. Bildgebende Verfahren (MRT oder CT) kommen zum Ausschluss eines Hirninfarkts oder von Hirntumoren zum Einsatz. Bei der orthostatischen Hypotonie ist die Anamnese wegweisend. Vasovagale Synkopen durch Auslöser wie warme und überfüllte Räume, langes Stehen, Schmerzen, Hypoglykämie, Karotissinussyndrom, Adams-Stokes-Anfall, Aortenklappenstenose und Aortenklappeninsuffizienz bedürfen der genauen kardialen und internistischen Untersuchung.

◀ **Synkopen**

Drop-Attacks sind blitzartige atonische Stürze, die meist ohne Bewusstseinsverlust einhergehen und durch eine vertebrobasiläre Insuffizienz bedingt sind. Meist sind ältere Patienten betroffen. Verletzungen entstehen häufig durch die blitzartigen Stürze.

Problematisch ist, dass bei Patienten mit epileptischen Anfällen auch psychogene Anfälle vorkommen können. Die psychogenen Anfälle sind sehr variabel und vielgestaltig, die Abgrenzung von epileptischen Anfällen kann schwierig sein. Psychogene Anfälle kommen meist in Gegenwart anderer vor, zum Teil können unkoordinierte und theatralisch anmutende Bewegungen beobachtet werden, bis hin zum Arc-de-Circle (Aufbäumen des Körpers nach hin-

◀ **Psychogene Anfälle**

ten zur Brücke), ferner Zuckungen und Zittern. Selten kommt es zum Einnässen oder zum Zungenbiss. Meist treten keine Verletzungen durch Stürze auf, da die Patienten eher langsam zu Boden gehen. Bei der Untersuchung ist keine Mydriasis zu finden (wie bei einem epileptischen Anfall), das Babinski-Zeichen ist negativ (beim epileptischen Anfall ist das Babinski-Zeichen positiv), es besteht keine Zyanose und keine Hypersalviation. Es ist auch kein Prolaktinspiegelanstieg zu beobachten, wie dies beim echten epileptischen Anfall der Fall wäre. Das EEG ist unauffällig. Im Video-EEG finden sich keine Krampfpotenziale.

> Zeigen sich im Intervall-EEG bei Patienten mit psychogenen Anfällen Krampfpotenziale, so liegt zusätzlich ein epileptisches Anfallsleiden vor.

13.6 Fibromyalgie

Bei der Fibromyalgie besteht eine Schmerzhaftigkeit des gesamten Bewegungsapparats, besonders an den Sehnenansatzpunkten. Bei Palpation sind die Tenderpoints schmerzhaft, häufig kommt es zusätzlich zu Schlafstörungen und psychischen Auffälligkeiten mit depressiver Verstimmung (inwieweit dies Folge oder Ursache ist, ließ sich bisher nicht klären). Sekundäre Fibromyalgien (s. u.) müssen ausgeschlossen werden, entsprechende immunologische und auf Entzündungen hinweisende Laborparameter sind zu untersuchen. Differenzialdiagnostisch sind ein myofasziales Schmerzsyndrom, rheumatische Erkrankungen, eine Sarkoidose, infektiöse Erkrankungen, wie beispielsweise die Borreliose, oder endokrine Stoffwechselstörungen, wie beispielsweise die Hypothyreose, auszuschließen. Sekundäre Fibromyalgien bei Sinusitis oder endokrinen Myopathien sowie medikamentös-toxische Myopathien sind zu berücksichtigen. Medikamentös kann bei der Fibromyalgie niedrig dosiert Amitriptylin eingesetzt werden (z. B. Saroten). Alternativ – insbesondere bei Schlafstörungen – kommt Trimipramin (Stangyl; z. B. 25 mg zur Nacht, langsam steigernd auf bis zu 100–150 mg täglich) zur Anwendung. Zusätzlich sind die Teilnahme an Selbsthilfegruppen und eine Psychotherapie zu erwägen.

13.7 Morbus Parkinson

Die typische Parkinson-Symptomatik besteht aus Rigor, Tremor und Hypokinese, es entstehen entsprechende Probleme beim Gehen, mit Starthemmung, fehlendem Mitschwingen der Arme sowie kleinschrittigem, schlürfendem Gang. Zudem bestehen Schwierigkeiten beim Drehen im Bett und beim Aufstehen aus dem Sitzen, Pro-, Retro- und Lateropulsionen, Schwierigkeiten, Bewegungen zu starten oder zu bremsen, vegetative Symptome mit Hypotonien, seborrhoische Dermatitis, Hyperhydrosis, Blasenfunktions- und Erektionsstörungen, Schluckstörungen und Obstipation. Psychische Veränderungen können ebenfalls auftreten. Bei 40% der Parkinson-Patienten besteht eine Depression. Vor Beginn der Parkinson-Therapie wirken viele Patienten starr und wenig schwingungsfähig. Bei einem Teil der Patienten ist dies jedoch ausschließlich durch die Hypokinese bedingt. Etwa 27% der Parkinson-Patienten entwickeln eine Demenz.

Neben dem primären Parkinson-Syndrom sind sekundäre Parkinson-Syndrome abzugrenzen, insbesondere bei der Creutzfeldt-Jacob-Erkrankung, ferner medikamentös-induziert durch Antipsychotika der ersten Generation, aber auch durch Metoclopramid, Reserpin, Tiaprid, Kalziumantagonisten und Antihistaminika. Sekundäre Parkinson-Syndrome sind auch posttraumatisch, metabolisch oder toxisch bedingt möglich. Besonders die Lewy-Body-Demenz geht mit einer Parkinson-Symptomatik einher. Typisch für die Lewy-Body-Demenz sind Fluktuationen, das Auftreten von optischen Halluzinationen und eine erhöhte Empfindsamkeit gegenüber der Gabe von Antipsychotika der ersten Generation (erhöhtes Auftreten EPS).

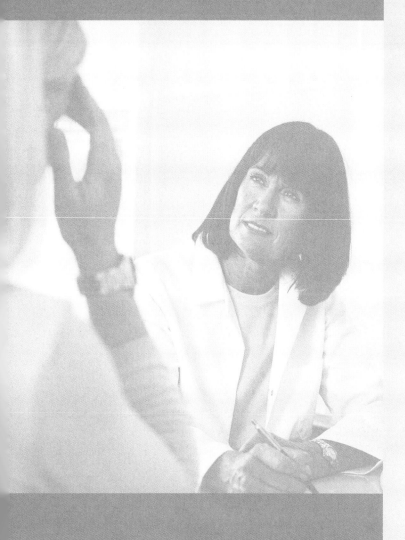

Anhang
mit Kopiervorlagen

Anhang zu Kapitel 12.1 Affektive Störungen: Depression

	Was unterstützt Ihre Depression?	Was vermindert Ihre Depression?
Gedanken		
Gefühle		
Situationen (Erlebnisse, Ereignisse)		
Aktivitäten		

Aus: Schäfer U., Rüther E. Tagebuch meiner Depression. Aktiv mit der Krankheit umgehen. Hans Huber Verlag, Bern, 2003.

Tagebuch meiner Depression

Datum:

Stimmung sehr depressiv traurig, bedrückt	1	2	3	4	5	6	7	8	9	10	glücklich, froh
Angst sehr ängstlich	1	2	3	4	5	6	7	8	9	10	angstfrei
Aktivität antriebslos	1	2	3	4	5	6	7	8	9	10	frisch, aktiv
Schlafen gestört	1	2	3	4	5	6	7	8	9	10	gut erholsam
Unruhe nervös, sehr unruhig	1	2	3	4	5	6	7	8	9	10	entspannt, gelassen

Aus: Schäfer U., Rüther E. Tagebuch meiner Depression. Aktiv mit der Krankheit umgehen. Hans Huber Verlag, Bern, 2003.

Tagebuch meiner Depression

	Datum:	Datum:	Datum:	Datum:	Datum:	Datum:	Datum:
Meine Stimmung *vor* der Aktivität 0 —————— 10 sehr froh, depressiv glücklich	0 —— 10	0 —— 10	0 —— 10	0 —— 10	0 —— 10	0 —— 10	0 —— 10
Was habe ich getan?							
Welche Aktivität?							
Meine Stimmung *nach* der Aktivität 0 —————— 10 sehr froh, depressiv glücklich	0 —— 10	0 —— 10	0 —— 10	0 —— 10	0 —— 10	0 —— 10	0 —— 10

Aus: Schäfer U., Rüther E. Tagebuch meiner Depression. Aktiv mit der Krankheit umgehen. Hans Huber Verlag, Bern, 2003.

Fragen für „Mein Traumbuch"

1. Inhalt des Traumes: Was habe ich geträumt?

2. Bezug zur Realität: Welchen möglichen Bezug zu meinem Alltag könnten meine Gefühle im Traum haben? Was belastet mich im Alltag besonders? Was hat mich in der Realität besonders beeindruckt?

3. Meine Gefühle im Traum:

4. Welche Gefühle werden in dem Traum deutlich? Stehen sie in Beziehung zu meiner derzeitigen Befindlichkeit im Alltag? Welchen Bezug haben meine Traumgefühle zu meinen Gefühlen am Tage?

5. Meine Gefühle beim Aufwachen:

6. Könnte der Traum mir auch Lösungswege/alternative Handlungsweisen/Empfehlungen für meinen Alltag geben?

7. Meine Gefühle beim Erzählen/Aufschreiben des Traumes:

8. Wie könnte der Traum auch anders (für mich positiver) geträumt werden (Tagtraum „gute Imagination"). Versuchen Sie, den Traum auch mit anderen Gefühlen zu erleben.

Fragen in Anlehnung an: Schäfer U., Rüther E. Tagebuch meiner Depression. Aktiv mit der Krankheit umgehen. Hans Huber Verlag, Bern, 2003.

Anhang zu Kapitel 12.1 Affektive Störungen: Bipolare Störungen

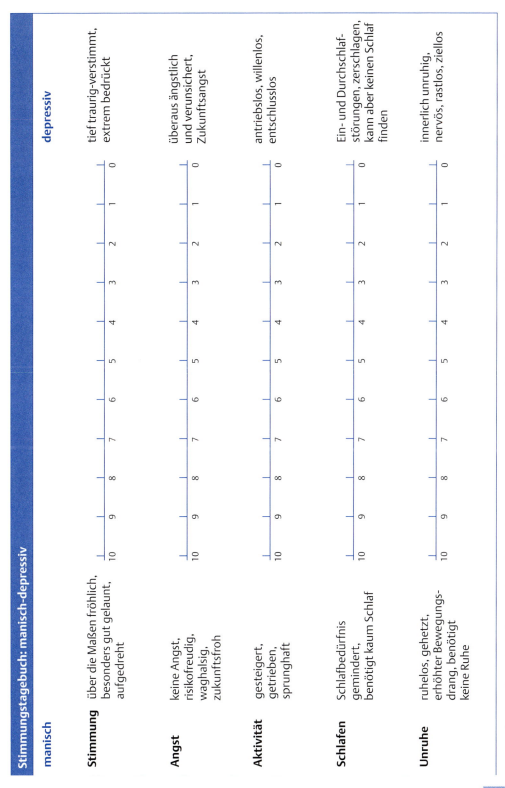

Aus: Schäfer U., Rüther E. Im Auf und Ab der Gefühle. Manie und Depression – die bipolare affektive Störung. ABW Wissenschaftsverlag, Berlin, 2004

Erstellung der Angsthierarchie

Situationen	Selbstbeobachtung – Schwierigkeitsgrad wenig Angst → extreme Angst
1. _____	1 2 3 4 5 6 7 8 9 10
2. _____	1 2 3 4 5 6 7 8 9 10
3. _____	1 2 3 4 5 6 7 8 9 10
4. _____	1 2 3 4 5 6 7 8 9 10
5. _____	1 2 3 4 5 6 7 8 9 10
6. _____	1 2 3 4 5 6 7 8 9 10
7. _____	1 2 3 4 5 6 7 8 9 10

Es geht also bei der Erstellung der Angsthierarchei um die Rangfolge der potenziell bedrohlichen Situationen.

Bei der Zwangserkrankung sollten im Rahmen des Gespräches ebenfalls die wichtigsten Bedingungsgefüge der Zwänge erläutert werden:

- Welche Zwänge liegen vor?
- Welche auslösenden Situationen gibt es für die Zwangsgedanken bzw. Zwangshandlungen?
- Wie viel Zeit „investieren" Sie pro Tag in Ihre Zwänge?
- Welche Folgen bzw. Auswirkungen haben Ihre Zwänge für Sie? Im Beruf? In der Familie?
- Wann haben Sie das erste Mal Ihre Zwänge bemerkt?
- Welche Belastungen (persönlich, familiär, beruflich) hatten Sie damals?
- Wie erklären Sie sich selbst Ihre Zwänge?

Beispielhaft sind im Folgenden einige Selbstbeobachtungs- und Selbsteinschätzungsskalen genannt. Möglicherweise hat Ihr behandelnder Arzt/Psychotherapeut Ihnen andere an die Hand gegeben. Es ist wichtig, dass Sie Ihre Angst kontrollieren können und in der Lage sind, Einfluss auf den Verlauf Ihrer Angststörung zu nehmen.

Schäfer U., Rüther E. Ängste – Schutz oder Qual? Angststörungen – Ein Ratgeber für Betroffene und Angehörige. ABW Wissenschaftsverlag, Berlin, 2005

Anhang zu Kapitel 12.7 Affektive Störungen: Angststörungen

Liebowitz-Skala zur Einschätzung des Schweregrades der Sozialen Phobie

Name: _____ Datum: _____

Anleitung: Bitte bewerten Sie alle Fragen. Den Bezugsrahmen bildet die vorangegangene Woche einschließlich des heutigen Tages. Sollte eine der genannten Situationen in der letzten Woche nicht aufgetreten sein, bewerten Sie den Punkt anhand der Selbsteinschätzung des Patienten. Fragen Sie den Patienten, wie er reagiert hätte, wenn die genannte Situation aufgetreten wäre. Bewerten Sie für jede Situation sowohl das Ausmaß an Angst oder Furcht, das der Patient empfunden hat, als auch die Häufigkeit, mit welcher der Patient die gefürchtete Situation vermieden hat.

	Angst/Furcht Gesamtpunktzahl				Vermeidungsverhalten Gesamtpunktzahl			
	keine (= 1)	gering (= 2)	mäßig (= 3)	stark (= 4)	nie (0%) (= 1)	gelegentlich (1–33%) (= 2)	häufig (34–67%) (= 3)	(fast) immer (68–100%) (= 4)
1. Benutzen eines öffentlichen Telefons								
2. Teilnahme an einer Aktivität in einer kleinen Gruppe								
3. In der Öffentlichkeit essen								
4. In der Öffentlichkeit trinken								
5. Mit einem Vorgesetzten oder einer Autoritätsperson sprechen								
6. Vor Publikum auftreten, handeln oder sprechen								
7. Zu einem Fest, einer Party gehen								
8. Bei der Arbeit beobachtet zu werden								
9. Beim Schreiben beobachtet zu werden								
10. Mit jemandem telefonieren, den man kaum kennt								
11. Mit jemandem sprechen, den man kaum kennt								
12. Mit Fremden zusammentreffen								
13. Besuchen einer öffentlichen Toilette								
14. Einen Raum betreten, in dem andere bereits sitzen								
15. Im Mittelpunkt der Aufmerksamkeit stehen								
16. Ohne Vorbereitung auf einer Veranstaltung sprechen								
17. An einem Test teilnehmen								
18. Gegenüber jemandem, den man kaum kennt, seine fehlende Zustimmung oder Anerkennung äußern								
19. Jemandem, den man wenig kennt, direkt in die Augen schauen								
20. Vor einer Gruppe einen vorbereiteten mündlichen Bericht geben								
21. Eine Liebes- oder Intimbeziehung aufnehmen								
22. Waren in einem Geschäft umtauschen								
23. Ein Fest, eine Party geben								
24. Dem hohen Druck eines Verkäufers widerstehen								

Schäfer U., Rüther E. Ängste – Schutz oder Qual? Angststörungen – Ein Ratgeber für Betroffene und Angehörige. ABW Wissenschaftsverlag, Berlin, 2005

Panik- und Agoraphobie-Skala

aus Bandelow B. Panik und Agoraphobie, Springer Verlag

Beurteilen Sie die letzte Woche

A) Panikattacken

A.1. Häufigkeit
- ☐ 0 keine Panikattacke in der letzten Woche
- ☐ 1 1 Panikattacke in der letzten Woche
- ☐ 2 2 oder 3 Panikattacken in der letzten Woche
- ☐ 3 4 – 6 Panikattacken in der letzten Woche
- ☐ 4 mehr als 6 Panikattacken in der letzten Woche

A.2. Schweregrad
- ☐ 0 keine Panikattacken
- ☐ 1 die Attacken waren meist leicht
- ☐ 2 die Attacken waren meist mittelschwer
- ☐ 3 die Attacken waren meist schwer
- ☐ 4 die Attacken waren meist extrem schwer

A.3. durchschnittliche Dauer eines Panikanfalls
- ☐ 0 keine Panikattacken
- ☐ 1 nur 1 bis 10 Minuten
- ☐ 2 über 10 bis 60 Minuten
- ☐ 3 über 1 bis 2 Stunden
- ☐ 4 über zwei Stunden und mehr

U. Traten die meisten Attacken unerwartet (spontan) auf oder erwartet (in gefährlichen Situationen)?
- ☐ 0 meistens unerwartet
- ☐ 1 häufiger unerwartet als erwartet
- ☐ 2 teilweise unerwartet, teilweise erwartet
- ☐ 3 häufiger erwartet als unerwartet
- ☐ 4 meistens erwartet

B) Agoraphobie, Vermeidungsverhalten

B.1. Häufigkeit des Vermeidungsverhaltens
- ☐ 0 keine Vermeidung Angst auslösender Situationen
- ☐ 1 selten Vermeidung Angst auslösender Situationen
- ☐ 2 gelegentlich Vermeidung Angst auslösender Situationen
- ☐ 3 häufig Vermeidung Angst auslösender Situationen
- ☐ 4 sehr häufig Vermeidung Angst auslösender Situationen

B.2. Anzahl der Angst auslösenden Situationen. Wie viele Situationen werden vermieden bzw. führen zu Panikattacken oder Beklemmung?
- ☐ 0 keine (bzw. keine Agoraphobie)
- ☐ 1 1 Situation
- ☐ 2 2–3 Situationen
- ☐ 3 4–8 Situationen
- ☐ 4 mehr als 8 Situationen

B.3. Relevanz der vermiedenen Situationen Wie wichtig waren die Situationen, die vermieden wurden?
- ☐ 0 unwichtig (bzw. keine Agoraphobie)
- ☐ 1 nicht besonders wichtig
- ☐ 2 mittelgradig wichtig
- ☐ 3 sehr wichtig
- ☐ 4 extrem wichtig

C) Antizipatorische Angst (Erwartungsangst, „Angst vor der Angst")

C.1. Häufigkeit der antizipatorischen Angst
- ☐ 0 keine antizipatorische Angst
- ☐ 1 selten Angst, eine Panikattacke zu bekommen
- ☐ 2 manchmal Angst, eine Panikattacke zu bekommen
- ☐ 3 häufig Angst, eine Panikattacke zu bekommen
- ☐ 4 ständig Angst, eine Panikattacke zu bekommen

C.2. Intensität der antizipatorischen Angst
- ☐ 0 keine antizipatorische Angst
- ☐ 1 gering
- ☐ 2 mäßig
- ☐ 3 stark
- ☐ 4 sehr stark

Panik- und Agoraphobie-Skala, Teil 2

aus Bandelow B. Panik und Agoraphobie, Springer Verlag

D) Einschränkung

D.1. Einschränkung im familiären Bereich (Partnerschaft, Kinder usw.)
- ☐ 0 keine Einschränkung
- ☐ 1 leichte Einschränkung
- ☐ 2 mittlere Einschränkung
- ☐ 3 starke Einschränkung
- ☐ 4 maximale Einschränkung

D.2. Einschränkung im sozialen und Freizeit-Bereich (gesellschaftliche Veranstaltungen wie Kino usw.)
- ☐ 0 keine Einschränkung
- ☐ 1 leichte Einschränkung
- ☐ 2 mittlere Einschränkung
- ☐ 3 starke Einschränkung
- ☐ 4 maximale Einschränkung

D.3. Einschränkung im beruflichen Bereich (bwz. Hausarbeit)
- ☐ 0 keine Einschränkung
- ☐ 1 leichte Einschränkung
- ☐ 2 mittlere Einschränkung
- ☐ 3 starke Einschränkung
- ☐ 4 maximale Einschränkung

E) Gesundheitssorgen

E.1. Sorge um gesundheitlichen Schaden. Der Patient war in Sorge, durch die Störung gesundheitlichen Schaden zu erleiden
- ☐ 0 trifft überhaupt nicht zu
- ☐ 1 trifft kaum zu
- ☐ 2 trifft teilweise zu
- ☐ 3 trifft überwiegend zu
- ☐ 4 trifft ausgesprochen zu, gesundheitlicher Schaden befürchtet

E.2. Annahme einer organischen Störung. Der Patient war fest davon überzeugt, dass seine Angstsymptome auf eine körperliche und nicht auf eine seelische Störung zurückzuführen waren
- ☐ 0 trifft überhaupt nicht zu, eher seelische Ursache angenommen
- ☐ 1 trifft kaum zu
- ☐ 2 trifft teilweise zu
- ☐ 3 trifft überwiegend zu
- ☐ 4 trifft ausgesprochen zu, eher körperliche Ursache angenommen

Gesamtwert: Addieren Sie alle Itemwerte außer U

Schäfer U., Rüther E. Ängste – Schutz oder Qual? Angststörungen – Ein Ratgeber für Betroffene und Angehörige. ABW Wissenschaftsverlag, Berlin, 2005

Panik-Tagebuch

Für wissenschaftliche Untersuchungen, aber auch in der klinischen Praxis ist es manchmal sinnvoll, die Häufigkeit der Panikattacken objektiv mit Hilfe eines Tagebuches festzustellen. Hier ein Beispiel für ein Tagebuch:

Panikattacken
DSM-IV-Version

Patient:

Füllen Sie dieses Tagebuch nach jeder Panikattacke aus. Bringen Sie es zu jedem Besuch mit.

Tragen Sie hier nacheinander alle Panikattacken ein:

Attacke Nr.	1	2	3	4	5	6	7	8	9	10
Datum (z.B. 12.3.1993)										
Zeit (z.B. 14.00)										
X = nur 1–3 Symptome										
Dauer (in Minuten)										
Schweregrad (s.u.)										

Symptome, die bei einer Panikattacke auftreten können: Eine klar abgegrenzte Episode intensiver Angst und Unbehagens, während der mindestens 4 nachfolgenden Symptome abrupt auftreten und innerhalb von 10 Minuten einen Höhepunkt erreichen:

- Palpation, Herzklopfen oder beschleunigter Herzschlag
- Schwitzen
- Zittern oder Beben
- Gefühl der Kurzatmigkeit oder Atemnot
- Erstickungsgefühle
- Schmerzen oder Beklemmungsgefühle in der Brust
- Übelkeit oder Magen-Darm-Beschwerden
- Schwindel, Unsicherheit, Benommenheit oder der Ohnmacht nahe sein
- Derealisation (Gefühle der Unwirklichkeit) oder Depersonalisation (sich losgelöst fühlen)
- Angst, die Kontrolle zu verlieren oder verrückt zu werden
- Angst zu sterben
- Parästhesien (Taubheit oder Kribbelgefühle)
- Hitzewallungen oder Kälteschauer

Zählen Sie die Anzahl der Symptome, die Sie bei Ihren Panikattacken hatten. Wenn es nur 1–3 waren (unvollständige Panikattacke), tragen Sie dabei in der Spalte „1–3 Symptome" ein „X" ein.

Schweregrad: 1 = leicht, 2 = mittelschwer, 3 = schwer, 4 = sehr schwer

Bandelow B. Panik und Agoraphobie. Springer Verlag

Stresstagebuch 1 für Patienten

Notieren Sie sich die Dinge oder Situationen, die dazu führen, dass Sie sich gestresst fühlen:

_____
_____
_____
_____
_____
_____

Welche Aktivitäten machen Ihnen Spaß und vermindern Ihren Stress?

_____
_____
_____
_____
_____
_____

Wie fühlen Sie sich in Stresssituationen? Woran erkennen Sie die Stresssituationen?

_____
_____
_____
_____
_____

Welche Kontakte tun Ihnen gut?

_____
_____
_____
_____
_____

Welche Dinge können Sie tun, um Ihren Zustand günstig zu beeinflussen?

_____
_____
_____
_____
_____
_____

Achten Sie auf ausreichende Bewegung und genügend Schlaf!

_____
_____
_____
_____
_____
_____

Schäfer U., Rüther E. Schizophrenie. Eine Krankheit – kein Unwort. ABW Wissenschaftsverlag, Berlin, 2004

Tagebuch über beobachtete Nebenwirkungen

Notieren Sie die beobachteten Nebenwirkungen und besprechen Sie diese mit Ihrem Arzt!

Datum	Beobachtete Nebenwirkungen	Medikament	Dosierung

Schäfer U., Rüther E. Schizophrenie. Eine Krankheit – kein Unwort. ABW Wissenschaftsverlag, Berlin, 2004

Tagebuch für Frühwarnzeichen

Wie fühlen Sie sich (z.B. nervös, unruhig, misstrauisch)?

Wie verhalten Sie sich? (z.B. ziehen Sie sich zurück? Gehen Sie weniger raus? Treffen Sie Ihre Freunde nicht mehr?)

Was für Gedanken gehen in Ihrem Kopf herum (z.B. sich selbst zu verletzen, dass andere Ihnen etwas Böses wollen)?

Was haben Sie getan, um Ihre Gefühle, Gedanken und Stimmungen zu verändern? (z.B. mehr Ruhe gegönnt, den Arzt aufgesucht, die Medikamente erhöht?)

Welche Stimmung haben Sie (z.B. niedergeschlagen, wütend, zornig)?

Was können Sie tun, um Stresssituationen zu verringern?

Schäfer U., Rüther E. Schizophrenie. Eine Krankheit – kein Unwort. ABW Wissenschaftsverlag, Berlin, 2004

Stresstagebuch 2

Welche Situationen sind für Sie Stresssituationen?

Wie reagieren Sie auf Stress?

Was können Sie tun, um den Stress zu vermindern?

Schäfer U., Rüther E. Schizophrenie. Eine Krankheit – kein Unwort. ABW Wissenschaftsverlag, Berlin, 2004

Anhang zu Kapitel 12.9 Schizophrenie

Frühwarnzeichen – Patienten

(nach Herzl und Melville, Am J Psychiatry 1980; 137: 801–805)

Sind bei Ihnen folgende Frühwarnzeichen aufgetreten?

Vermehrte innere Unruhe, Angespanntsein, Nervosität	☐ ja	☐ nein
Appetitsminderung	☐ ja	☐ nein
Konzentrationsprobleme	☐ ja	☐ nein
Schlafstörungen	☐ ja	☐ nein
Freudlosigkeit	☐ ja	☐ nein
Depressive Verstimmung	☐ ja	☐ nein
Gedächtnis- und Merkfähigkeitsstörungen	☐ ja	☐ nein
Sozialer Rückzug, Interesselosigkeit	☐ ja	☐ nein
Zwangsgedanken	☐ ja	☐ nein
Gefühl, ausgelacht zu werden, oder Gefühl, dass Leute über mich reden	☐ ja	☐ nein
Stimmenhören	☐ ja	☐ nein
Gedanken, von anderen beobachtet oder kontrolliert zu werden	☐ ja	☐ nein
Aggressivität	☐ ja	☐ nein
Vernachlässigung der Körperpflege	☐ ja	☐ nein
Vermehrte Streitigkeiten mit dem Partner	☐ ja	☐ nein
Gedanken, sich etwas anzutun	☐ ja	☐ nein
Gedanken daran, andere zu verletzen	☐ ja	☐ nein
Vermehrte Ängste	☐ ja	☐ nein
Drogeneinnahme	☐ ja	☐ nein
Vermehrter Alkoholgenuss	☐ ja	☐ nein

Schäfer U., Rüther E. Schizophrenie. Eine Krankheit – kein Unwort. ABW Wissenschaftsverlag, Berlin, 2004

Frühwarnzeichen – Angehörige

(nach Herzl und Melville, Am J Psychiatry 1980; 137: 801–805)

Sind bei Ihrem Angehörigen folgende Frühwarnzeichen aufgetreten?

Vermehrte innere Unruhe, Angespanntsein, Nervosität	☐ ja	☐ nein
Appetitsminderung	☐ ja	☐ nein
Konzentrationsprobleme	☐ ja	☐ nein
Schlafstörungen	☐ ja	☐ nein
Freudlosigkeit	☐ ja	☐ nein
Depressive Verstimmung	☐ ja	☐ nein
Gedächtnis- und Merkfähigkeitsstörungen	☐ ja	☐ nein
Sozialer Rückzug, Interesselosigkeit	☐ ja	☐ nein
Zwangsgedanken	☐ ja	☐ nein
Gefühl, ausgelacht zu werden, oder Gefühl, dass Leute über ihn reden	☐ ja	☐ nein
Stimmenhören	☐ ja	☐ nein
Gedanken, von anderen beobachtet oder kontrolliert zu werden	☐ ja	☐ nein
Aggressivität	☐ ja	☐ nein
Vernachlässigung der Körperpflege	☐ ja	☐ nein
Vermehrte Streitigkeiten mit dem Partner	☐ ja	☐ nein
Gedanken, sich etwas anzutun	☐ ja	☐ nein
Gedanken daran, andere zu verletzen	☐ ja	☐ nein
Vermehrte Ängste	☐ ja	☐ nein
Drogeneinnahme	☐ ja	☐ nein
Vermehrter Alkoholgenuss	☐ ja	☐ nein

Schäfer U., Rüther E. Schizophrenie. Eine Krankheit – kein Unwort. ABW Wissenschaftsverlag, Berlin, 2004

Schlafprotokolll zur Beurteilung der Schlafqualität

Bitte schätzen Sie anhand der ersten 5 Fragen Ihren Schlaf morgens nach dem Aufstehen auf jeder Bewertungsskala zwischen den zwei angegebenen Extremen ein. Auf die gleiche Weise schätzen Sie anhand der Fragen 6 – 8 Ihr Befinden am folgenden Tage abends vor dem Zubettgehen ein. Bitte entscheiden Sie sich spontan und machen Sie ein Kreuz an der entsprechenden Stelle der Skala. Zu jedem Kreuz der Skala lässt sich ein Punktewert am oberen und unteren Teil der Frage ablesen. Wenn Sie die Einzelwerte zusammenzählen, erhalten Sie den Gesamtpunktewert eines Tages.

Nacht (bitte nach dem Aufstehen bearbeiten)

1. Wie gut sind Sie gestern eingeschlafen?

konnte gar nicht einschlafen	1	2	3	4	5	6	7	8	9	10	bin sofort eingeschlafen

2. Wie lange haben Sie insgesamt geschlafen?

gar nicht	1	2	3	4	5	6	7	8	9	10	vollkommen ausreichend

3. Wie häufig sind Sie nachts aufgewacht?

ständig	1	2	3	4	5	6	7	8	9	10	gar nicht

4. Wie erholsam war Ihr Schlaf?

miserabel, sehr schlecht	1	2	3	4	5	6	7	8	9	10	ausgezeichnet, sehr gut

5. Wie fühlen Sie sich jetzt am Morgen?

schrecklich müde, erschöpft, lustlos	1	2	3	4	5	6	7	8	9	10	wundervoll, fröhlich, ausgeruht, aktiv

Tag (bitte vor dem Zubettgehen bearbeiten)

6. Wie ausgeglichen fühlten Sie sich heute?

äußerst nervös, labil, reizbar	1	2	3	4	5	6	7	8	9	10	völlig ruhig, entspannt

7. Wie energiegeladen fühlten Sie sich?

schrecklich müde, abgespannt	1	2	3	4	5	6	7	8	9	10	vollkommen frisch, energiegeladen

8. Wie leistungsfähig waren Sie heute?

unproduktiv, sehr zerfahren	1	2	3	4	5	6	7	8	9	10	sehr leistungsfähig, konzentriert

Auswertungshilfe für das Schlafprotokoll:
Je niedriger die Punktzahl ist, desto schlechter ist die Qualität Ihres Schlafs einzuschätzen. Die Werte sind lediglich Richtwerte, im Einzelfall sind durchaus Abweichungen davon möglich. Schlafqualität bei Gesamtpunktwert:

8 – 13	sehr schlecht		41 – 54	ausreichend
14 – 27	schlecht		55 – 67	gut
28 – 40	leicht vermindert		68 – 80	sehr gut

Schäfer U., Rüther E. Gut schlafen – fit am Tag: Ein Traum? ABW Wissenschaftsverlag, Berlin, 2004

Einschätzung durch die pflegenden Angehörigen	Selbsteinschätzung von Gedächtnisstörungen:
Fallen Ihrem Angehörigen Namen, Adressen, Telefonnummern, Geburtstage so gut und schnell wie früher ein? ☐ ja, genauso wie früher ☐ nein, manchmal langsamer ☐ nein, immer deutlich langsamer	Fallen Ihnen Namen, Adressen, Telefonnummern, Geburtstage so gut und schnell wie früher ein? ☐ ja, genauso wie früher ☐ nein, manchmal langsamer ☐ nein, immer deutlich langsamer
Macht Ihr Angehöriger wie früher Urlaub, Besuche, Kurse und geht Aktivitäten und Hobbys nach? ☐ ja, wie früher ☐ nein, manchmal weniger ☐ nein, deutlich weniger	Machen Sie wie früher Urlaub, Besuche, Kurse und gehen Sie Aktivitäten und Hobbys nach? ☐ ja, wie früher ☐ nein, manchmal weniger ☐ nein, deutlich weniger
Erledigt Ihr Angehöriger seinen Haushalt, seine Einkäufe und seine Feiern wie früher? ☐ ja, wie früher ☐ nein, manchmal schlechter ☐ nein, immer deutlich schlechter	Erledigen Sie Ihren Haushalt, Ihre Einkäufe und Ihre Feiern wie früher? ☐ ja, wie früher ☐ nein, manchmal schlechter ☐ nein, immer deutlich schlechter
Gelingt es Ihrem Angehörigen, seine tägliche Kleidung/Garderobe witterungsangemessen zusammenzustellen und seine Körperpflege täglich zu machen? ☐ ja, wie früher ☐ nein, manchmal schlechter ☐ nein, immer deutlich schlechter	Gelingt es Ihnen, Ihre tägliche Kleidung/Garderobe witterungsangemessen zusammenzustellen und Ihre Körperpflege täglich zu machen? ☐ ja, wie früher ☐ nein, manchmal schlechter ☐ nein, immer deutlich schlechter
Plant Ihr Angehöriger seinen Tagesablauf wie früher? ☐ ja, wie früher ☐ nein, manchmal weniger ☐ nein, häufig weniger	Planen Sie Ihren Tagesablauf wie früher? ☐ ja, wie früher ☐ nein, manchmal weniger ☐ nein, häufig weniger

Schäfer U., Rüther E. Demenz – Gemeinsam den Alltag bewältigen. Hogrefe Verlag, Göttingen, 2004

Literatur

Benkert, O., Hippius, H.: Kompendium der Psychiatrischen Pharmakotherapie. 4. Aufl., Springer Verlag, Berlin, Heidelberg, New York, 2003

Berger, M.: Psychiatrische Erkrankungen. 2. Aufl., Urban und Fischer Verlag, München, Jena, 2004

Dilling H. (Hrsg.): Internationale Klassifikation psychischer Störungen ICD-10, Kapitel V, (F), Klinisch diagnostische Leitlinien. 5. Aufl., Huber, Bern, 2004

Dilling H., Relmer, C.: Psychiatrie und Psychotherapie. 3. Aufl., Springer, Berlin, 1998

Dörner, K., Bargfrede, H.: Irren ist menschlich: Lehrbuch der Psychiatrie/Psychotherapie. 2. Aufl., Psychiatrie Verlag, Bonn, 2002

Gaebel, W., Müller-Spahn, F. (Hrsg.): Diagnostik und Therapie psychischer Störungen. Kohlhammer, Stuttgart, 2002

Hell, D., Endrass, J.: Kurzes Lehrbuch der Psychiatrie: das Basiswissen mit Repetitoriumsfragen. 1. Aufl., Hans Huber Verlag, Bern, 2003

Huber, G.: Psychiatrie Lehrbuch für Studium und Weiterbildung. 7. Aufl., Schattauer Verlag, Stuttgart, 2003

Klingelhöfer, J., Rentrop, M.: Klinikleitfaden Neurologie, Psychiatrie. 3. Aufl., Urban & Fischer, München, Jena, 2001

Linden, M., Maier, W., Achberger, M., Herr, R., Helmchen, H., Benkert, O.: Psychische Erkrankungen und ihre Behandlung in Allgemeinarztpraxen in Deutschland. Nervenarzt 1996; 67 (3): 205–215

Michel, K., Harden, F.: Psychiatrie für Pflegeberufe. 4. Aufl., Hippokrates Verlag, Stuttgart, 2002

Möller, H.-J., Laux, G., Kampfhammer, H.-P. (Hrsg.): Psychiatrie und Psychotherapie. 2. Aufl., Springer, Berlin, 2003

Möller, H.-J., Laux, G, Deister, A. (Hrsg.): Psychiatrie und Psychotherapie. 3. Aufl., Thieme Verlag, Stuttgart, 2005

Möller, H.-J.: Psychiatrie – Ein Leitfaden für Klinik und Praxis. 4. Aufl., Verlag W. Kohlhammer GmbH, Stuttgart, 2002

Müller, C., Lexikon der Psychiatrie. 2. Aufl., Springer, Berlin, 1986

Plog, U.: Von einer, die auszog, die Psychiatrie des Zuhörens zu lehren. 1. Aufl., Psychiatrie-Verlag GmbH, Bonn, 2003

Rahn, E., Mahnkopf, A., Jungglas, J.: Lehrbuch Psychiatrie für Studium und Beruf. 3. Aufl., Psychiatrie Verlag, Bonn, 2005

Regier, D. A., Narrow, W. E., Rae, D. S., Manderscheid, R. W., Locke, B. Z., Goodwin, F. K.: The de facto US mental and addictive disorders service system. Epidemiologic catchment area prospective 1-year prevalence rates of disorders and services. Arch. Gen. Psychiatry 1993; 50 (2): 85–94

Ruf, G., Retzer, A.: Systematische Psychiatrie: Ein ressourcenorientiertes Lehrbuch. 1. Aufl., Klett-Cotta Verlag, Stuttgart, 2005

Tölle, R.: Psychiatrie einschließlich Psychotherapie. 13. Aufl., Springer-Verlag, Berlin, Heidelberg, New York, 2003
Werner, W., Bernardt, O.: Lehrbuch der Krankenhauspsychiatrie: Psychiatrie im sozialen Kontext. 3. Aufl., Schattauer Verlag, Stuttgart, 2004

Literatur Kinder- und Jugendpsychiatrie

Eggers, C., Fegert J.M., Resch, F. (Hrsg.): Psychiatrie und Psychotherapie des Kindes- und Jugendalters. Springer Verlag, Berlin, 2004
Goodman, R., Scott, S., Rothenberger, A.: Kinderpsychiatrie, Kompakt. Steinkopf Verlag, Darmstadt, 2000
Knölker, U., Mattejat, F., Schulte-Markwort, M.: Kinder- und Jugendpsychiatrie- und Psychotherapie, systematisch. 2. Aufl., Uni-med, Bremen, 2000
Winkel, R.: Pädagogische Psychiatrie für Eltern, Lehrer und Erzieher: Einführung in neurotische und psychotische Schul- und Erziehungswirklichkeiten. 4. Aufl., Schneider Verlag, Hohengehren, 2004

Ratgeber für Patienten und Angehörige

Schäfer, U., Rüther, E.: Gut schlafen – fit am Tag: Ein Traum? Ein Ratgeber bei Schlafstörungen. ABW Wissenschaftsverlag, Berlin, 2004
Schäfer, U., Rüther, E.: Tagebuch meiner Depression. Aktiv mit der Krankheit umgehen. Hans Huber Verlag, Bern, 2003
Schäfer, U., Rüther, E.: Schizophrenie. Eine Krankheit – kein Unwort. Ein Ratgeber. ABW Wissenschaftsverlag, Berlin, 2004
Schäfer, U., Rüther, E.: Im Auf und Ab der Gefühle. Manie und Depression – die bipolare affektive Störung. Ein Ratgeber. ABW Wissenschaftsverlag, Berlin, 2004
Schäfer, U., Rüther, E.: ADHS Im Erwachsenenalter. Ein Ratgeber für Betroffene und Angehörige. Hogrefe Verlag, Göttingen, Bern, Toronto, Seattle, 2005
Schäfer, U., Rüther, E.: Demenz – Gemeinsam den Alltag bewältigen. Ein Ratgeber für Angehörige und Pflegende. Hogrefe Verlag, Göttingen, Bern, Toronto, Seattle, 2004
Schäfer, U., Rüther, E.: Ängste – Schutz oder Qual. Angststörungen – Ein Ratgeber für Betroffene und Angehörige. ABW Wissenschaftsverlag, Berlin, 2005
Schäfer, U.: Depressionen im Kindes- und Jugendalter. Verlag Hans Huber, Bern, 1999
Schäfer, U.: Depressionen im Erwachsenenalter. Ein kurzer Ratgeber für Betroffene und Angehörige. Verlag Hans Huber, Bern, 2001
Schäfer, U.: Musst du dauernd rumzappeln? Die hyperkinetische Störung: Ein Ratgeber. 2. Aufl., Verlag Hans Huber, Bern, 2000
Schäfer, U.: Tim Zippelzappel und Philipp Wippelwappel – Eine Geschichte für Kinder mit AD(H)S-Syndrom. Verlag Hans Huber, Bern, 2003

Sachverzeichnis

A

Abhängigkeit
– im Alter 35
– Diagnose 133
– körperliche 133 f
– psychische 134
– Schlafmittel 26 f
ADHS s. Aufmerksamkeitsdefizit-Hyperaktivitäts-Störung
Adoleszenz, Entwicklungskrise 181
Affektinkontinenz 19
Affektive Störung 49 ff
– bipolare s. Bipolare Störung
– Suizidalität 47
Affektlabilität 19, 149
Agoraphobie 71, 73
– mit Panikstörung 73
Agrammatismus 176
Agranulozytose, Clozapin-bedingte 26
Aktivitätsstörung 126
Alexithymie 67
Alkoholabhängigkeit 5, 132 ff
– im Alter 35 f
– Aufmerksamkeitsdefizit-Hyperaktivitäts-Störung 127
– Delir 161
– Entwöhnungsbehandlung 138
– Selbsthilfegruppe 138
– Therapie 138
Alkoholfolgekrankheiten 135 f
Alkoholhalluzinose 138, 163
Alkoholintoxikation 136
Alzheimer-Demenz 154
– Behandlung 158
– morphologische Veränderung 157
– Phasen 156
– Verhaltensauffälligkeit 154, 159
Amisulprid 26
– bei Kindern/Jugendlichen 169

Amitriptylin 23, 58, 191 f, 194
Amnesie 153
Amnestisches Syndrom 162
Amphetamin 140
Amphetaminabusus
– Halluzinose 163
– Wahnsyndrom 162
Angst 18
– Differenzialdiagnose 74 f
– nächtliche, Kindesalter 178
– vor Schlafstörung 112 f
Angststörung 71 ff
– Ätiologie 72
– generalisierte 71, 74
– – Therapie 76
– organisch bedingte 163
– Psychotherapie 75 f
Angstsyndrom, Kinder/Jugendliche 171
Anorexia nervosa 97 ff
– Ätiologie 99
– körperliche Symptome 98 f
– Mortalität 100
– Therapie 100
Anpassungsstörung 68 f
– im Alter 35
– mit vorherrschendem Erscheinungsbild 68
Anticholinerges Syndrom, zentrales 45
Antidementiva 28, 158
Antidepressiva 21 ff, 56 ff
– bei ADHS 132
– appetitsteigernde 23
– Indikation 22
– Intoxikation 43
– bei Kindern/Jugendlichen 169 f
– Reaktion, paradoxe 46
– bei Schlafstörung 119, 121
– sedierende 69, 121
– Switch-Risiko 63
– tetrazyklische 21
– trizyklische 21, 23, 76, 90
– – Dosierung 57 f

– – Reaktion bei Kombination mit Stimulanzien 140
– unerwünschte Wirkung 22
– – Notfall 48
– Wirkweise 22
Antihistaminika bei Schlafstörung 120, 122
Antipsychotika 25 ff, 89 ff
– erste Generation 25 f, 89 f
– hochpotente 25
– Indikation 26
– bei Kindern/Jugendlichen 169
– niederpotente 25, 122
– bei Schlafstörung 120, 122
– sedierende 25
– unerwünschte Wirkung 26 f, 44 f, 63, 89, 122
– – extrapyramidale 25, 27
– – Notfall 47 f
– zweite Generation 25 f, 89 f
Antipsychotikaintoxikation 43
Antriebsarmut 19
Antriebssteigerung 19
Anxiolytika 27 f, 69
Atomoxetin 132
Aufmerksamkeitsdefizit-Hyperaktivitäts-Störung 5, 126 ff, 173 f
– Anamnese 130, 174
– Ätiologie 128 f, 174
– Diagnose 130, 174
– Differenzialdiagnose 129, 176
– beim Erwachsenen, Therapie 130 ff
– Folgen 127 f, 174
– genetischer Einfluss 128
– Psychotherapie 131
– Risikofaktoren 129
– Symptome 126 f
– Therapie 28 f, 174 f
– – medikamentöse 131 f, 174 f

B

Baldrian 120, 122
Barbituratabhängigkeit 141
Barbituratintoxikation 43
Beeinträchtigung, kognitive,
  leichte, im Alter 154
Beeinträchtigungswahn 17
Beinbewegungen,
  unwillkürliche 109, 111
Belastungsreaktion, akute 69
Belastungsstörung,
  posttraumatische 69 ff
Benperidol 26
Benzodiazepine 27, 90
– Abhängigkeitsentwick-
  lung 27 f, 118, 133
– bei älteren Menschen 36
– Anwendung 28
– paradoxe Reaktion 46, 118
– unerwünschte Wirkung 27 f
Benzodiazepin-Hypnotika
  118 f, 121
Benzodiazepinintoxikation 43
– Notfall 48
Bewusstseinslage,
  wechselnde 161
Bewusstseinsstörung 16 ff, 41 f
– subakute 161
– Ursache 42
Bewusstseinsverlust,
  kurzzeitiger 192
Beziehungswahn 17
Biperidin 44, 48
Bipolare Störung 60 ff
– Neurobiologie 61
– Rezidivprophylaxe 63
– Therapie 24, 62 f
BMI (Body-Mass-Index) 99
Borderline-Typus 146 f
Bulimia nervosa 97 ff
– Ätiologie 99
– körperliche Symptome 98 f
– Therapie 100
Buspiron 76

C

Cannabisgebrauch 139
Carbamazepin 24
– bei Kindern/Jugendlichen 170
Chloralhydrat 120, 122
Cholinesterasehemmer 28, 158
Chronotherapie 117
Citalopram 23, 58, 76

Clomethiazol 120, 122, 138
Clomipramin 23, 58, 76
Clopenthixol 26
Clozapin 26
– unerwünschte Wirkung 27
Creutzfeldt-Jakob-
  Krankheit 155, 195
Cyclopyrrolone 119

D

D-Amphetamin 28
Delinquenz 147
Delir 46, 153, 161
– Ätiologie 161
Delirium tremens 136 f
Demenz 153 ff
– Angehörigenberatung 160
– degenerative, primäre 156
– Diagnostik 157 f
– Differenzialdiagnostik 156
– frontotemporale 156
– Früherkennung 154 f
– Psychotherapie 159 f
– Risikofaktoren 157
– sekundäre 155
– vaskuläre 155
– – Behandlung 158 f
Denkstörung 161
– formale 17, 80
– inhaltliche 17, 80
Denkzerfahrenheit 17, 80
Depersonalisation 19
Depression 3, 49 ff
– Angehörigenaufklärung 60
– ängstlich-agitierte 22
– Anpassungsstörung
  im Alter 35
– nach Apoplexie 36
– Ätiologie 52 ff
– atypische 22
– Aufklärung 50
– Erstmanifestation einer
  bipolaren Störung 63
– Kernsymptome 50
– Kinder/Jugendliche 171 f
– Komorbidität 51, 54, 56 f
– körperliche Beschwerden 54
– bei körperlicher Erkrankung 55
– medikamentenbedingte 55
– organisch bedingte 53, 162
– Persönlichkeitsmerkmale 53
– postpartale 55
– postpsychotische 83

– Prognose 49 f
– Psychoedukation 60
– psychologische Konzepte 53
– Psychotherapie 59
– – interpersonelle 59
– mit psychotischen
  Symptomen 23
– rezidivierende 51
– Rezidivprophylaxe 57
– saisonal abhängige 54
– Schizophrenie 81, 92
– Schlafstörung 106
– substanzinduzierte 53
– Suizidrisiko 52
– Therapie 21 ff, 56 ff
– – Dauer 57
– – kognitive 30 f
– Therapieresistenz 56, 58 f
– Untersuchung 51
– Verhaltenstherapie 59
Deprivation 184
Derealisation 19
Desipramin 23
Deviation, sexuelle 152
Diazepam 118 f
Dopaminagonisten 109 f
Doxepin 23, 58
Drogenabhängigkeit 133, 139
– Substitutionsbehandlung 140
Drogenabusus, Wahnsyn-
  drom 162
Drug Monitoring 58
Durchschlafstörung 20
– Kindesalter 178
– Restless-legs-Syndrom 108 f
– Schlafapnoesyndrom 107 f
Dysgrammatismus 176
Dyskalkulie 179 f
Dyskinesie, akute 44
Dyslalie 176
Dysthymie 51 f

E

EEG s. Elektroenzephalographie
Einschlafattacken am Tag 123
Einschlafstörung 20
– Kindesalter 178
– Restless-legs-Syndrom 108 f
– Schlafapnoesyndrom 107 f
Elektroenzephalographie 12
Elternberatung 167
EMDR (Eye Movement
  Desensitization and
  Reprocessing) 70

Endokrinologische Erkrankung
  im Alter   37
Enkopresis   178
Entlastungsdepression   54
Entspannungstherapie   116
Entwicklungsalter, Verhaltens-
  auffälligkeit   165 f
Entwicklungskrise,
  Adoleszenz   181
Entwicklungsstörung   176 ff
– geistige   182 f
– – Früherkennung   183
– – Komorbidität   182 f
– – psychiatrische Erkran-
    kung   183
– umschriebene   179 ff
Entzündungsreaktion,
  psychische Störung   163
Enuresis   177 f
– diurna   177
– nocturna   177
– organisch bedingte   177
– primäre   177
Erinnerung, traumabezogene,
  wiederkehrende   69 f
Erregung
– akute   46
– Schizophrenie   81
Erschöpfungsdepression   54
Escitalopram   23, 76
Essstörung   97 ff
– Ätiologie   99
– Therapie   100
Expositionsverfahren bei
  Angststörung   75
Expressed-Emotion-Modell,
  Schizophrenie   86 f

F

Familientherapie   309 f, 93 f, 168
Flashbacks   69 f
Flooding   75
Flunitrazepam   119
Fluoxetin   23, 58, 76
Flupenthixol   26
Fluphenazin   26
Flurazepam   118 f
Fluvoxamin   23, 58, 76
Fremdanamnese   11
Fremdgefährdung   7
Früherwachen   20

G

Gedächtnisleistung,
  Testung   15
Gedächtnisstörung   16
Gedankenausbreitung   19, 81
Gedankeneingebung   19, 81
Gedankenentzug   19, 81
Gerontopsychiatrie   33 ff
Geschlechtsidentitäts-
  störung   152 f
Gesichtsschmerz   192
– atypischer   192
– neuralgiformer   192
Gilles-de-la-Tourette-
  Syndrom   77, 172 f
Größenfantasien   150
Größenwahn   17

H

Halluzination   18, 81
Halluzinose, organisch
  bedingte   163
Haloperidol   26
Hang-over   27
Heroin   139
HIV-Infektion   14
Hochstimmung, manische   60
Hopfen   120, 122
Hörstörung
– im Alter   37
– bei Tinnitus   189
Hungerempfinden,
  verändertes   97
Huntington, Morbus,
  Demenz   156
Hyperaktivitäts-Syndrom
  s. Aufmerksamkeitsdefizit-
  Hyperaktivitäts-Syndrom
Hyperkinetische Störung
  des Sozialverhaltens   126
Hypersomnie   124
Hypnotika   27 f
Hypochondrische Störung
  64, 66
Hypokinese   194 f

I

Ich-Erlebnis-Störung   81
Ich-Störung   19
Imidazopyridine   119
Imipramin   23, 58, 76

Impulskontrolle,
  verminderte   142, 146
Inhalanziengebrauch   139
Inkontinenz im Alter   37
Insomnie   107
– primär psychophysio-
  logische   112 f
– primäre   112 f
Intelligenzleistung, testpsychologische Diagnostik   15
Intelligenzquotient   182

J

Jet-lag   105, 123
– Melatonin-Wirkung   122
Johanniskraut   23, 59, 122
– Nebenwirkungen   59

K

Kataplexie   123
Katatonie, febrile, akute   45, 47
Kindesmisshandlung   184 ff
Kokaingebrauch   140
Koma   16, 42
Kontrollzwang   77
Konzentrationsleistung,
  Testung   15
Körpergewichtszunahme,
  Lithium-bedingte   25
Körpermissempfindung   81
Körperschemastörung   97
Korsakow-Syndrom   16
– alkoholisches   137

L

Laboruntersuchung   11 ff
– spezifische   13 f
Lamotrigin   24 f
– Aufdosierung   25
– Interaktion   25
L-Dopa   109 f
Legasthenie   176, 179
– Therapie   180
Leibempfindensstörung   18
Lese- und Rechtschreibschwäche
  s. Legasthenie
Lewy-Body-Demenz   156, 195
Libidominderung   150
Lichttherapie   56, 117
Liquordiagnostik   13

Lithium 24
- bei Kindern/Jugendlichen 170
- unerwünschte Wirkung 25
Lithiumintoxikation 43
- Notfall 48
Lorazepam 47, 69, 90
Lormetazepam 118 f
L-Tryptophan 122

M

Manie 62
- euphorische 24
- psychotische 24
- Therapie 24, 62
MAO-Hemmer 23, 58
- irreversibler 21
- - unerwünschte Wirkung 48
- selektive reversible 21
- - unerwünschte Wirkung 48
Maprotilin 23, 58
Medikamentenabhängigkeit 133, 139 ff
- im Alter 35
- Prävention 141 f
Medikamentenentzug 141
Melatonin 122
Melisse 120, 122
Methylphenidat 29, 131, 168 f, 174 f
- unerwünschte Wirkung 132
Mianserin 23
Mirtazapin 21, 23, 58
Missbrauch
- emotionaler 185
- sexueller 184 ff
Moclobemid 23, 58, 76
Mood Stabilizer
 s. Stimmungsstabilisierer
Multimorbidität im Alter 35 f
Münchhausen-Stellvertreter-Syndrom 185
Mutismus 19

N

Narkolepsie 123 f
- Therapie 28
Neuroleptika s. Antipsychotika
Neuroleptikasyndrom, malignes 45, 48
Neurotransmitterstoffwechsel, Dysbalance 86 f

Nicht-Benzodiazepin-Hypnotika 121
- Abhängigkeitsentwicklung 27
Nitrazepam 118 f
Noctambulismus 178
Noradrenalinstoffwechselstörung 129
Noradrenalinwiederaufnahmehemmer, selektive 21, 23, 76, 90, 132
- unerwünschte Wirkung 76
Nortriptylin 58

O

Olanzapin 24, 26
- bei Kindern/Jugendlichen 169
Opioidentzug 140
Opioidgebrauch 139 f
Opipramol 23, 76
Orientierungsschwierigkeiten im Alter 154

P

Paartherapie 30 f
Panikattacke 18
- wiederholte 163
Panikstörung 71, 73
- Therapie 76
Paramnesien 16
Paranoid-halluzinatorische Störung im Alter 34
Parasomnie 123
Parathymie 19
Parkinson, Morbus 194 f
- Demenz 156
Parkinson-Syndrom
- antipsychotikabedingtes 195
- sekundäres 195
Paroxetin 23, 58, 76
Patientengruppe, psychoedukative 60
Pavor nocturnus 178
Perphenazin 26
Persönlichkeit, akzentuierte 143
Persönlichkeitsstörung 142 ff
- abhängig-dependente 144 f
- anankastische 148
- ängstliche 145

- Ätiologie 144
- Differenzialdiagnose 144
- dissoziale 147
- emotional instabile 146 f
- histrionische 148 f
- narzisstische 150
- organisch bedingte 163
- paranoide 149 f
- schizoide 147
- Therapie 144 ff
- zwanghafte 78
Phobie 18
- soziale 71, 73 f
- - Therapie 76
- spezifische 71, 74
- - Kinder/Jugendliche 171
Pick, Morbus 156
Pimozid 26
Polysomnographie 12, 102
Postenzephalitisches Syndrom 163
Posttraumatic Stress Disorder
 s. Belastungsstörung, posttraumatische
Pseudohalluzination 18
Psychoanalyse 30 f
Psychoedukation 33, 60
Psychomatose 67 f
Psychomotorische Störung 19
Psychopharmaka 4
- paradoxe Reaktion 46
- unerwünschte Wirkung bei älteren Menschen 38
Psychopharmakotherapie 21 ff
- bei älteren Menschen 38
- Kinder/Jugendliche 168 ff
Psychose
- postpartale 164
- schizophrene (s. auch Schizophrenie) 3, 17 f
- - Kind/Jugendliche 186
Psychostimulanzien 28 f
Psychosyndrom, organisches 163
- im Alter 37
Psychotherapie 4, 309 ff
- aufdeckende 116
- interpersonelle 59
- Kinder/Jugendliche 167
- kognitive 30 f
- psychodynamisch orientierte 31
- störungsspezifische 31 f
- traumaspezifische 69 ff
- unerwünschte Wirkung 32

PTBS s. Belastungsstörung, posttraumatische
Pubertät, Verhaltensauffälligkeit 165 f

Q

Quetiapin 26

R

Reboxetin 23, 58
Rechenschwäche 179 f
REM-Schlaf 102
Residuum, schizophrenes 83
Restless-legs-Syndrom 108 f
Rigor 194
Risperidon 26
– bei Kindern/Jugendlichen 169

S

Schädel-Hirn-Trauma, psychische Störung 163 f
Schizophrenia simplex 83
Schizophrenie 79 ff
– im Alter 343
– Angehörigengruppen 96
– Compliance-Mangel 92
– Depression, begleitende 92
– Differenzialdiagnostik 86
– Entwicklungsstadien 85
– Expressed-Emotion-Modell 86 f
– Familientherapie 93 f
– Frühbehandlung 82
– Frühwarnsymptome 91
– genetische Faktoren 87
– hebephrene 82, 186
– katatone 20, 83
– Krisenplan 91
– Negativsymptome 79, 81 f
– paranoid-halluzinatorische 82
– Pharmakotherapie 89 ff
– Positivsymptome 79 ff
– Prodromalstadium 83
– Psychotherapie 92 f
– rechtliche Aspekte 96
– Rehabilitationsprogramm 94
– Rezidiv 91
– Risikofaktoren 86, 88
– Rückfallprophylaxe 92
– Selbsthilfegruppen 96
– soziotherapeutische Maßnahmen 92 f
– Therapie 88 ff
– – ambulante 95
– – ergänzende Maßnahmen 94 f
– – Multimodalität 88
– – stationäre 95
– Training sozialer Fähigkeiten 93
– Verhaltenstherapie, kognitive 94
– Verlauf 84
– Vulnerabilitäts-Stress-Modell 86 f
Schlaf
– Einflussfaktoren 104 f
– Funktion 101 f
Schlafapnoesyndrom 107 f
Schlafdauer, Altersabhängigkeit 103
Schlafentzug 56
Schlafhygiene 104, 113 f
Schlafmittel 27, 117 ff
– Abhängigkeitsentwicklung 27
– kurzwirksame 28
– Wahl 117 f
Schlafrestriktion 116
Schlafritual 115
Schlafstörung 4, 20, 100 ff
– im Alter 34
– Anamnese 104
– exogene 112
– internistische Krankheit 111 f
– Intervalltherapie 118
– beim Kind 1243 ff, 178
– Lichttherapie 117
– psychophysiologische 112 f
– Therapie 22, 26 f
– – biologische 117
– – medikamentöse 117 f
– – multimodale 113 ff
– Ursache 100 f
– Verhaltenstherapie, kognitive 116
Schlafuntersuchung 102
Schlaf-Wach-Rhythmus-Störung 20, 123
Schlafwandeln 178
Schmerzen
– im Alter 35
– Schlafbeeinflussung 106
Schmerzstörung, somatoforme 64, 66
Schmerzsyndrom, chronisches 66
Schulangst 180
Schuldwahn 17
Schulreife 179
Sedativa s. Beruhigungsmittel
Selbstbeschädigung 20
Selbstgefährdung 7
Serotonerges Syndrom 46
Serotonin-Noradrenalin-Wiederaufnahmehemmer 23
Serotoninsyndrom, zentrales 58
Serotoninwiederaufnahmehemmer, selektive 21, 23, 58, 76, 90
– unerwünschte Wirkung 76
Sertralin 23, 58
Sexualität im Alter 35
Sexualstörung 150 ff
– bei der Frau 150 f
– beim Mann 150 f
– Therapie 152
Sinnestäuschung 18
SNRI s. Noradrenalinwiederaufnahmehemmer, selektive
Somatisierungsstörung 64 f
Somnambulismus 178
Somnolenz 16, 42
Sopor 16, 42
Sprachentwicklungsverzögerung 176
Sprachverarmung 81
SSRI s. Serotoninwiederaufnahmehemmer, selektive
Stimmungsstabilisierer 24 f
– unerwünschte Wirkung 25
Stimulanzien
– bei ADHS 131 f, 174 f
Stottern 177
Stress 67
– Schlafbeeinflussung 106
Stupor 19 f, 47
– katatoner 47
– melancholischer 47
Substanzgebrauch, multipler 140
Substitutionsbehandlung bei Drogenabhängigkeit 140
Suchterkrankung 5, 132 ff
– im Alter 35
– Ätiologie 134
– Diagnose 133 f
Suizidalität 4, 209, 47
– im Alter 36

Suizidalität
- Depression 52
- Jugendalter 181 f
- Persönlichkeitsstörung 144
- postpartal 164
Switch-Risiko unter Antidepressiva 63

T

Tabakabhängigkeit 138 f
Tagesmüdigkeit, vermehrte 107, 109, 111
Teilleistungsstörung 179 ff
Therapie
- dialektisch-behaviorale 146
- funktionelle, Kinder/Jugendliche 167 f
Tic-Störung 172 f
Transsexualität 152 f
Tranylcypromin 23
Traumbeeinflussungstherapie 117
Traumschlaf 102
Trazodon 23
Tremazepam 118 f
Tremor 194
- Lithium-bedingter 25
Triazolam 118 f
Trimipramin 23, 58, 194
Tryptophan 23

U

Übergewicht, Schlafapnoesyndrom 107 f
Unruhe
- motorische 19
- psychomotorische 161

Untergewicht 99
Untersuchung
- bildgebende Verfahren 12, 14
- gerontopsychiatrische, testpsychoslogische 15
- psychiatrische 9 ff
- technische 12
- testpsychologische 15

V

Valproat 24
- Interaktion mit Lamotrigin 25
Venlafaxin 21, 23, 58, 76
Verarmungswahn 17
Verfolgungswahn 17
Vergiftungszentralen 44
Verhaltensänderung, frontalhirnbedingte 156
Verhaltensauffälligkeit
- Alzheimer-Erkrankung 154, 159
- Entwicklungsalter 165
- tiefgreifende 142
Verhaltenstherapie 30 f, 59
- bei Demenzentwicklung 160
- Kinder/Jugendliche 168
- kognitive, bei Schlafstörung 116
Verstimmung
- depressive
- - chronische 51 f
- - postpartale 55
- dysphorische, prämenstruelle 54 f
Vulnerabilitäts-Stress-Modell, Schizophrenie 86 f

W

Wahn 17
- Depression 50 f
- hypochondrischer 17
- Schizophrenie 79 ff
Wahnhafte Störung im Alter 34
Wahnstimmung 80
Wahnsyndrom, organisch bedingtes 162
Wahrnehmungsstörung 161
Waschzwang 77
Wernicke-Enzephalopathie 137
Winterdepression 24
Wochenbett, psychische Störung 164

Z

Ziprasidon 26
Zoenästhesien 81
Zolpidem 27 f
Zopiclon 27 f
Zotepin 26
Zuclopenthixol 26
Zwang 18
Zwangsstörung 77 f
- Pharmakotherapie 78
Zwangssyndrom, Kinder/Jugendliche 172

Die CME-Fragen zum Buch finden Sie unter www.thieme.de

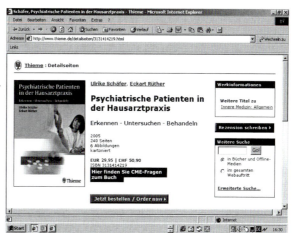

1. Unter www.thieme.de finden Sie rechts oben das Feld **Schnellsuche**.

2. Geben Sie den Namen der ersten Autorin **„Schäfer"** ein.

3. Wählen Sie aus der Auswahl „Psychiatrische Patienten in der Hausarztpraxis". Sie gelangen so auf die **Detailseiten** des Buches.

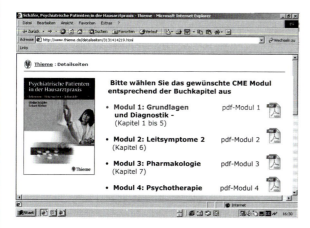

4. Klicken Sie den Button **„Hier finden Sie CME-Fragen zum Buch"** an.

5. Wählen Sie auf der nächsten Seite ein Modul aus und öffnen Sie die entsprechende pdf-Datei.

6. Jetzt nur noch ausdrucken, ausfüllen und an den Verlag senden.

Damit wir Ihnen die CME-Module zum Buch kostenlos zur Verfügung stellen können, benötigen Sie beim Ausfüllen der ersten Seite des Fragebogens (o. g. pdf) die Registriernummer aus Ihrem Buch.

VB4-2420201209-B40

Bitte senden Sie die von Ihnen ausgefüllten Formulare dann einfach an den Verlag. Die genaue Adresse ist im Fragebogen bereits eingedruckt.